职业教育医药卫生大类新形态教材

全口义齿修复基本技能

（第二版）

主编　李明波　刘巧玲

副主编　宋巍巍　刘宇飞　高志国

中国教育出版传媒集团
高等教育出版社·北京

内容提要

本教材为职业教育医药卫生大类新形态教材，依据教育部职业教育口腔修复工艺专业教学标准和相关行业标准，在上一版的基础上修订而成。

本教材以全口义齿修复技术的操作流程为主线，将模型部、排牙部、胶托部3个岗位及义齿加工前期的临床工作作为教学项目，以职业能力培养为核心，以工作流程为导向，共有5个项目、19个任务。本教材配套数字化辅教辅学资源，可扫描文中二维码或登录高等教育出版社新形态教材网（https://abooks.hep.com.cn）获取相关资源。

本教材为职业院校口腔修复工艺专业教学用书，也可供在职人员参考使用。

图书在版编目（C I P）数据

全口义齿修复基本技能 / 李明波，刘巧玲主编 .-- 2版 . -- 北京 ：高等教育出版社，2024.5

ISBN 978-7-04-062125-9

Ⅰ. ①全… Ⅱ. ①李… ②刘… Ⅲ. ①义齿学－修复术 Ⅳ. ①R783.6

中国国家版本馆CIP数据核字（2024）第084145号

Quankou Yichi Xiufu Jiben Jineng

策划编辑 崔 博　　责任编辑 崔 博　　特约编辑 尤 丹　　封面设计 杨立新
版式设计 马 云　　责任绘图 裴一丹　　责任校对 张 然　　责任印制 存 怡

出版发行 高等教育出版社
社 址 北京市西城区德外大街4号
邮政编码 100120
印 刷 中煤（北京）印务有限公司
开 本 889 mm×1194 mm 1/16
印 张 14.5
字 数 230千字
购书热线 010-58581118
咨询电话 400-810-0598
网 址 http://www.hep.edu.cn
http://www.hep.com.cn
网上订购 http://www.hepmall.com.cn
http://www.hepmall.com
http://www.hepmall.cn
版 次 2017年2月第1版
2024年5月第2版
印 次 2024年5月第1次印刷
定 价 49.00元

物 料 号 62125-00

第二版前言

本教材在上一版教材的基础上，依照教育部职业教育口腔修复工艺专业教学标准和相关行业标准，全面贯彻党的二十大精神，结合职业院校“三教”改革和课程建设情况，以“工学结合、项目引导、教学做一体化”为原则编写而成。本教材全面提高学生综合素养为指导思想，渗透思政元素，培养学生精益求精的工匠精神。以培养现代定制式义齿加工行业岗位工作所需职业能力为核心，以工作流程为导向，组织教材内容，实施项目教学。每个项目分为若干任务，每个任务包括任务描述、任务目标、任务实施、知识平台、拓展训练、基本训练等任务环节，适用于以学生为中心的教学模式，体现教材和学生之间的互动。

本次修订充分发挥产教融合的优势，引入新技术、新工艺、新规范，将全口义齿数字化技术、职业技能等级标准及职业技能大赛标准引入教材。

本次修订配套习题、视频等教学资源，可扫描文中二维码或登录高等教育出版社新形态教材网（https://abooks.hep.com.cn）获取相关资源。详细使用方法见本书最后一页“郑重声明”下方的“学习卡账号使用说明”。

本教材是在上一版的基础上修订而成，在此向上版教材的各位编者致以诚挚的谢意。

教材编写团队融合行业企业专家和教学一线专业教师，编写成员均为双师型教师，其中李明波、刘巧玲、宋巍巍、刘宇飞、徐德平、李春香、董玉杰、庄勇、臧克家、刘影、杨东江、魏佳欣来自黑龙江省林业卫生学校，刘凤杰、高志国、暴景阳来自黑龙江省牙世纪医疗器械科技有限公司。本教材主审高士军，来自佳木斯大学附属口腔医院，主编李明波、刘巧玲，副主编宋巍巍、刘宇飞、高志国。具体编写分工如下：宋巍巍编写项目一、项目二内容，李明波、李春香编写项目三内容，刘巧玲编写项目四内容，徐德平编写项目五内容；刘凤杰、暴景阳、庄勇、臧克家编写数字化内容；宋巍巍、李明波、刘影、徐德平、刘宇飞负责全文习题的编写；宋巍巍、杨东江、魏佳欣、刘宇飞、董玉杰、庄勇负责视频的拍摄及剪辑。

为了进一步提高本教材的质量，以供再版时修改，真诚希望各位读者提出宝贵意见。本教材读者意见反馈邮箱：zz_dzyj@pub.hep.cn。

编　者

2024 年 2 月

第一版前言

全口义齿修复基本技能是中职卫生学校口腔修复工艺专业课，本书是国家中等职业教育改革发展示范学校建设成果教材，根据中职教育的培养目标，结合中职学校的教学改革和课程改革，本着“工学结合、项目引导、教学做一体化”的原则编写而成。

《全口义齿修复基本技能》的编写理念：根据现代定制式义齿加工企业全口义齿修复工艺行动领域和口腔修复执业技能资格考试的内容要求，以完成现代定制式义齿加工行业各岗位工作任务所需的职业能力培养为核心，以工作行动为导向组织教材内容，实施项目教学，采用教、学、做、练四者结合，以练为主的教学方式，将从业所需的专业知识、方法知识、社会知识有机地结合在一起，使学生在完成具体项目的行动过程中培养综合职业能力，获取相关理论知识。

本教材是由学校、企业、行业专家组成教材编写组合作开发的，教材内容由教材编写小组深入到定制式义齿加工企业，并根据相应工作岗位及各岗位工作任务分析，设计成教学项目，试做后编入教材，重视职业技能训练和职业能力及职业素养的培养。同时，本教材加强新技术、新工艺、新方法、新知识的介绍。教材的编写打破以往同类教材的体例，图文并茂，在编写中突出以下特点：

1. 教材以工作行动为导向，打破课程的学科体系，打破理论和实践教学的界限，以技能集成知识。通过企业调研，将模型部、排牙部、胶托部三个岗位及全口义齿加工前期的临床工作作为教学项目，并将每一个项目实际的工作整合成任务，对于较为复杂的任务又分成若干子任务。

2. 教材按项目—任务编写，每个项目有学习目标、学习情境、学习任务、综合实训等内容，每个任务又有任务描述、任务目标、任务实施、知识平台、基本训练等内容。

本教材由省级学科带头人、全口义齿修复基本技能精品课程建设负责人，黑龙江省林业卫生学校李明波，主讲教师刘宇飞担任主编。口腔修复工艺教研组组长宋巍巍担任副主编。佳日齿业有限公司技术总监吴海树教授担任本书的主审。同时，还要感谢编写组的庄勇、臧克家老师，佳木斯大学附属口腔医院肖媛媛、珠海世康雅陶齿有限公司活动组组长刘科学等同志，在本书编写过程中给予的大力支持和帮助！

由于水平有限，书中疏漏之处在所难免，欢迎各位读者批评指正。

李明波

2016 年 10 月

目录

项目一 走进定制式义齿加工企业

项目导入

义齿是牙齿脱落或拔除后，为保持美观，恢复咀嚼、发音等功能而镶补的假牙。定制式义齿是义齿加工企业依据医疗机构（医生）提供的患者牙模及修复方案（定单）进行加工制作的人工口腔义齿。定制式义齿加工企业是口腔修复医师不可缺少的合作伙伴。义齿也像其他产品一样有使用期限，特别是全口义齿，一般来说每 3~5 年要全面检修 1 次，必要时需要更换。这主要是由于义齿材料老化、磨损或牙槽骨吸收、基牙继发龋及余留牙发生变化等引起。随着人口老龄化、饮食结构不良引发龋病增加及义齿老化等问题的出现，义齿加工需求量不断增加。为使口腔修复工艺专业学生就业后能够更好地适应工作，顺畅地与口腔修复医师进行交流，制作出符合临床要求的全口义齿，首先要走进定制式义齿加工企业，了解定制式义齿加工企业概况，初步认识全口义齿。

学习目标

1. 了解定制式义齿加工企业的整体架构。
2. 熟知全口义齿的组成、分类及制作工艺流程。

学习情境

☆ 真实型学习情境：参观校企合作义齿加工企业及全口义齿制作工艺流程。

☆ 资源型学习情境：提供义齿加工企业视频、图片、全口义齿实物以及教学课件等丰富的学习资源。

☆ 合作型学习情境：小组合作学习，完成学习任务。充分发挥学生的主体作用，培养学生的交往、协作和竞争能力。教师引导，学生在探索中学习、求知，培养其独立钻研、独立学习的能力。

学习任务

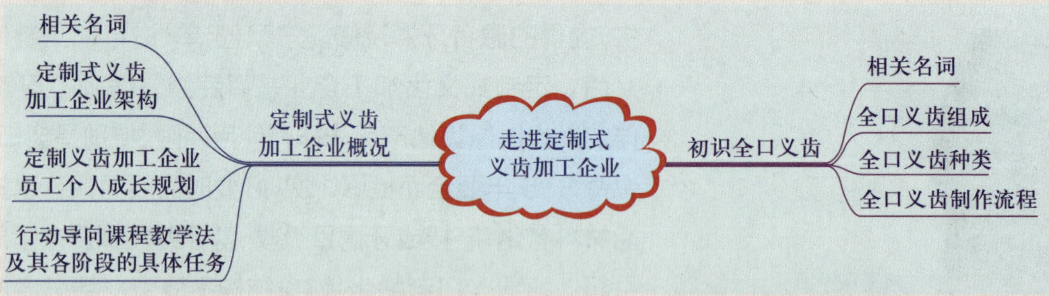
走进定制式义齿加工企业
定制式义齿加工企业概况
相关名词
定制式义齿加工企业架构
定制义齿加工企业员工个人成长规划
行动导向课程教学法及其各阶段的具体任务
初识全口义齿
相关名词
全口义齿组成
全口义齿种类
全口义齿制作流程

任务一 定制式义齿加工企业概况

学习心得

任务描述

口腔修复体虽然是由医师与技师通过准确交流、相互配合而共同完成的，但医师仅仅是修复体的设计者，而技师才是修复体的制作者。口腔修复体不是一件简单的产品，而是一件艺术品，它蕴含着人体器官的灵魂，因而要求技师不但要具备全面的理论知识和精湛的工艺制作技能，还要具有高尚的职业道德与修养，才能使修复体更符合患者口腔生理功能需要。为了成为一名优秀的技师，在制作工艺中达到尽善尽美，我们在学习过程中要经常深入定制式义齿加工企业，了解企业管理机构、人才层次、岗位需求，并获得真实学习情境。

任务目标

通过参观、考察校企合作义齿加工企业，或查阅合作企业视频、图片及教学课件等相关学习资料，学生小组合作学习，了解义齿企业概况。了解定制式义齿加工企业的工作环境、各工作岗位、组织机构、管理系统、义齿加工流程以及作为一名“准员工”的职业生涯规划。

任务实施

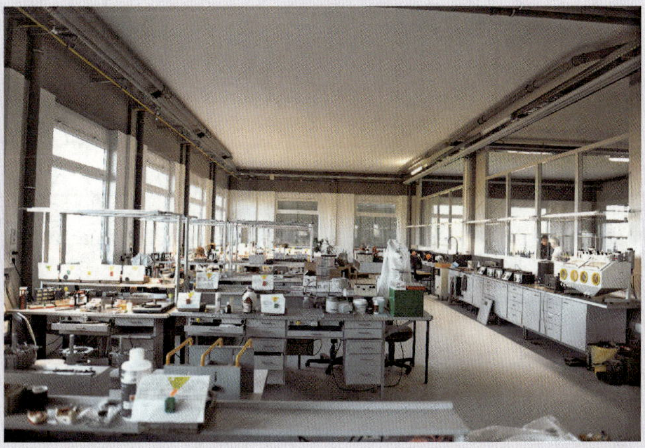

学习心得

知识平台

(一) 相关名词

定制式义齿加工企业：是指接受医疗机构的委托，从事金属、陶瓷、高分子材料等定制式义齿生产加工的医疗器械类生产企业。

定制式口腔义齿：是指根据医疗机构提供的患者牙模（含电子印模）及修复设计方案，由义齿加工企业进行工艺制作及加工，最终为医疗机构及患者提供的定制加工的假牙产品。

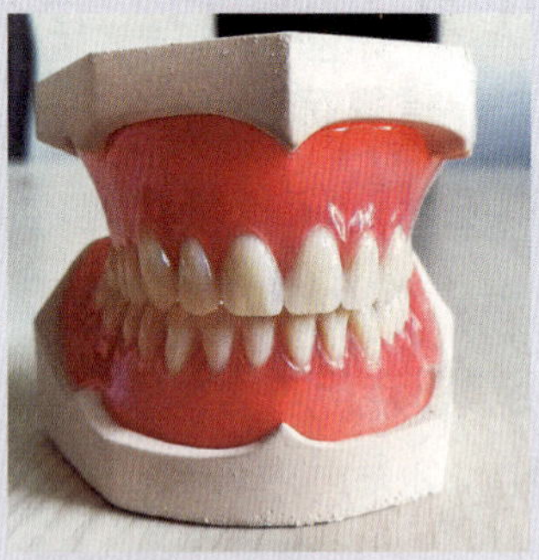

定制式可摘全口义齿

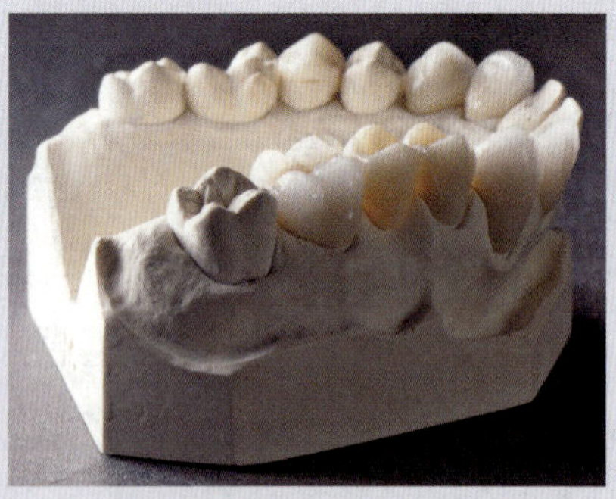

定制式固定义齿

(二) 定制式义齿加工企业架构

1. 定制式义齿加工企业常见的组织机构

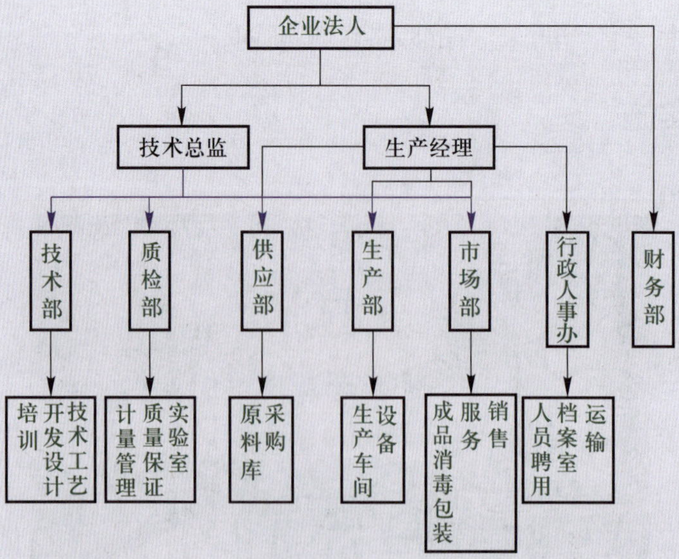

学习心得

2. 定制式义齿加工企业管理系统

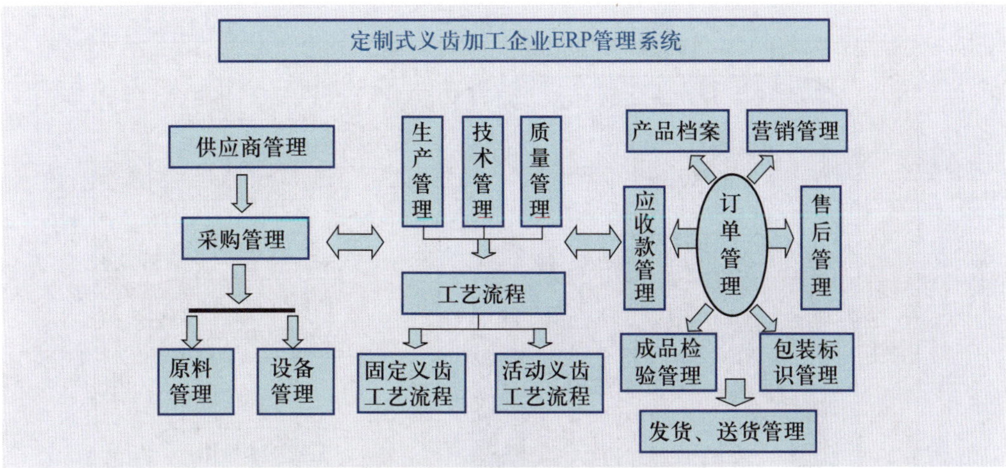

3. 定制式义齿加工流程及质量管理过程控制

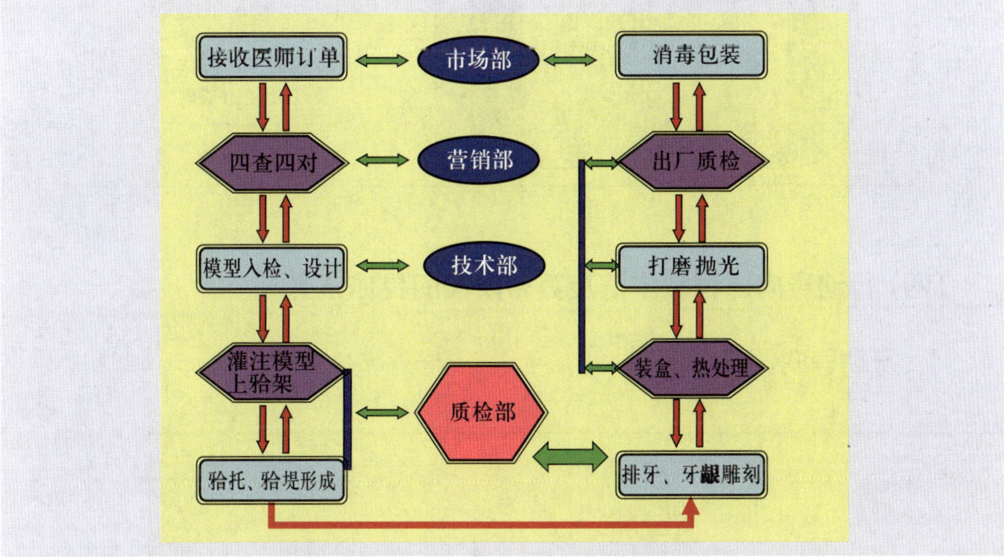

（三）定制式义齿加工企业员工个人成长规划

1. 技能型人才层次

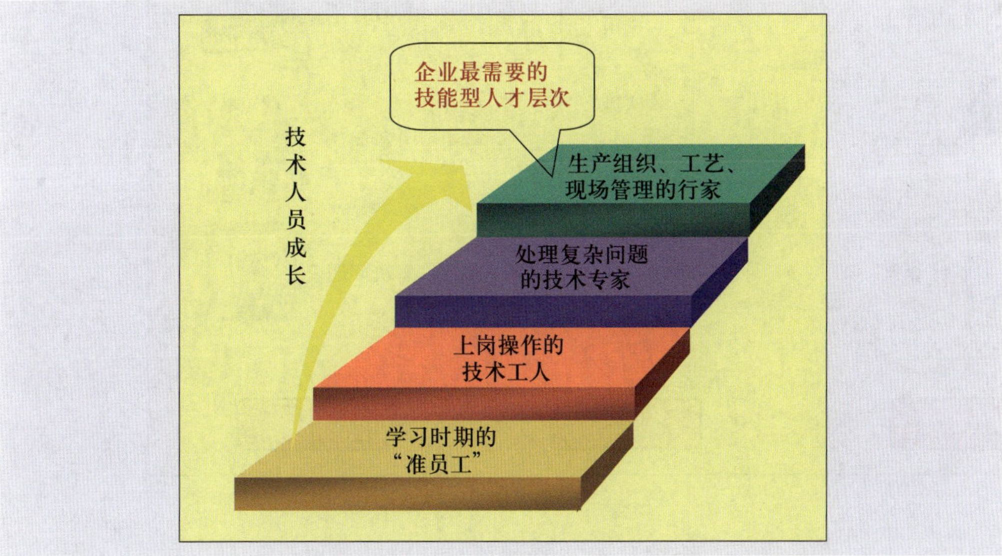

学习心得

2. 各时期员工所需具备的能力

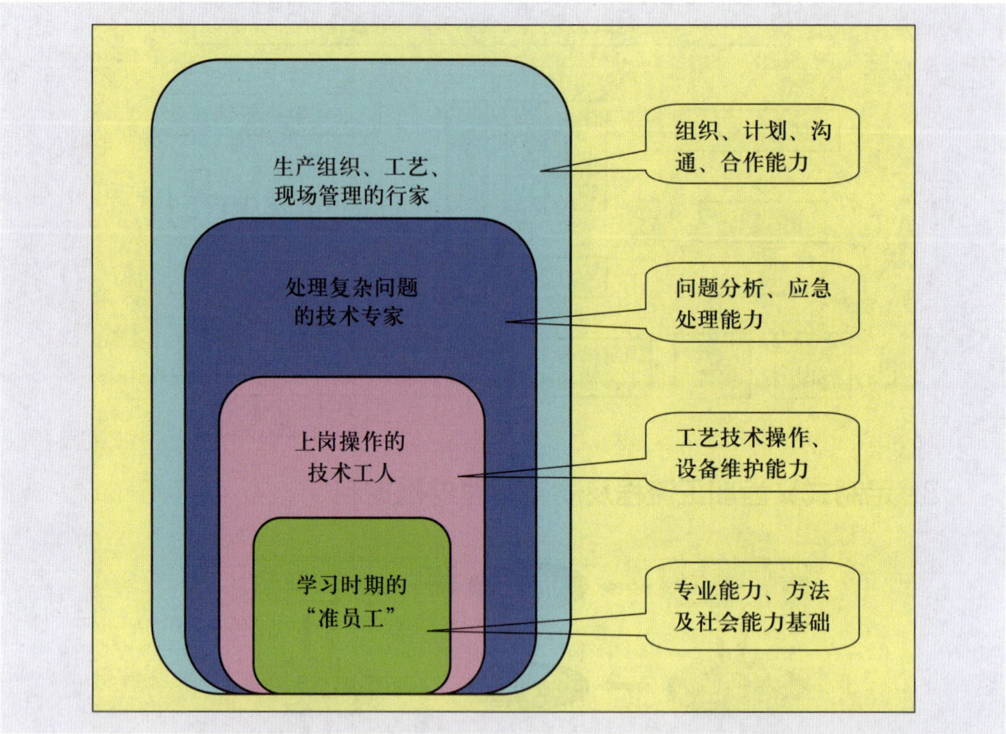

（四）行动导向课程教学法及其各阶段的具体任务

1. 行动导向课程教学法

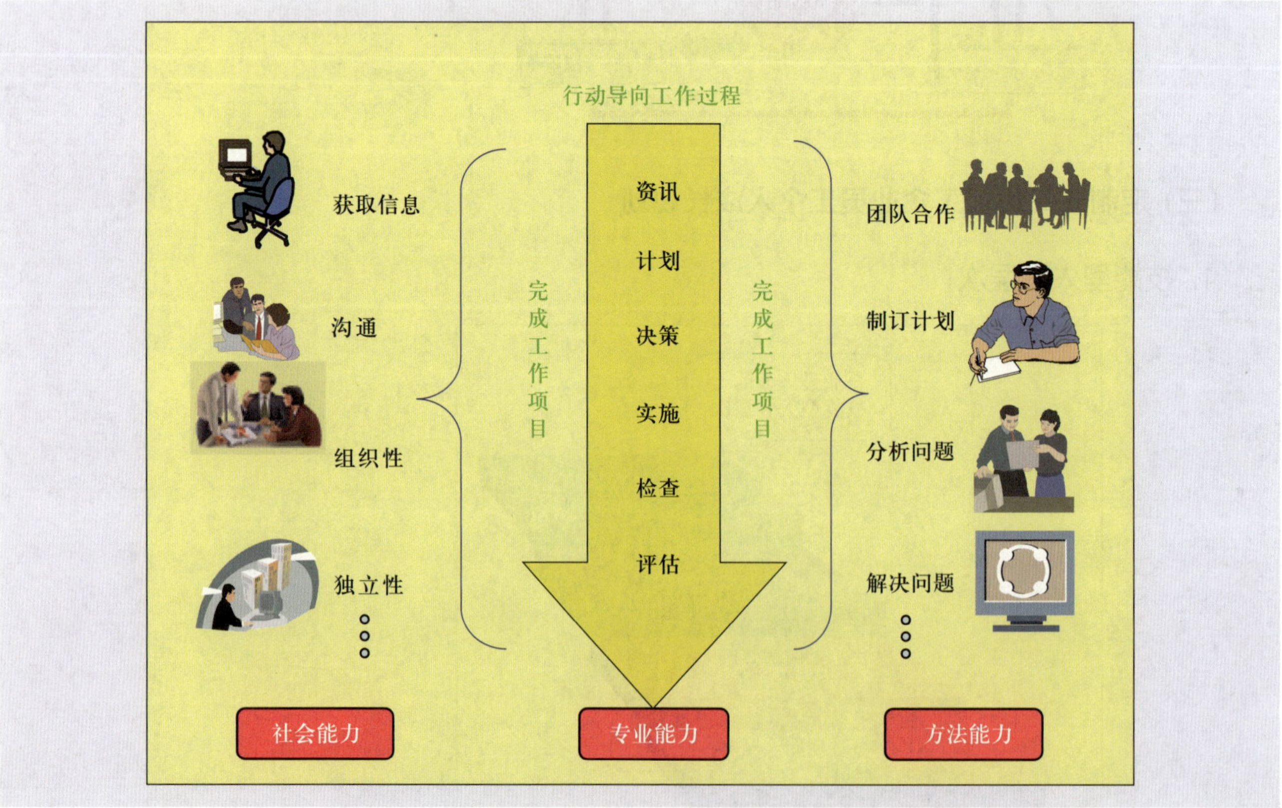

2. 行动导向教学各阶段的具体任务

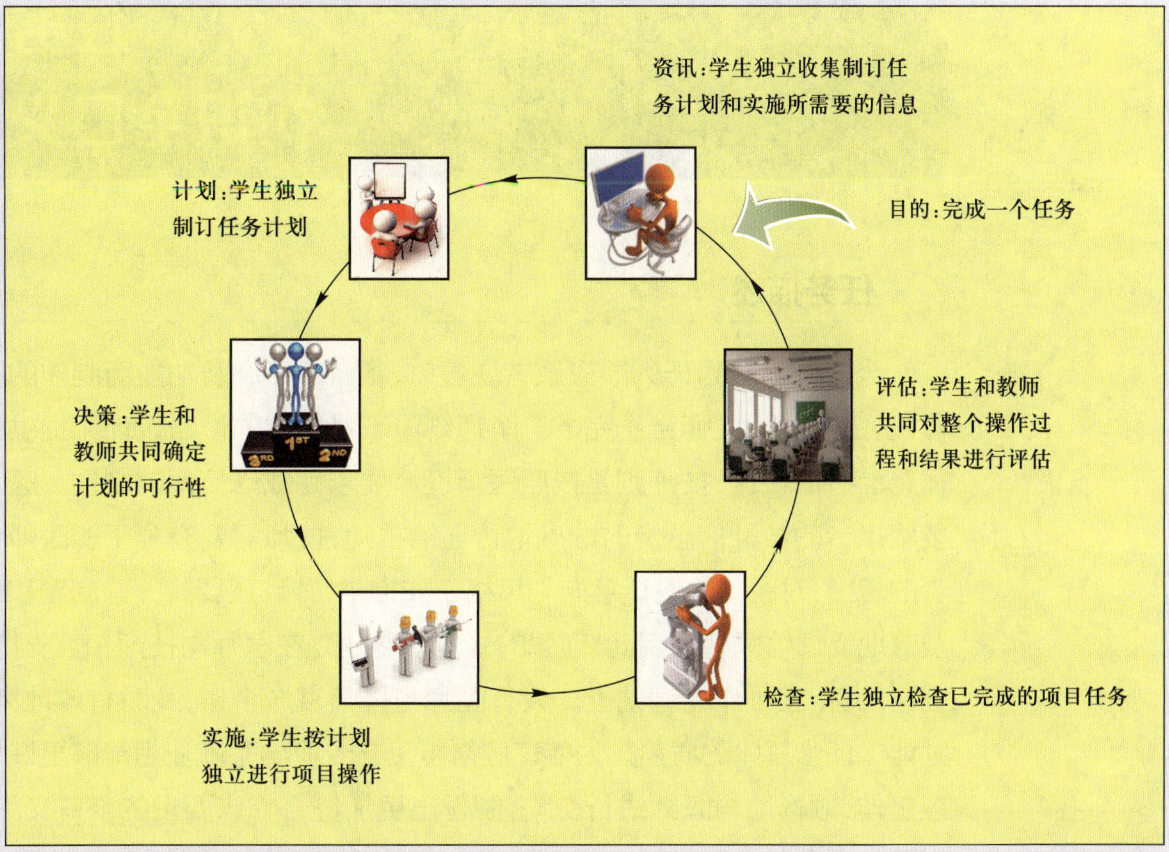

学习心得

学习心得

任务二
初识全口义齿

任务描述

全口义齿是为牙列缺失患者恢复口、颌面部形态及功能而制作的修复体，是由医师和技师合作完成。医师侧重于对患者的诊断设计和提供修复体（义齿）的设计，技师则是按照医师设计要求完成修复体的制作。医师需要将患者的各种信息及时准确地传递给技师，技师需要充分了解医师和患者的意图，对医师的设计意向与风格了如指掌，并且还要将一些问题和疑问及时地反馈给医师。因此，理想的修复体是建立在医师与技师相互支持、相互帮助、相互协作的基础上。只有医师与技师真诚合作，及时有效地沟通，才能保证修复体的质量。为使口腔修复工艺专业学生就业后能够更好地适应工作，顺畅地与医师进行交流，制作出更加符合临床要求的全口义齿，不但要掌握全口义齿的基本概念与相关知识，还要了解无牙颌的病因、发生与发展。

任务目标

1. 掌握全口义齿相关名词；掌握全口义齿的组成、种类及操作工艺流程；了解无牙颌的发生发展。

2. 理解良好医技沟通的重要意义。

任务实施

（一）相关名词

序号	名词	定义	图示	备注
1	全口义齿	是为牙列缺失患者恢复口、颌面部形态及功能而制作的修复体。属于黏膜支持式义齿	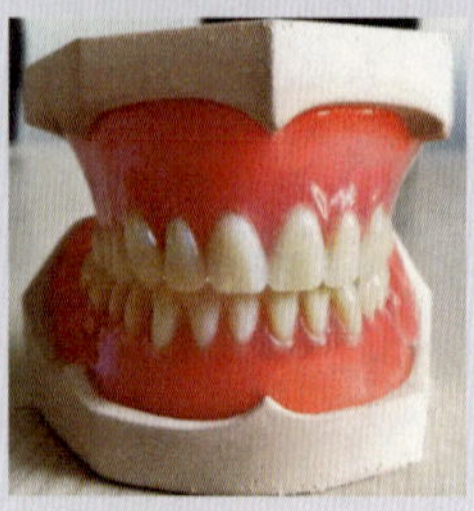	常见人群为老年人

续表

序号	名词	定义	图示	备注
2	牙列缺失	是指患者上颌或下颌或上下颌天然牙全部缺失	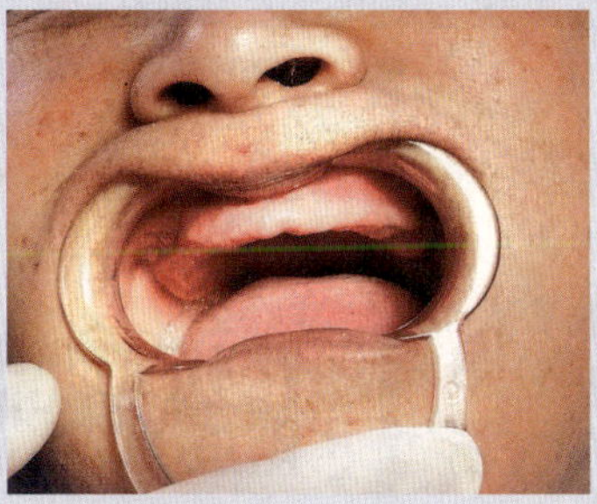	上颌无牙颌:上牙列完全缺失,下牙列缺损或完整
			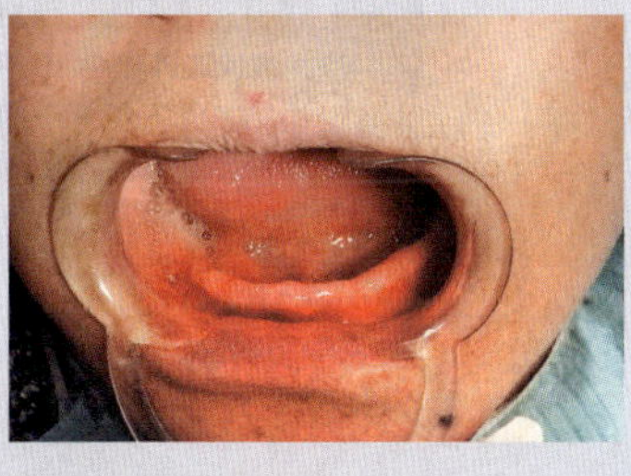	下颌无牙颌:下牙列完全缺失,上牙列缺损或完整
			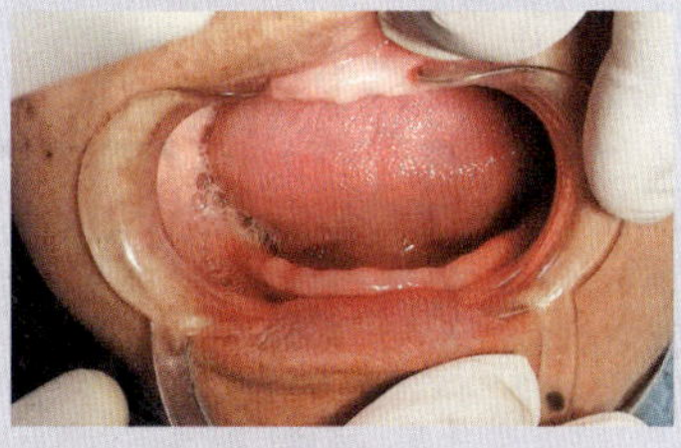	无牙颌:上下牙列完全缺失
3	咬合	在生物学上指正常状态下当上、下颌闭合时,上下齿列的相互位置关系	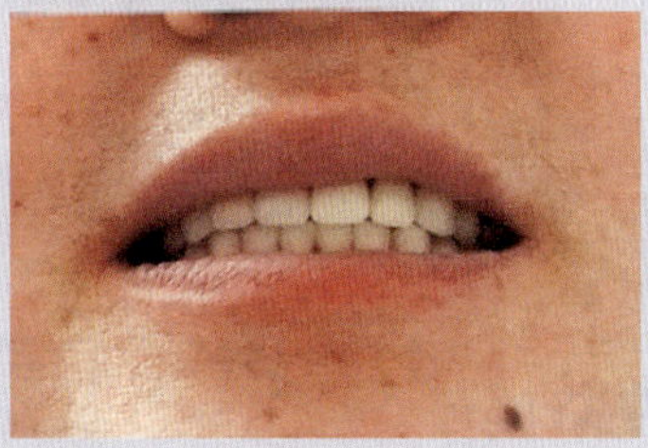	咬合一定要紧密
4	基托和人工牙共同构成义齿的三个面:组织面、磨光面和咬合面。 组织面:是义齿基托与口腔黏膜组织接触的面。组织面必须与口腔黏膜组织紧密贴合。 磨光面:是指义齿与唇、颊、舌肌接触的部分。磨光面与水平力量有关,是使义齿保持稳定固位的表面,外形由不同的斜面构成。 咬合面:是上下颌人工牙咬合接触的面。上下颌的咬合面必须紧密接触			

学习心得

学习心得

（二）全口义齿组成

全口义齿组成			图示	备注
1	人工牙	是指人工制作的义齿，代替缺失天然牙的部分。颜色接近天然牙。可分为树脂牙与陶瓷牙两类	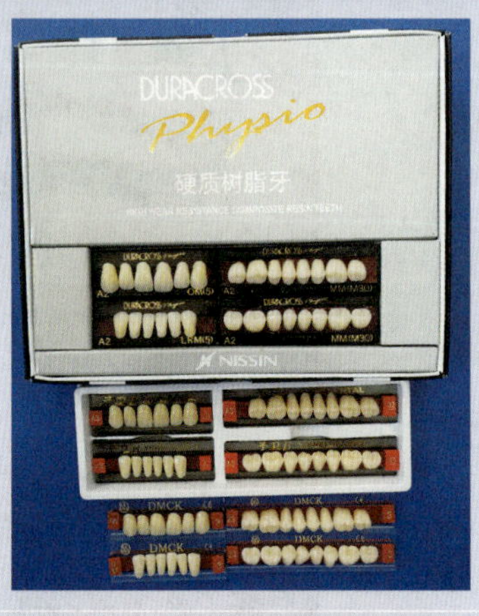	树脂牙
2	基托	构成人工牙之外的整个义齿部分。按用途分为暂基托和恒基托两类	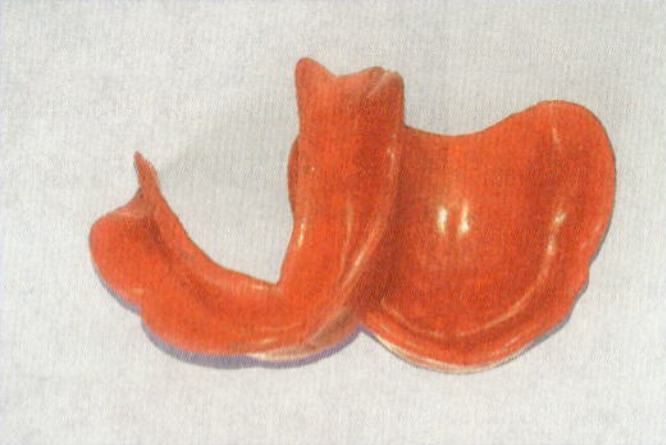	暂基托：用于排列人工牙和形成蜡模，最后为恒基托代替
			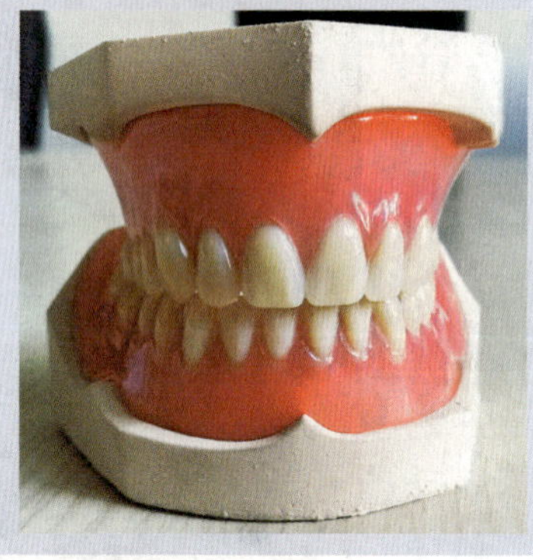	恒基托：通常由塑料制成或由塑料和金属共同制成

（三）全口义齿种类

序号	分类方法	种类	图示	备注
1	按材料分类	树脂基托义齿	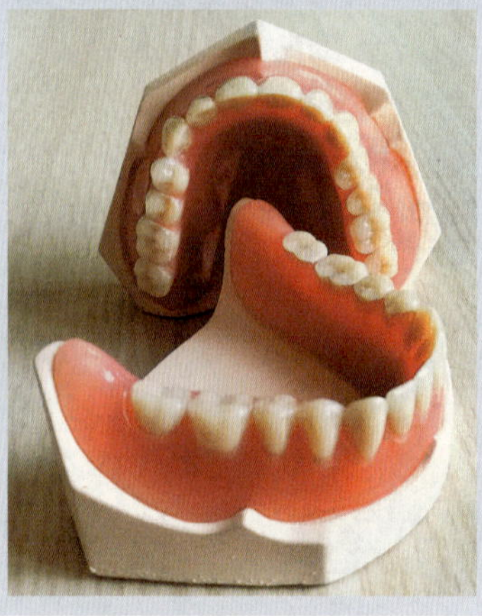	除人工牙以外的基托部分全部由树脂材料制作

学习心得

续表

序号	分类方法	种类	图示	备注
1	按材料分类	铸造金属基托义齿	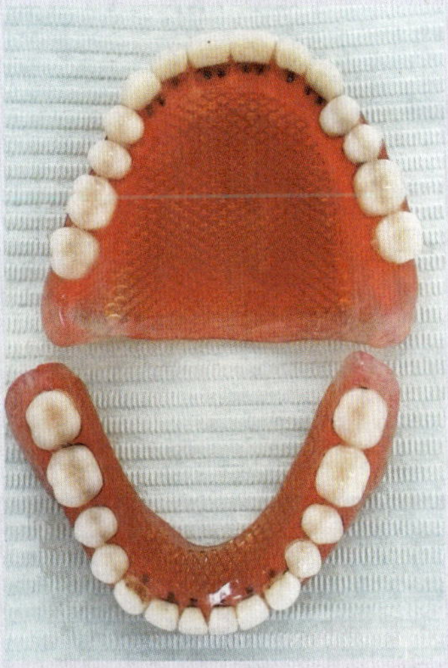	基托部分由金属腭(舌)板和树脂材料组成
2	按使用目的分类	终义齿	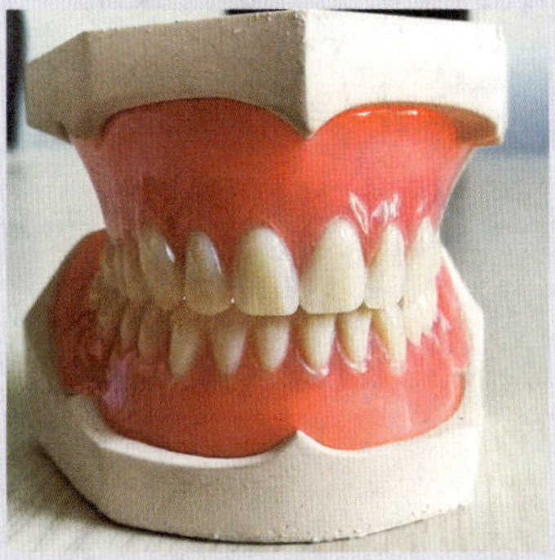	在无牙颌的形状基本不再变化的情况下所制作的恒久义齿
		暂义齿	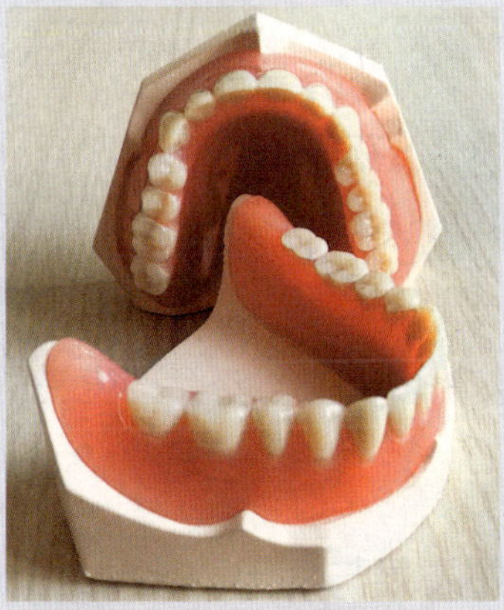	在戴入终义齿前，为保存患者容貌、维持咀嚼功能和咬合关系，在一定期限内使用的义齿
		即刻义齿	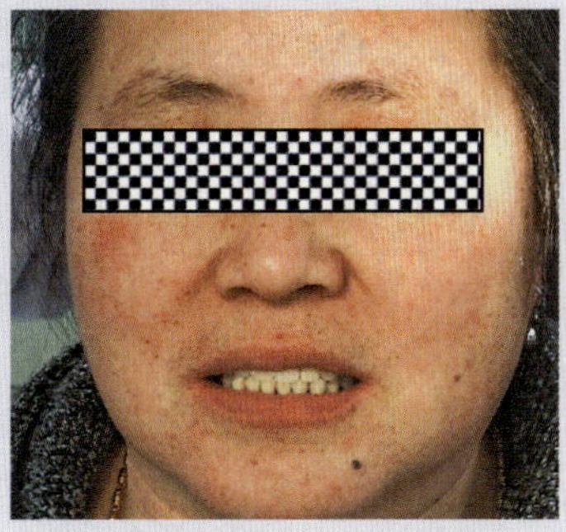	拔牙前根据患者口腔情况制作，在拔牙后立即戴入口内的义齿

(四) 全口义齿制作流程

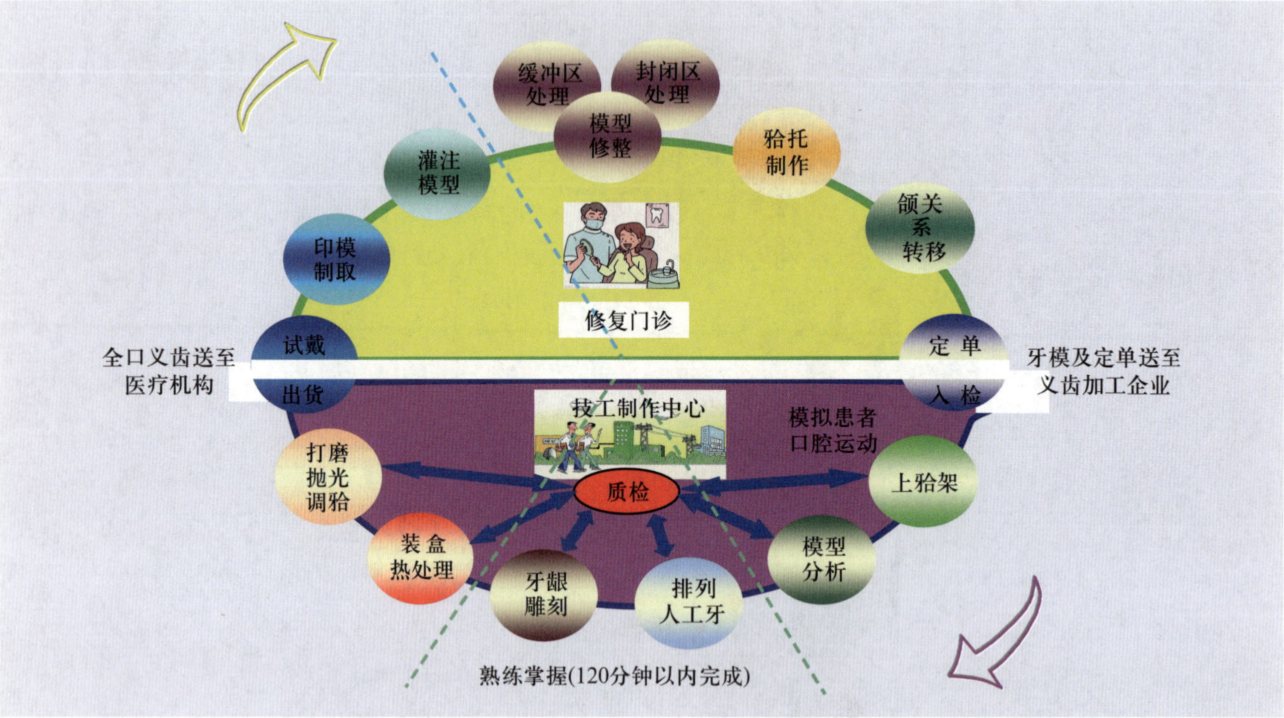

学习心得

知识拓展

(一) 全口义齿技工学

全口义齿技工学,是全口义齿修复学中由牙科技工承担的内容,是把与口腔同样的立体位置关系转移到殆架上,制作全口义齿的理论与技术及其方法的一门学科。其目的是给各类患者精确地制作各种形态及功能相适应的全口义齿。由专业的口腔医师把义齿戴入患者的口内,重新建立稳定的咬合关系,同时恢复患者的咀嚼、发音及美观等功能,由此促进患者的身心健康。

(二) 无牙颌的发生发展与病因

造成全口牙缺失的原因很多,其中包括龋病和牙周病、生理性退行性改变、牙及颌骨的炎症、外伤及肿瘤、发育障碍和不良修复体等。无牙颌会造成患者面容的改变、妨碍咀嚼和发音。因此,患者选择制作全口义齿修复体的目的是恢复咀嚼和发音功能、自然外观、保护牙槽嵴和黏膜组织,最终促进全身健康。

序号	内容	图示	图解	临床意义
1	无牙颌的发生发展	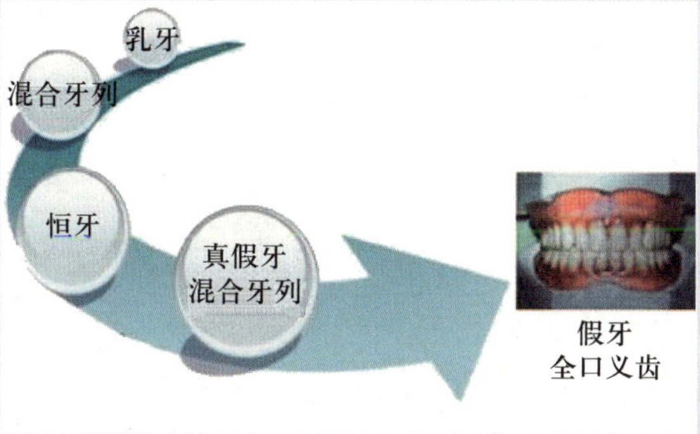	人类牙齿:乳牙列→混合牙列→恒牙列→牙列缺失→真假牙混合牙列→全口义齿	人类的第三副牙齿——全口义齿
		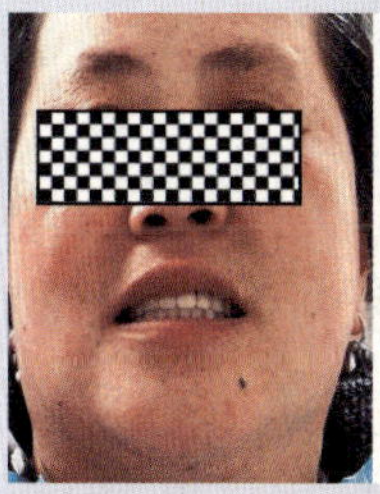 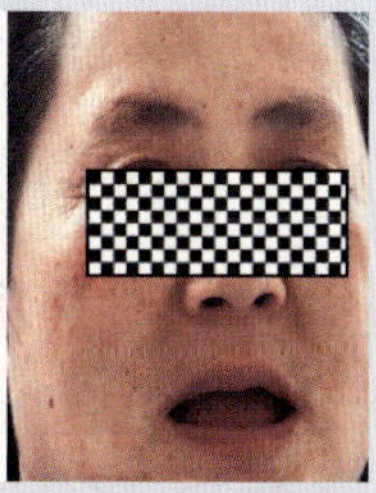		
2	病因	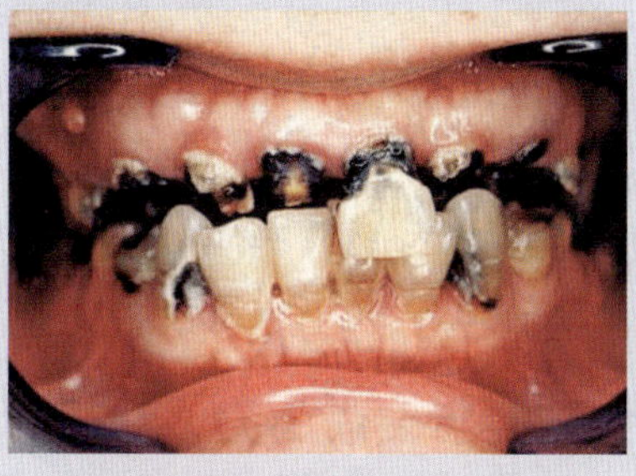	龋病与牙周病	龋病与牙周病可以继发牙髓炎和根尖周炎,甚至能引起牙槽骨和颌骨炎症。如不及时治疗,病变继续发展,形成龋洞,终至牙冠完全破坏消失,其发展的最终结果是牙齿丧失
		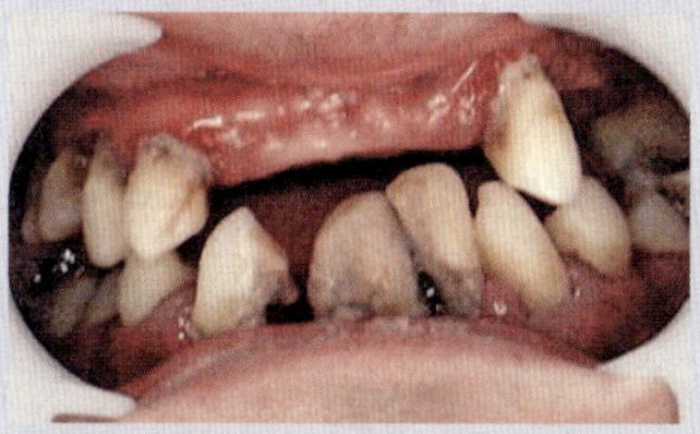		
		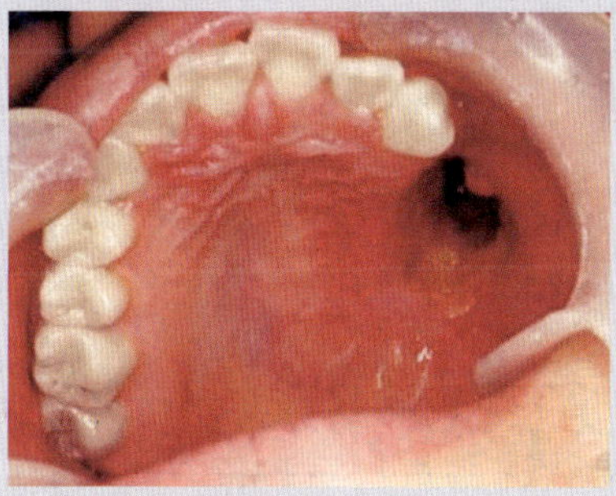	肿瘤:上颌窦全切除	

学习心得

(三) 全口义齿的固位原理

义齿有良好的固位和稳定是全口义齿修复的先决条件。全口义齿的主要是依靠基托与口腔黏膜紧密贴合所产生的大气压力、吸附力和表面张力等物理作用而获得固位和稳定的。

(1) 大气压力:根据物理学原理,当两个物体之间产生负压,而周围空气又不能进入时,外界的大气压力则将两个物体紧紧地压在一起。全口义齿基托与口腔黏膜紧密贴合形成负压,在大气压力的作用下义齿获得固位。基托边缘封闭越好,大气压力作用越强,基托面积越大,义齿受大气压力总和越大。

(2) 吸附力:是两种物体分子间的相互吸引力,包括附着力和黏着力(内聚力)。全口义齿的基托与黏膜紧密贴合,其间有一薄层唾液,基托组织面与唾液,唾液与黏膜之间产生附着力,唾液自身分子间产生黏着力。基托与黏膜接触面积越大,则吸附力越大;唾液黏稠度越高,则吸附力越大,固位越好。

(3) 表面张力:要完成全口义齿脱位,必须使义齿基托和黏膜之间的唾液分成两层,使空气进入基托和黏膜之间。若要使基托与黏膜表面之间无空气进入,要靠唾液内部分子之间的相互吸引力,使外层分子受到内部分子的吸引力,产生向液体内部的趋势,而使表面形成半月形的液体表面,这是表面张力造成的。当两个物体表面之间的间隙越小,所形成的半月形液体表面越完整,表面张力也就越大。如果物体表面的间隙较宽,半月形液体表面被牵引,当表面张力不能维持两个表面接触,或半月形液体表面破裂时,空气就会进入基托的组织面和组织之间。全口义齿的固位力中,吸附力和表面张力的作用与义齿基托的覆盖面积、基托与黏膜的密合程度及唾液的黏稠度有密切关系。

基本训练

让我们来填一填,看你记住了多少?

1. 全口义齿修复的对象是______________。
2. 牙列缺失最常见的病因是______________。
3. 全口义齿的组成是______________和______________。
4. 牙列缺失常见人群是______________。
5. 全口义齿按材料分类,分为______________和______________。

学习心得

合作完成，看哪组做得最好。

1. 以学习小组为单位整理项目一（走进定制式义齿加工企业）的学习笔记。

2. 利用网络资源寻找更多造成牙列缺失的原因及预防方法。

项目二 制取无牙颌印模及灌注模型

项目导入

无牙颌印模是全口义齿基托覆盖区域与义齿边缘周围组织在解剖、生理状态下的阴模。制取无牙颌印模是全口义齿修复工作的开始，印模的质量决定了患者未来义齿的舒适度以及功能下的稳定和固位。因此，掌握正确的全口义齿印模技术对临床医师非常重要。

技师若不能充分理解无牙颌的解剖特点和无牙颌印模的制取、颌关系转移与模型的处理技术，就不可能制作出具备解剖生理功能的全口义齿。因此，要学习好本项目还要了解牙列缺失后的组织改变及其临床意义。

学习目标

1. 掌握灌注模型及制作个别托盘的基本技能。
2. 熟知口腔检查及制取无牙颌印模操作流程。
3. 理解二次印模的临床意义及技师与医师之间的合作目的。

学习情境

☆ 练习型学习情境：同学相互扮演医师、护士及患者，进行口腔检查流程练习；在仿头模上练习无牙颌印模的制取，再用制取的无牙颌印模灌注模型；在标准模型上练习个别托盘的制作。

学习任务

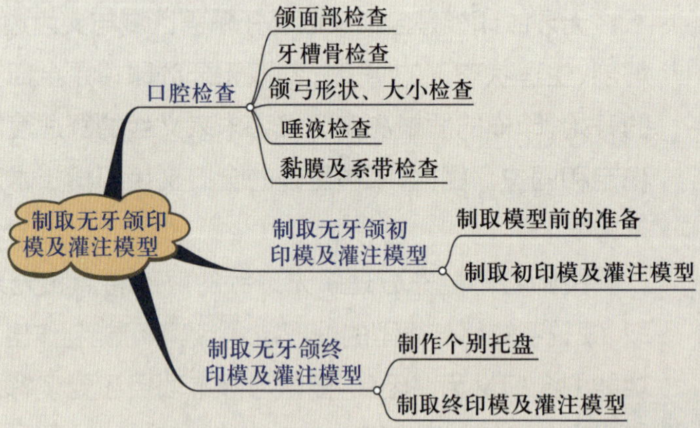

任务一 口腔检查

学习心得

任务描述

口腔检查的目的是医师为了收集患者的信息，此环节不仅要充分理解患者就诊意图，还要将所学的知识和经验融于设计当中，为患者提供最理想、最贴切、最舒适的服务。同时医师还将提供精确的印模（模型）和完整的临床信息传递给技师。如果医师设计失误，印模（模型）不精确，颌位记录不准确，设计单上表达信息量不足、不准、不清楚、不规范等，都将直接影响到修复体的功能和质量。因此，作为技师必须熟知口腔检查的目的、意义及方法流程，在练习中体会，为今后医技合作奠定基础。

以学习小组为单位，技师作为护工进行练习，在指定的口腔综合实训室完成本任务的学习。按照预习和拟定的学习计划准备学习用品、用具（包括视频、课件、实训器材、参考资料、调试椅位及其摄像头的摄录范围和清晰度）等。每组由 3 名同学分别扮演医师、护士和患者，由医师为患者进行口腔检查，护士传递检查器械并记录检查结果。通过回放录像，小组内点评学习效果、找出存在问题，并予以纠正、解决，共同完成口腔检查方法步骤的学习。要求检查过程仔细认真，程序、范围全面、无遗漏，手法准确、轻柔，姿势标准，检查后书写口腔检查记录，要求记录完整、书写规范、字迹工整。通过视频、课件等完成牙列缺失后组织改变及其对全口义齿修复临床意义的学习。学习结束后处理现场，并关闭水、电、气、门、窗。

任务目标

1. 理解无牙颌口腔检查的目的、内容与方法。
2. 掌握口腔检查相关名词。
3. 理解牙列缺失后的组织改变对全口义齿修复的临床意义。
4. 初步了解医技合作的内容。

学习心得

任务实施

序号	操作流程	图示	方法步骤	临床意义
1	颌面部检查	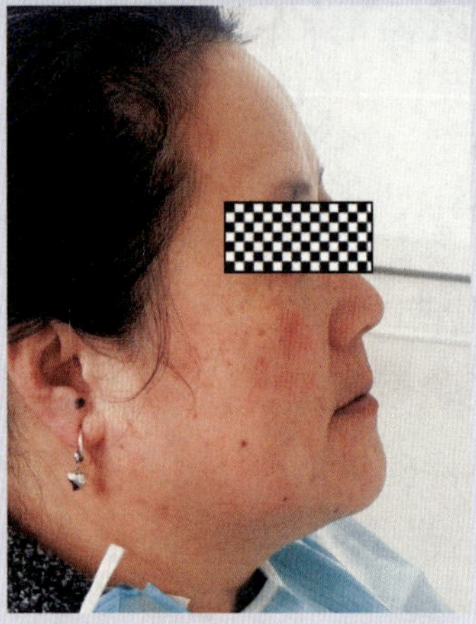	(1)检查顺序由口外到口内、由大体到局部； (2)检查颌面部有无畸形、对称性、唇的突度和上唇的长短、侧面面型(分直面性、凹面型、凸面型)； (3)偏侧咀嚼史检查	根据检查情况，与患者沟通修复后的预期效果，同时在修复过程中，尽力恢复颌面部的美观
2	牙槽骨检查	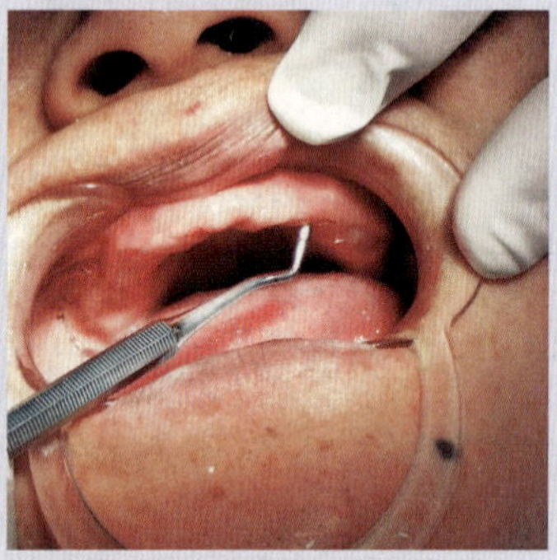	(1)检查有无残根、骨尖、骨刺及瘘管等； (2)牙槽骨吸收的程度； (3)下颌隆突、上颌结节是否过于突出； (4)牙槽骨的高低、宽窄	一般在拔牙3个月后可开始制作全口义齿。牙槽突形状对义齿的固位、稳定和支持有较大影响，高而宽者修复效果比低而窄者的效果好
3	颌弓形状、大小检查	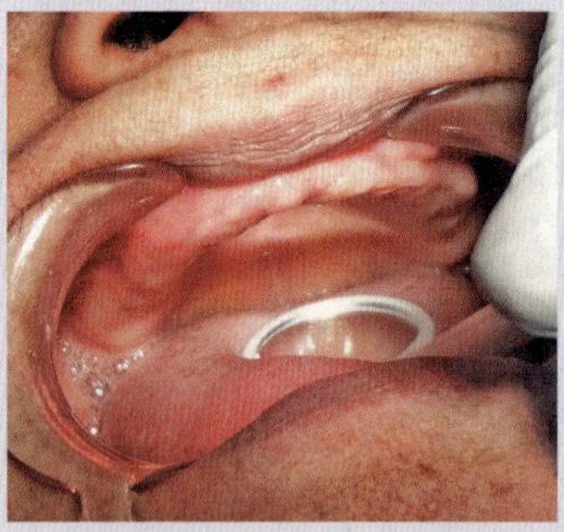	检查颌弓的形状(方圆形、卵圆形、尖圆形三种形状)和大小。要注意上下颌弓的形状、大小(丰满度)、两者的协调性	如果上下颌弓形状和大小相差较多时，会给排牙造成困难
4	唾液检查	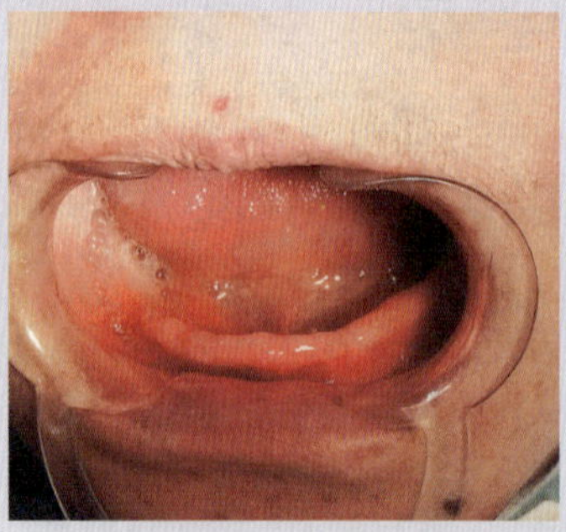	唾液黏稠度和唾液量的检查	对固位效果有一定的影响

续表

序号	操作流程	图示	方法步骤	临床意义
5	黏膜及系带检查	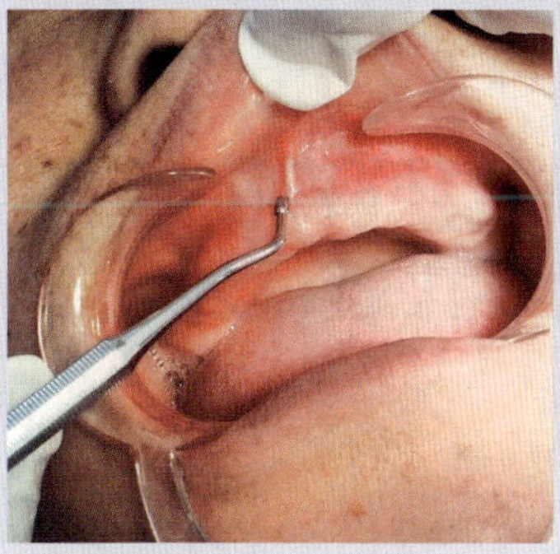	黏膜厚薄及系带位置、高低的检查	(1)黏膜过薄固位不良; (2)系带位置过低影响固位(需做手术处理)

学习心得

知识平台

(一) 相关名词

颞下颌关节:颞下颌关节简称下颌关节,是颌面部唯一的左右双侧联动关节。由下颌骨髁突、颞骨关节面、居于二者之间的关节盘、关节周围的关节囊和关节韧带(颞下颌韧带、蝶下颌韧带、茎突下颌韧带)所组成。

颌位:颌的位置。即下颌骨对应上颌骨的位置关系。

牙槽骨:牙槽骨是上、下颌骨包围和支持牙根的部分,又称为牙槽突。容纳牙根的窝称牙槽窝,当牙萌出时,牙槽骨开始形成、增高,并提供形成中的牙周膜一个骨性附着面,牙槽骨在牙失去后逐渐吸收、消失。牙槽骨通过牙周膜与牙根紧密相连。

牙槽嵴:牙槽窝在冠方的游离端称为牙槽嵴,两牙之间的牙槽突部分称为牙槽隔,牙槽骨的组织结构与身体其他骨相似,其生长发育依赖于牙功能性刺激。

正中联合:位于中线的直嵴。

颏结节:在正中联合两旁近下颌体下缘处,左右各有一个隆起称颏结节。

外斜线:从颏结节经颏孔之下向后上与下颌体升支前缘相连的骨嵴称外斜线,有降下唇肌、降口角肌和颈阔肌附着。

颏孔:在外斜线上方,下颌第二前磨牙下方或第一、二前磨牙之间的下方,下颌体上、下缘之间的稍上方有一骨孔,称颏孔。

髁道斜度:髁道与眶耳平面的夹角。

牙尖交错𬌗(ICO):上、下颌牙牙尖相互交错,𬌗面接触最广的咬合接

学习心得

触关系。

牙尖交错位(ICP):上、下颌牙列𬌗面接触最广,牙尖相互交错时下颌对上颌的位置,即牙尖交错𬌗时下颌的位置。

(二) 牙列缺失后的组织改变

序号	改变组织	图示	图解	临床意义
1	颌骨的改变	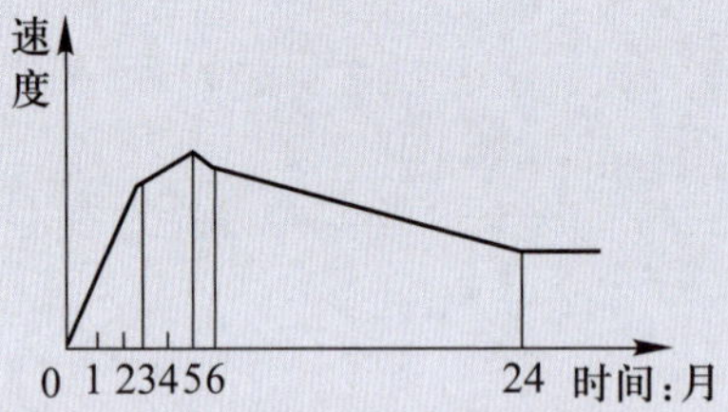	牙槽嵴吸收在牙缺失后前3个月(即骨愈合期)最快,3~5个月吸收速度减慢,大约6个月后吸收速度明显下降,拔牙2年后吸收速度趋于稳定。剩余牙槽嵴的吸收将持续终生,稳定在每年吸收约0.5 mm的水平	全口义齿修复的时机宜选择在拔牙3个月后,若过早制取印模,完成后的义齿基托与黏膜间会在较短的时间内出现间隙,从而影响义齿固位
		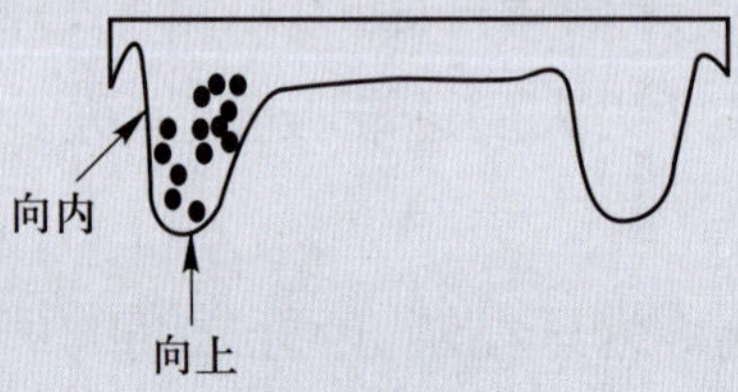上颌骨的改变	上颌牙槽骨唇颊侧骨板较舌腭侧骨板疏松,因此,上颌牙槽嵴呈现外侧骨板吸收快于内侧骨板,吸收方向向上向内,上颌牙弓逐渐变小,牙槽嵴变低、变窄,腭穹窿降低、变浅的现象	上颌牙槽骨吸收严重者,切牙乳突、颧突根部与牙槽嵴顶接近或平齐,影响面部形态、上下牙列覆𬌗覆盖关系、义齿固位等
		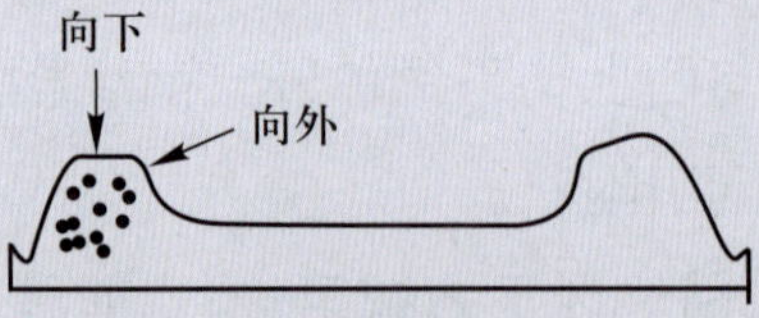下颌骨的改变	下颌舌侧骨板较唇颊侧骨板疏松,因此,下颌牙槽嵴则呈现内侧骨板吸收快于外侧骨板,吸收方向向下向外,下颌牙弓逐渐变大的现象	下颌牙槽骨吸收严重者,下颌舌骨嵴、外斜线、颏孔等可接近牙槽嵴顶。影响上下牙齿排列及义齿固位和稳定

续表

序号	改变组织	图示	图解	临床意义
2	义齿修复与牙槽嵴的吸收	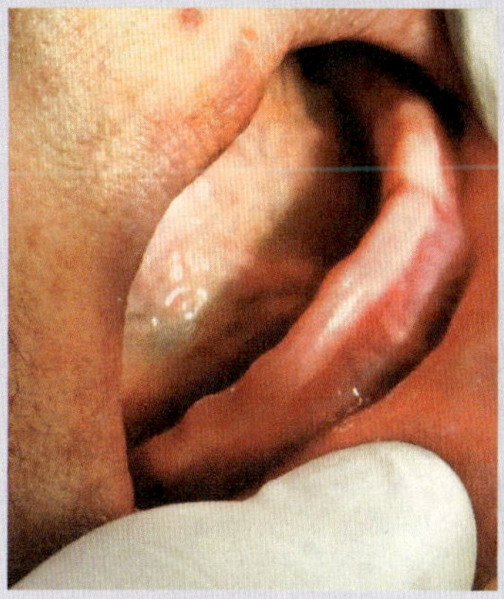	拔牙3~6个月后应及时进行全口义齿修复，如长时间未做全口义齿修复者，颌骨将发生严重变化	拔牙后长时间不进行全口义齿：(1)可造成下颌习惯性前伸，影响牙齿排列与固位；(2)上下颌牙槽嵴废用性萎缩吸收影响义齿稳定
		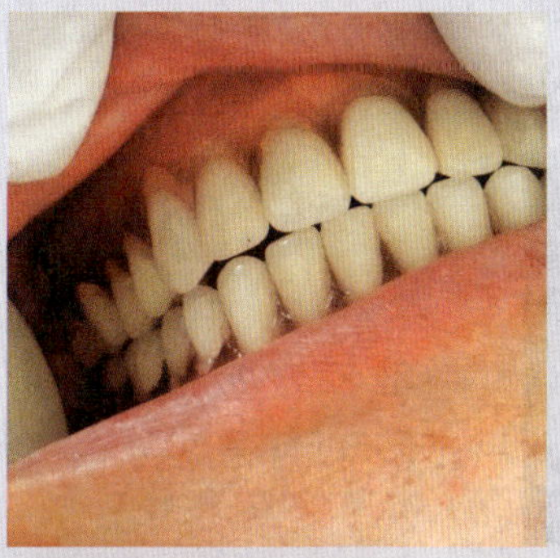 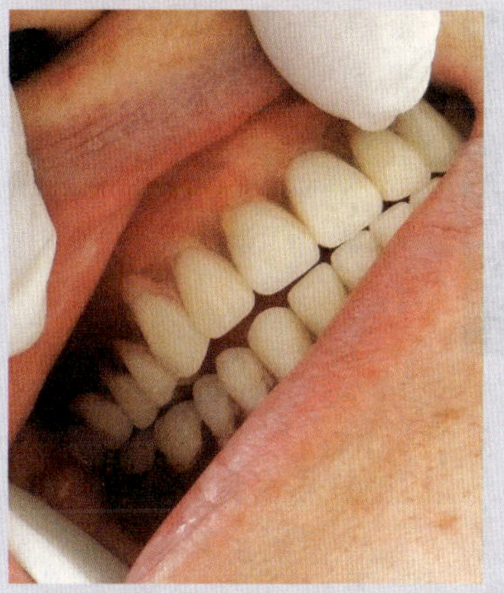	颌骨局部受力过大，牙槽嵴吸收也较快，如上颌牙弓义齿承受殆力面积约为下颌牙弓义齿承受殆力面积的1.8倍，下颌牙槽嵴单位面积受力大，下颌剩余牙槽嵴的平均吸收速率比上颌高3~4倍。因此，临床工作中，需要重视全口义齿的必要修改或重做	一般情况下，一副普通的全口义齿，使用3~5年后应进行必要的调和衬层处理，使用7~8年后应予以重新修复
3	软组织改变	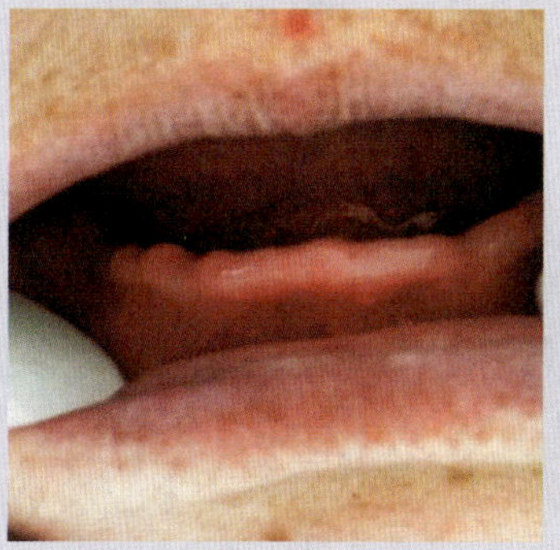	牙槽嵴的不断吸收，使附着在颌骨上的唇、颊、舌系带与牙槽嵴顶的距离变短甚至与之平齐，唇、颊、舌沟变浅，严重者无法准确判别口腔前庭与口腔本部	影响全口义齿固位与稳定

学习心得

学习心得

续表

序号	改变组织	图示	图解	临床意义
3	软组织改变	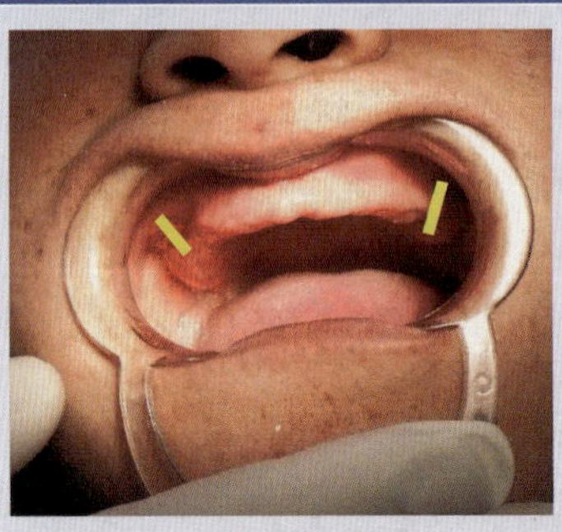		
		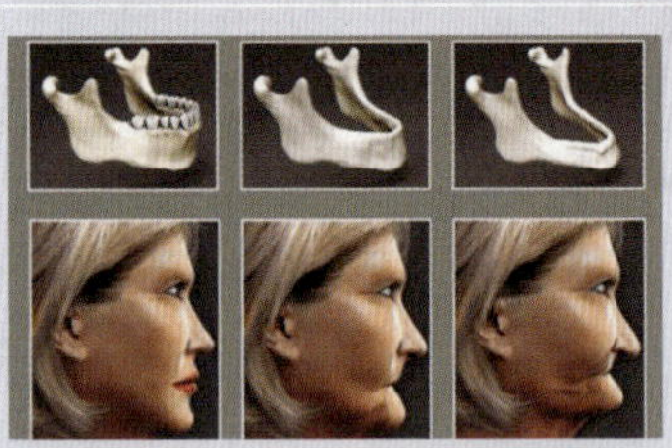 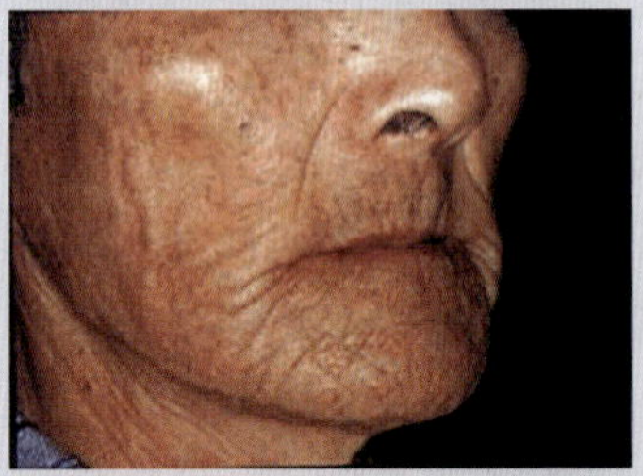 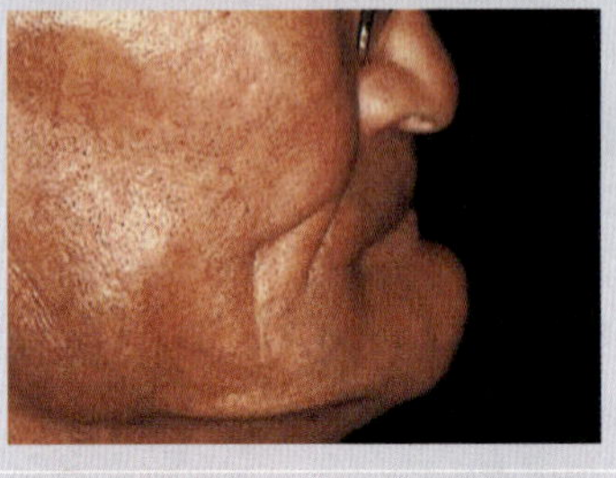	面颊部软组织由于缺乏硬组织的支持，失去正常的张力和弹性而内陷。上唇丰满度差，面下1/3高度变短、颏部前突、口角下垂，鼻唇沟加深，口周皮肤放射状皱褶增多，使面容变得苍老	全口义齿修复时，应尽可能地恢复颌面部的丰满和美观
		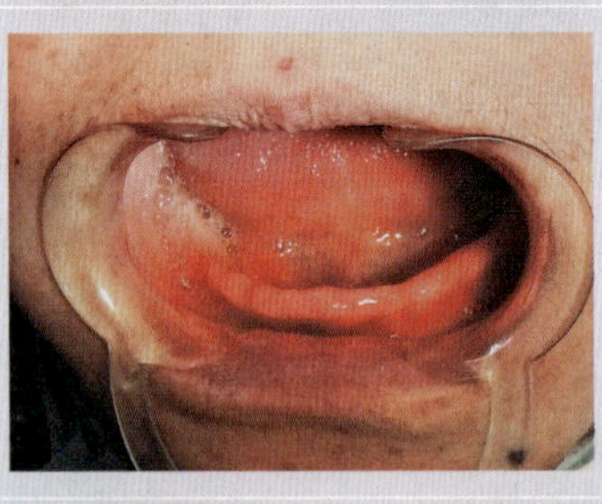	口腔黏膜因失去正常的张力和弹性而发生萎缩，变薄变平，对疼痛和压力的敏感性增强	(1)黏膜溃疡； (2)压痛； (3)影响吸附力
		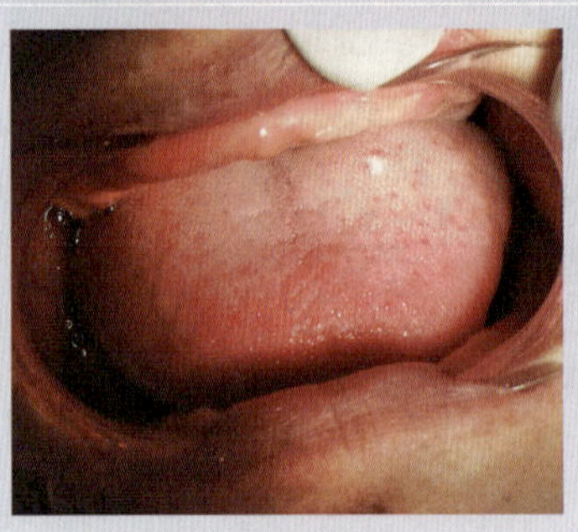	牙列缺失后，舌失去下颌牙列的限制，向前向外扩张，舌体变大，可影响下颌义齿的固位和稳定	影响下颌义齿的固位和稳定

续表

序号	改变组织	图示	图解	临床意义
4	颞下颌关节的改变	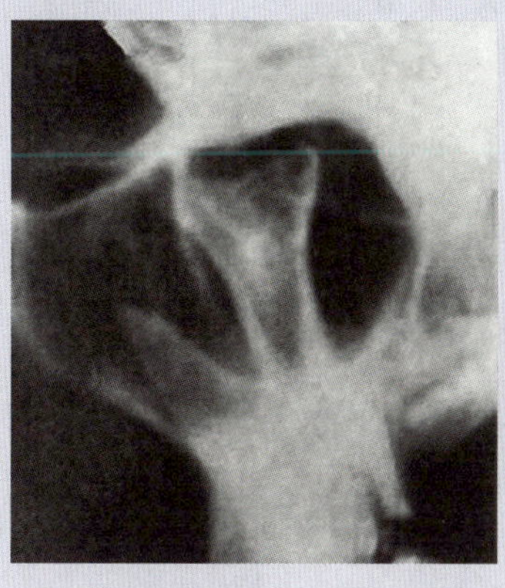	主要表现为关节结节由于骨质的吸收而变得低平，关节结节后斜面斜度变大；关节窝变浅；关节盘变厚；髁状突表面各层组织出现不同程度的退行性变，皮质骨增厚，骨髓腔变小	髁道斜度变化过大影响义齿的平衡𬌗
		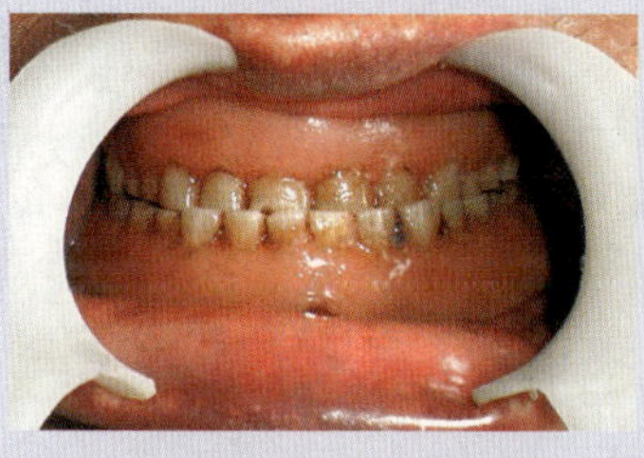	由于牙尖交错𬌗决定牙尖交错位，咬合关系一旦确定，髁突在关节窝内的位置就被确定，关节间隙的大小也基本确定。无牙颌患者由于牙列缺失，引起颌位关系的不稳定，导致髁突在关节窝内的位置不确定。同时，由于牙列的缺失，下颌颞下颌关节受提下颌肌的牵拉向后上移位，造成关节负重功能的改变，关节内压力加大，可能会引起关节的改建与形变以及骨关节病	(1)髁道斜度变化影响义齿平衡𬌗的建立； (2)引起颌位关系的不稳定

知识拓展

颞下颌关节检查

颞下颌关节是左右联动关节，其生长发育在20岁左右停止，但其软硬组织将终生改变，称为改建。颞下颌关节功能与咬合运动关系密切，颞下颌

学习心得

关节可以随咬合变化而改建,并最终导致其形态发生明显的改变。由于无牙颌患者主要是老年人,所以颞下颌关节的增龄性改变也非常明显。

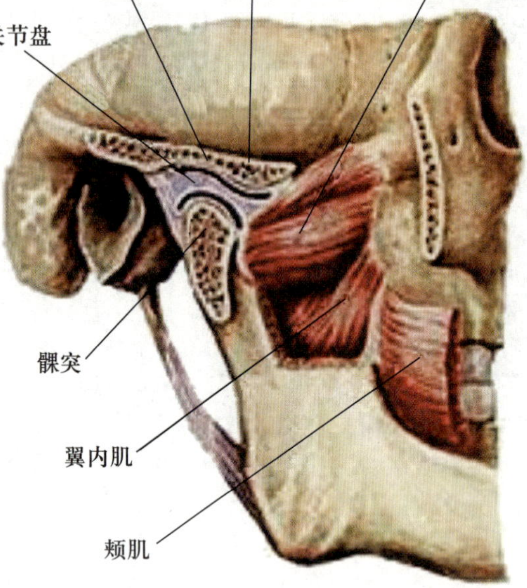

颞下颌关节(矢状切面)

在进行颞颌关节检查时,医师站在患者的正前方,将双手小指分别放入患者两侧的外耳道内,让患者进行张闭口运动,用手指感觉两侧髁突是否协调,同时用眼观察患者张闭口运动时,下颌骨运行的轨迹,以及有无张闭口口型偏斜;用手摸患者在运行下颌骨时,颞颌关节的变化;用耳听患者在进行张闭口运动时,是否有关节弹响出现;最后再用手进行关节处施压,询问患者有无压痛感,检查张口度。

有效医技沟通之一

加强员工职业道德,提高产品质量,形成科学的价值观。不断培养职业道德,增强思想境界水平,医师和技师才能更好地相互沟通,如果医师和技师的审美观点、思想境界、知识水平不一致,则谈不上有效的医技沟通。无论是加工中心,还是医师都应该把产品质量放在第一位。当技师与医师的价值观一致、形成共同的目标时,医技的沟通才会有价值。

基本训练

填一填

1. 医师将根据颌面部检查情况,与患者沟通修复后的________,同时在修复过程中,尽力做到对__________的恢复。

2. 一般在拔牙后__________个月，可开始制作全口义齿。

3. 颌弓的形状包括__________、__________和__________。颌弓检查应注意上下颌弓的__________、__________和__________。

4. 上颌牙槽嵴吸收的方向是____________；下颌牙槽嵴吸收的方向是__________。

5. 牙列缺失后，舌失去___________的限制，_____________扩张，舌体___________，可以影响下颌义齿的___________和___________。

思考

1. 技师为什么要学习口腔检查技能？进行口腔检查有什么临床意义？

2. 技师与医师的价值观、审美观点、思想境界及知识水平等相一致时，才能做到有效的医技沟通，为什么？

预习

制取印模需要的工具、材料、设备有哪些？

学习心得

学习心得

任务二 制取无牙颌初印模及灌注模型

任务描述

本任务是任务一的延续，仍以学习小组为单位，准备学习用物、器材，在无牙颌仿头模上，每个同学制取一副全口无牙颌初印模，经小组内检查合格并消毒后灌注无牙颌模型。小组内评估无牙颌模型制取效果、找出存在的问题并分析原因、提出解决办法。对于不符合要求的模型，应重新制作，直至合格。学习任务完成后要求清点用物并放回原处，打扫卫生，关闭水、电、气、门、窗。

在本任务的学习中，不仅要学会相关临床技能操作，更要清楚为什么这样操作，为今后工作中了解医师设计意图、准确判断出医师设计的不合理因素、发现模型存在的问题，以及将相关问题准确反馈给医师并提出合理意见或建议等奠定能力基础。

任务目标

1. 掌握相关名词。
2. 掌握印模材料、模型材料、树脂材料的种类、性能及运用。
3. 能够识别无牙颌托盘和有牙颌托盘，学会选择托盘。
4. 掌握制取印模及灌注模型的方法、操作流程及标准。
5. 熟悉相关设备的使用方法、维护与保养。
6. 在任务实施过程中锻炼方法能力和社会能力。

学习心得

子任务 1 制取模型前的准备

任务实施

序号	操作流程	图示	方法步骤	注意事项
1	调节体位	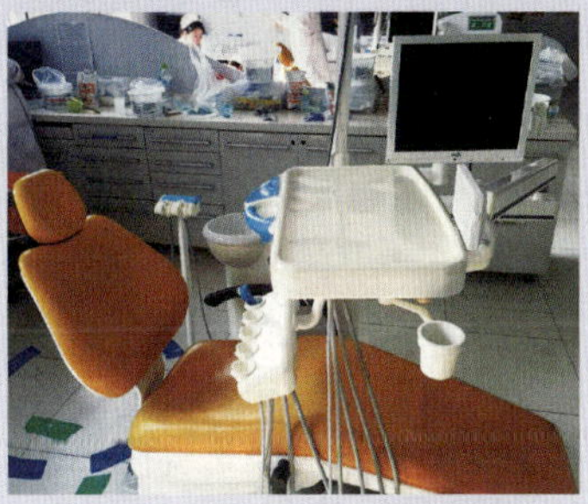	取模前，将椅位调整到患者舒适、自然，又便于医师操作的位置。一般采取𬌗平面与地平面平行的体位	(1)取上颌印模时，患者的上颌与医师肘部相平或稍高； (2)取下颌印模时，医师上臂中份与患者下颌大致平齐
2	选择印模材料	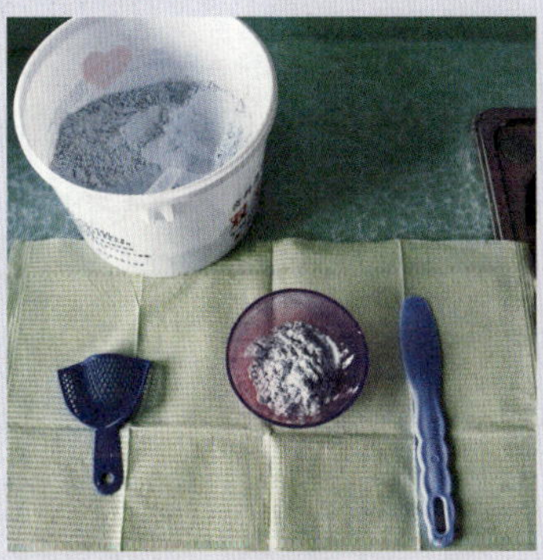	一次印模或二次印模重衬，临床常选藻酸盐印模材料。因其具有良好的流动性、弹性、可塑性、准确性、尺寸稳定、与模型材料不发生化学变化、价格低廉、使用方便的特点	(1)溶胶的分散性及稳定性； (2)流动性、弹性及强度； (3)尺度稳定性； (4)凝固时间及影响凝固时间的因素
		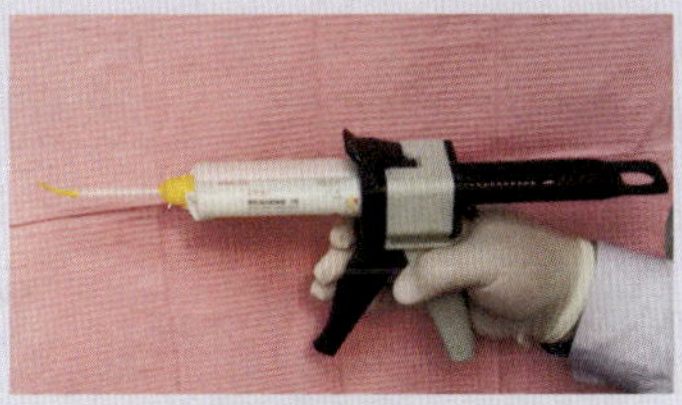	二次印模法常选用硅橡胶印模材料。因其具有良好的弹性、韧性、强度，精确性、稳定性和不可逆性的特点	硅橡胶印模材料在口腔温度下3~6 min凝固，室温在23℃时10 min左右凝固
3	选择合适托盘	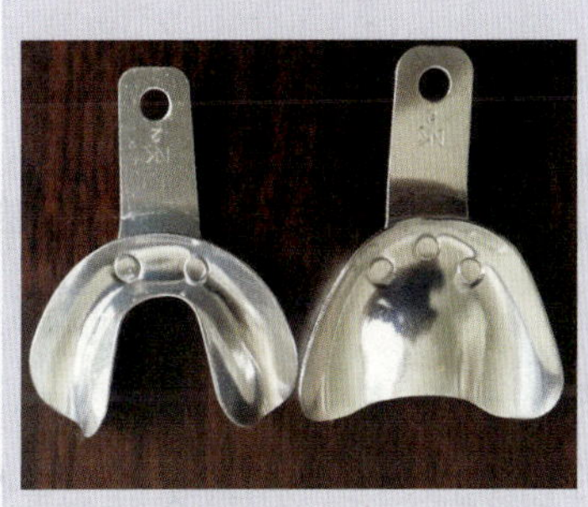	合适托盘要求： (1)托盘内面与组织面之间有2~3 mm间隙，以容纳印模材料； (2)边缘距黏膜转折处2 mm	(1)在使用之前保证托盘消毒； (2)用藻酸盐印模材取初印模应选用无孔无牙颌托盘； (3)根据牙弓和颌骨条件选择大小适宜的托盘

学习心得

续表

序号	操作流程	图示	方法步骤	注意事项
3	选择合适托盘		(3)上颌托盘长度应覆盖过两侧翼上颌切迹，后缘应超过颤动线 3~4 mm；(4)下颌托盘应盖过磨牙后垫。边缘不妨碍系带、唇、舌及口底软组织的功能活动	
4	仿头模	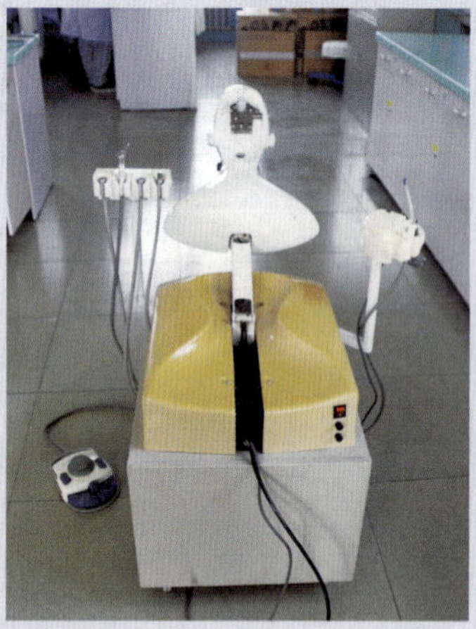	口腔临床实习用仿真人头模：配有28颗牙冠解剖形态的环氧树脂材料制成的牙齿，可拆卸，切削牙齿的碎片不会与手机车针发生粘连；硅橡胶制牙龈可拆卸，色泽逼真，手感自然	(1)调整椅位；(2)调整患者体位(仿头模角度)；(3)医师与患者位置关系

知识平台

1. 相关名词

（1）印模：是物体的阴模。口腔印模是指口腔有关组织的阴模，它反映了与修复有关的口腔软、硬组织的情况。

（2）托盘：是承载印模材料放置到口腔内取印模的器具。

（3）模型：是物体的阳模。由于大部分口腔修复体不能直接在口内制作，因而需要有与口腔内同样形态的替代品，即牙列(颌)石膏模型。

2. 材料和工具

（1）印模材料：临床上较广泛使用的是打样膏和藻酸盐类弹性印模材料组合，而硅橡胶是一种精确度十分高且价格昂贵的印模材料。

印模材料可根据不同的分类方式进行分类。

根据印模塑形后有无弹性分为弹性印模材料(如藻酸盐、琼脂、硅橡胶等)和非弹性印模材料(如打样膏、印模石膏等)。

根据印模材料是否可反复使用分为可逆性印模材料和不可逆性印模

材料。

可逆性印模材料：能多次反复使用，如琼脂、打样膏等。

不可逆性印模材料：塑形后不能再恢复到原有状态，如藻酸盐、硅橡胶、印模石膏等。

（2）托盘：无牙颌托盘底部与牙槽嵴外形相似，呈椭圆形，边缘较短。分为成品托盘和个别托盘。成品托盘又分为有孔型和无孔型。

有孔托盘：适合于弹性印模材料，用来制作初印模。

无孔托盘：多用于初印模或制作个别托盘。

按材料分为金属托盘与塑料托盘。

按大小型号分为 1 号（L）、2 号（M）、3 号（S）等型号。

金属托盘能进行高温消毒。塑料托盘由于质软易造成印模变形且不耐高温，多作为一次性使用。

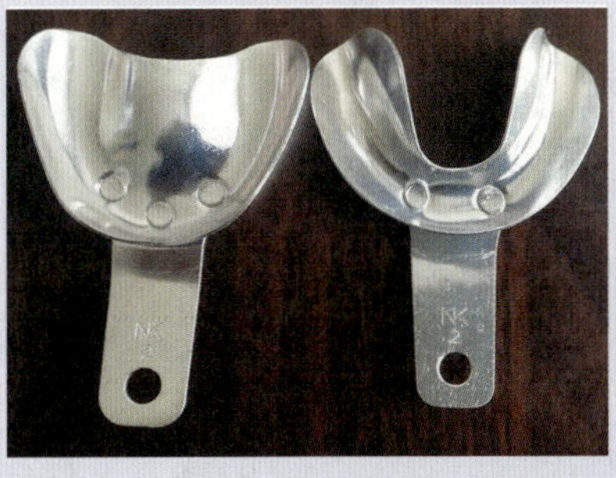

无孔无牙颌托盘

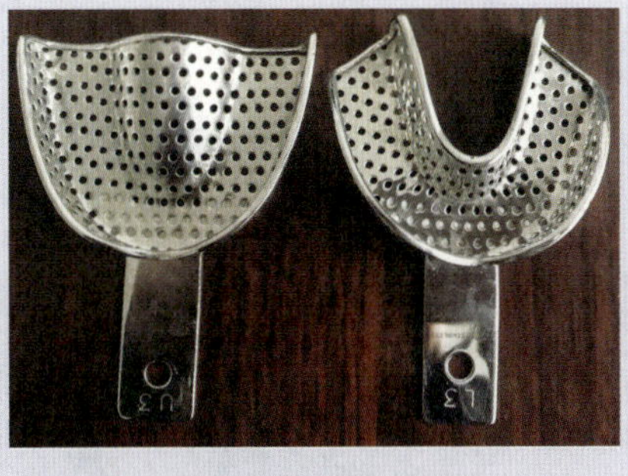

有孔无牙颌托盘

子任务 2 制取初印模及灌注模型

任务实施

序号	操作流程	图示	方法步骤	注意事项
1	调拌印模材料	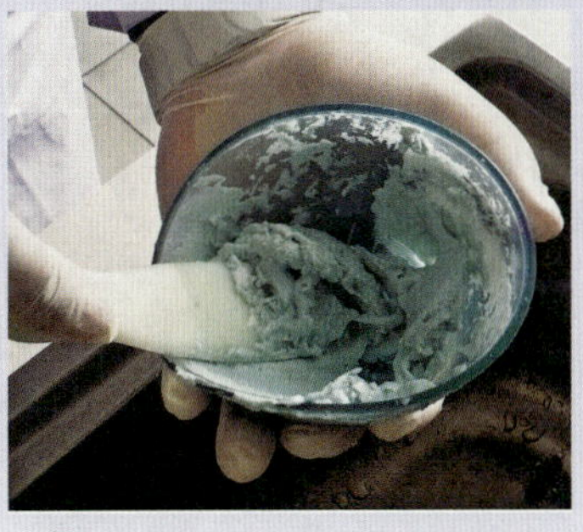	将藻酸盐印模材料严格按照生产厂家规定的水粉比例进行调和，沿着同一方向快速搅拌 30~45 秒，使其达到均匀黏稠状态。调拌的印模材料不要过稀，防止取模	（1）使用的皮碗、调刀等工具应清洁、干净，以防杂质带入印模材料而影响印模性能； （2）调拌时间不足或过长、过稠或过稀、不均匀或混入

学习心得

学习心得

续表

序号	操作流程	图示	方法步骤	注意事项
1	调拌印模材料		过程中印模材料流入患者口腔内导致其窒息	气泡等均会降低印模强度
2	印模材料放入托盘	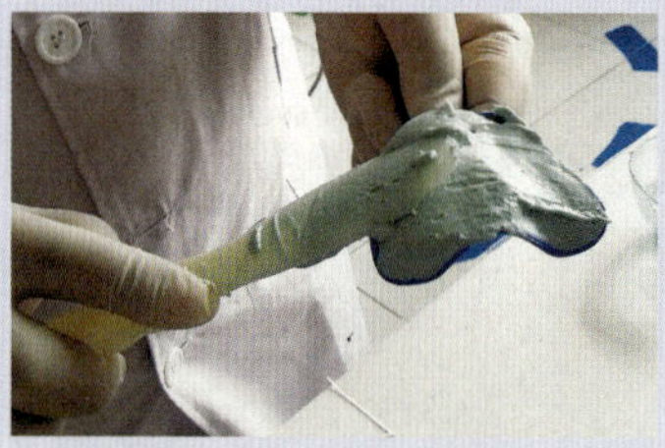	将调拌均匀的印模材料放入选好的托盘内	(1)置于托盘内的印模材料应适量、均匀、充满托盘； (2)托盘内放入印模材料时，应避免带入气泡
3	托盘置于口内就位	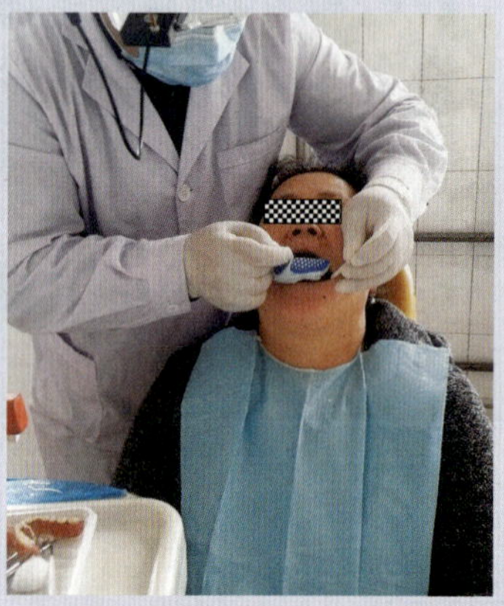	(1)医师左手持口镜或以手指牵拉患者一侧口角，右手将托盘自左侧旋转式放入患者口内，托盘柄对准面部中线； (2)颤动式均匀轻压，使托盘就位； (3)下颌托盘放入时患者舌体向上抬起，以便于清晰制取舌系带和舌侧伸展	(1)为获取完整印模，可先取少量印模材料涂抹于印模材料不易流到的区域； (2)托盘就位时，颤动式均匀轻压，以排除气泡； (3)托盘边缘距黏膜皱襞 2 mm 左右
4	肌功能整塑	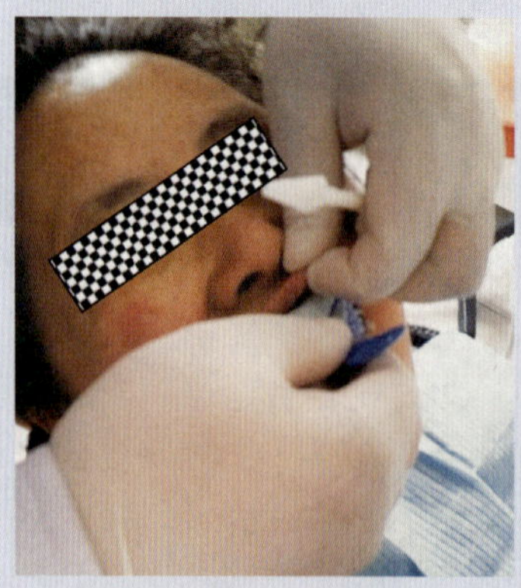	进行肌功能整塑。主动整塑：患者放松面部，主动做大张口动作、轻轻活动上下唇、伸舌向前并向左右摆动，活动范围不超出口外为宜。被动整塑：医师用手牵拉两侧口角及唇颊部，帮助患者做肌功能活动	(1)肌功能整塑也可采取主动整塑与被动整塑同时进行； (2)肌功能整塑应在印模材料可塑期内进行

续表

序号	操作流程	图示	方法步骤	注意事项
4	肌功能整塑	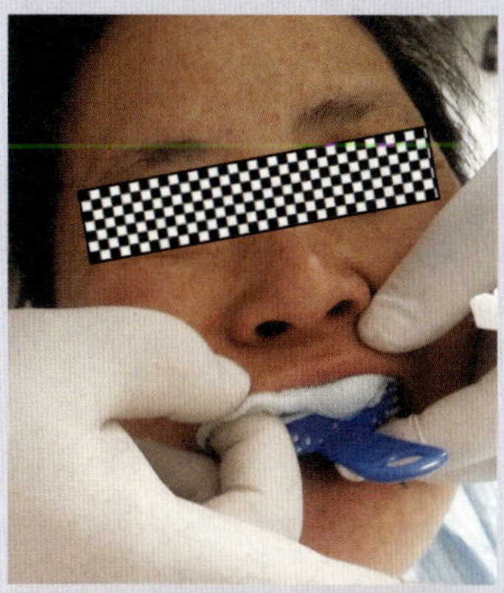 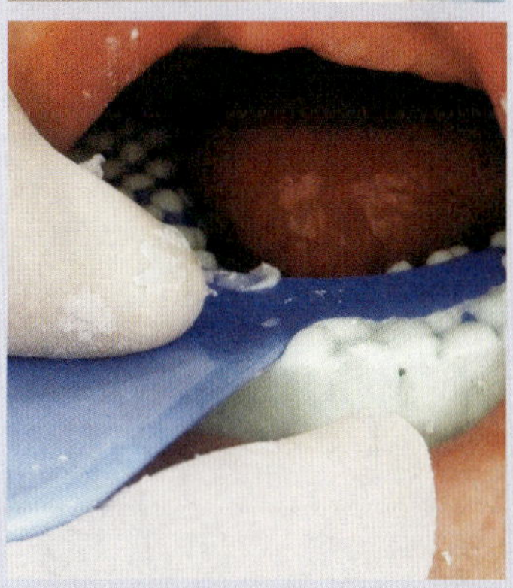		
5	固定托盘	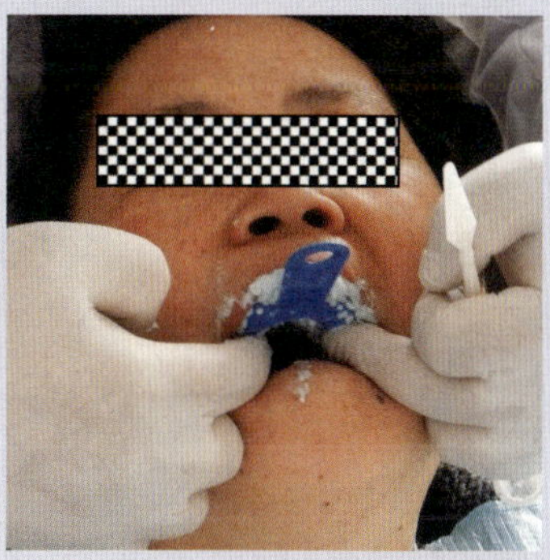	用手固定托盘于稳定状态	取上颌印模时，右手食指、中指置于前磨牙区，拇指托住托盘柄；取下颌印模时，右手拇指、食指置于前磨牙区，其余手指托住下颌下缘
6	取出印模	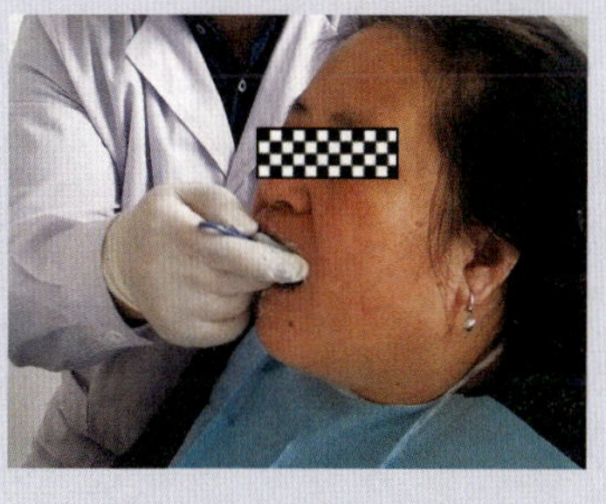	待印模材料凝固后，从口中取出托盘	可用气枪破坏印模材料与黏膜之间的真空状态，或轻轻撬动后再取出。尽量避免用力过大而导致印模材料与托盘分离

学习心得

学习心得

续表

序号	操作流程	图示	方法步骤	注意事项
7	初印模检查消毒	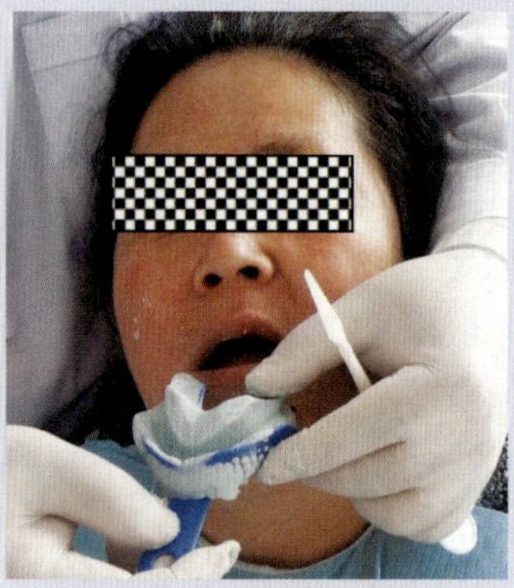	(1)检查印模 ① 印模应清晰、光滑、完整、无气泡、无变形、不与托盘分离； ② 边缘圆钝，厚 2~3 mm； ③ 边缘伸展充足：上颌后缘的伸展与后颤动线一致。下颌后缘盖过磨牙后垫，远中舌侧边缘达下颌舌骨后间隙，下缘应跨过下颌舌骨嵴。印模如有缺陷影响印模质量应重新制取； (2)印模消毒	(1)检查印模要全面、细致、无遗漏； (2)印模内唾液、碎屑要冲洗干净，然后轻轻甩干或用棉花吸干备用； (3)采用水胶体弹性印模时，要及时灌注，以免印模失水收缩
8	用印模膏制取初印模	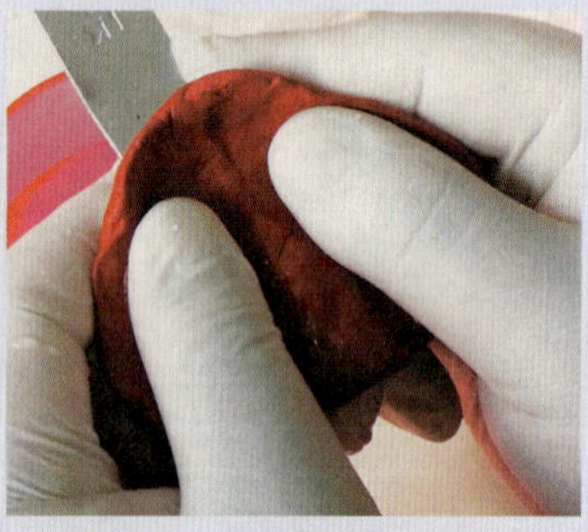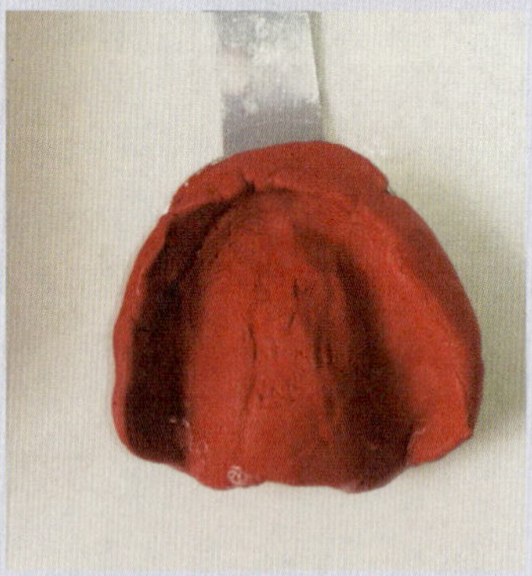	(1)将印模膏放置在 60~70 ℃热水中软化后取适量置于托盘上，用手指轻压印模膏，使印模膏表面上形成牙槽嵴形状的凹形； (2)将托盘旋转进入患者口中就位； (3)做肌功能整塑； (4)取出印模； (5)检查印模； (6)消毒印模	如检查初印模边缘过厚过长，应除去过多的印模膏，再加热(乙醇灯火焰烤软边缘或热水中浸一下)变软后立即放到患者口中就位，进一步做肌功能整塑
9	调拌石膏	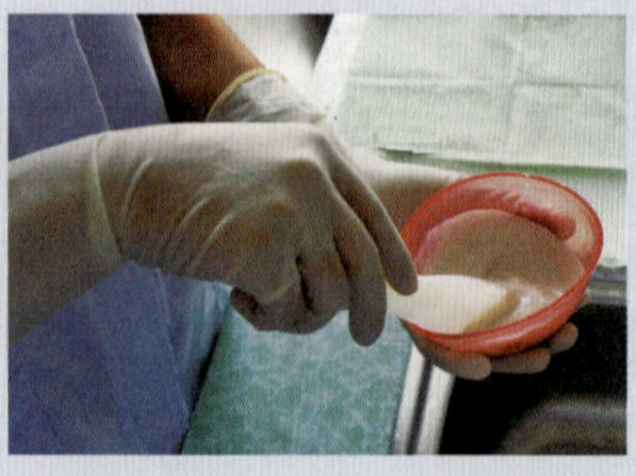	(1)先放入适量水，再逐渐加入适量石膏粉(普通石膏粉每 100 g 加水 40~50 mL；硬质石膏粉每 100 g 加水 25~35 mL；超硬石膏粉每 100 g 加水 20~25 mL)。 (2)用调拌刀均匀同	(1)要严格按照厂家规定的粉液比； (2)调拌中途不可加水。调拌过程中环刮橡皮碗壁一周，可将较干的石膏刮到皮碗中间，使之调拌均匀；

续表

序号	操作流程	图示	方法步骤	注意事项
9	调拌石膏		一方向快速搅拌。也可使用真空搅拌机进行调拌。调和时间50~60秒(普通石膏60秒,硬质石膏及超硬石膏50秒)	(3)皮碗、调刀应清洁,无石膏碎屑; (4)调拌完毕轻轻振动皮碗以排出气泡
10	灌注无牙颌阳模	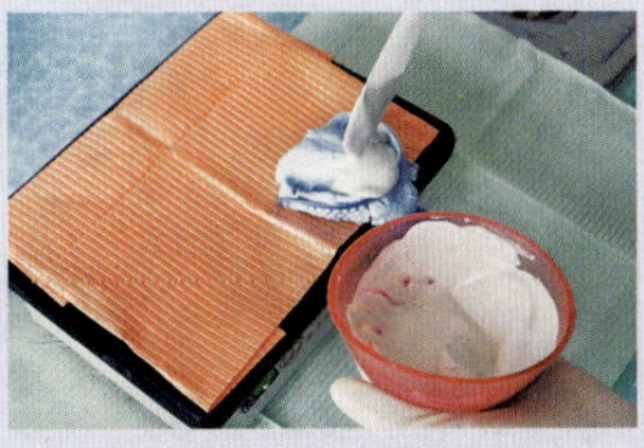	(1)选择印模高而开阔处,放入少量调拌均匀的石膏,将印模置于振荡器上震动。若无振荡器可手持托盘柄轻轻敲击震动,以便于气体排出,并使石膏均匀流入印模的各个部位; (2)边振动边灌注,直至石膏充满整个印模; (3)应不断添加石膏直至所需厚度,同时注意模型远中部分石膏要加足够量(边缘宽出3~5 mm为宜,模型最薄处不少于10 mm,模型后缘在腭小凹后不少于2 mm,下颌模型在磨牙后垫自其前缘起不少于10 mm)	(1)灌注时切记一开始即将大量石膏直接置于印模低凹处,无法排除气体而形成气泡; (2)震动时振幅不宜过大,要防止印模脱模、模型变形; (3)模型底部要填平整; (4)不能加压,也不能倒置,以免模型变形; (5)用调刀刮去多余石膏。下牙槽嵴模型的舌侧要刮平,以便基托蜡型的制作
11	加模型底座	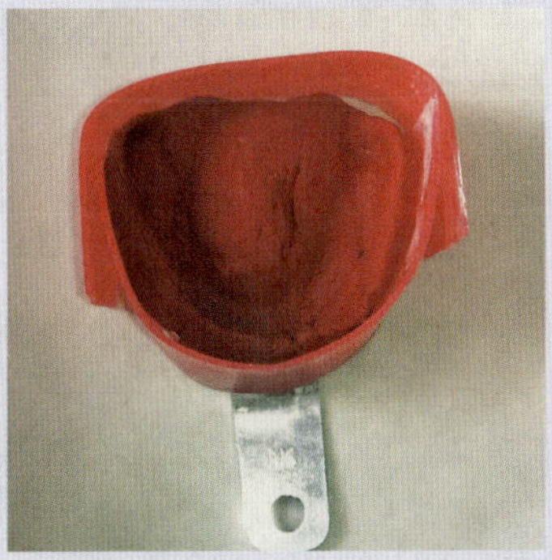	(1)围模:应保护无牙颌印模的边缘,工作模型的底部要具有能承受技工操作所需的唇度,为了使灌注的石膏不流入他处,在印模的全周外围用蜡片等圈围,其操作步骤称为围模; (2)灌注石膏:通常灌注超硬石膏或硬石膏,并采用真空调拌防止	加底座的石膏不能太稠,添加时不能产生空隙

学习心得

学习心得

续表

序号	操作流程	图示	方法步骤	注意事项
11	加模型底座		产生气泡，在灌注时使用振荡器防止气泡混入； （3）模型的完成：模型的底面须距离腭及口腔底约 10 mm。用模型修整机调整，使其底面尽量与牙槽嵴顶平行。侧面与底面成直角，经后加工使工作模型的整个外围呈圆形。后加工时要特别注意，不损坏肌功能修整所形成的模型边缘。模型边缘的外侧须保留2~3 mm的宽度	
12	脱模	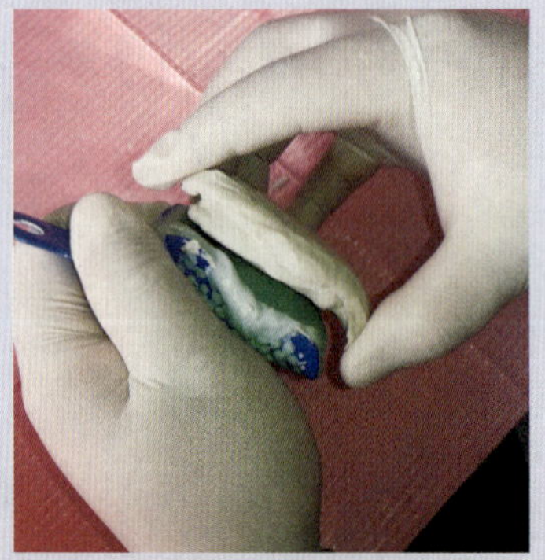 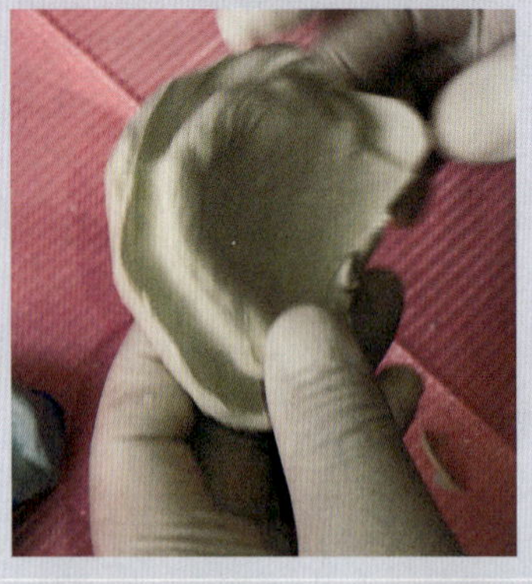	（1）石膏终凝后脱模； （2）脱模时先用石膏切刀修去托盘周围多余石膏，使托盘和印模边缘不被石膏包围，以利脱模； （3）弹性印模材料印模脱模时，一手拿住模型底座，一手拿托盘，顺着牙槽嵴方向轻轻用力，使印模和模型分离； （4）印模膏脱模时，先去掉托盘，再放入55~60 ℃的热水中浸泡，待印模膏受热软化后再脱模	（1）普通石膏应在灌模后1小时分离模型，硬石膏和超硬石膏灌模后6小时分离模型最好，因为此时石膏强度才接近最大值； （2）脱模阻力较大时，可适当做左右摆动，但幅度不可过大，切不可使用暴力
13	模型检查	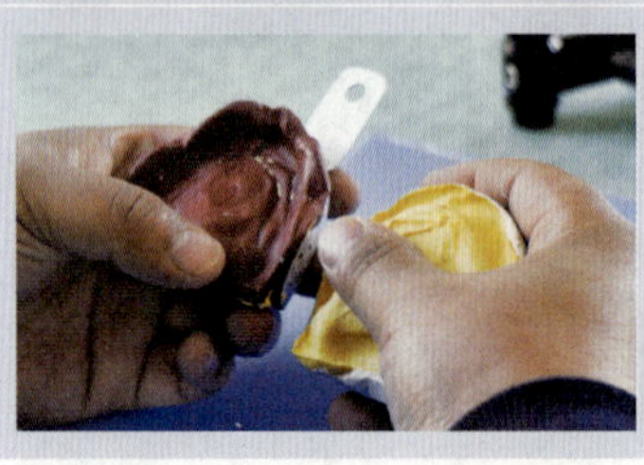	模型应完整、无缺损、无变形	模型变形、缺损较大，或重要部位较大气泡、缺损等应重新灌注

续表

序号	操作流程	图示	方法步骤	注意事项
14	模型修整	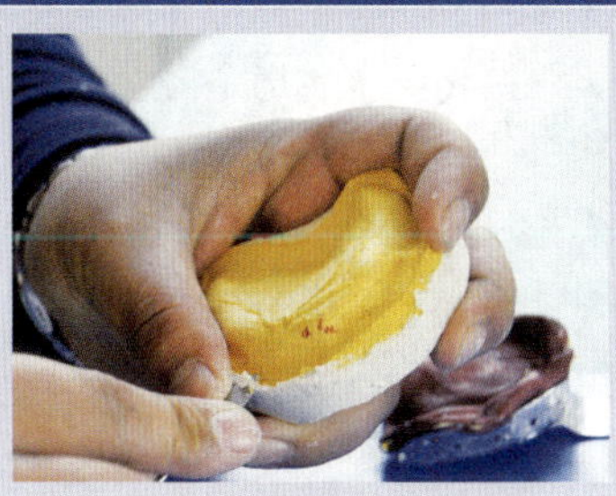	去除表面多余的石膏部分	注意修整过程中不能损坏模型

学习心得

知识平台

(一) 模型材料

1. 模型材料的分类

口腔修复常用模型材料主要包括：熟石膏、硬质石膏、超硬石膏、模型蜡等。

根据石膏类型分为：Ⅰ型为印模石膏，Ⅱ型为熟石膏，Ⅲ型为普通人造石，Ⅳ型为高强度人造石，Ⅴ型为高强度高膨胀牙科人造石。其中，Ⅱ型作为活动修复的模型材料。Ⅲ型、Ⅳ型、Ⅴ型用作冠桥修复的代型材料。

性能：良好的流动性、可塑性。从灌注开始到模型脱出印模的时间一般在30~60分钟为宜。精确度高。压缩强度大，表面硬度高。与印模材料不发生化学反应。石膏模型初凝时间为8~16分钟，终凝时间一般为40~60分钟，24小时完全凝固。石膏使用后存放在干燥的环境，否则会出现受潮凝块。

2. 模型材料比例

石膏材料	膨胀率	强度	粉液比
熟石膏	0.2%~0.4%	12 MPa	(45~50) mL : 100 g
硬石膏	0.1%~0.2%	21~35 MPa	(25~35) mL : 100 g
超硬石膏	0.085%	50~100 MPa	(25~31) mL : 100 g

3. 影响模型材料因素

因素		凝固时间	质量强度	膨胀率
工具不洁		缩短	下降	上升
水粉比例	粉多	缩短	上升	上升
	水多	延长	下降	下降

学习心得

续表

因素		凝固时间	质量强度	膨胀率
不同种类石膏混合			下降	
调拌时间	过短		下降	
	不充分	受干扰	下降	上升
调拌速度过快		缩短	下降	上升
温度高（如 40℃热水）		缩短		
加入适量食盐（促凝）		缩短		
加入硼砂		延长	上升	下降
加入食盐过多		延长		

（二）设备

序号	内容	图示	方法步骤	注意事项
1	真空搅拌机	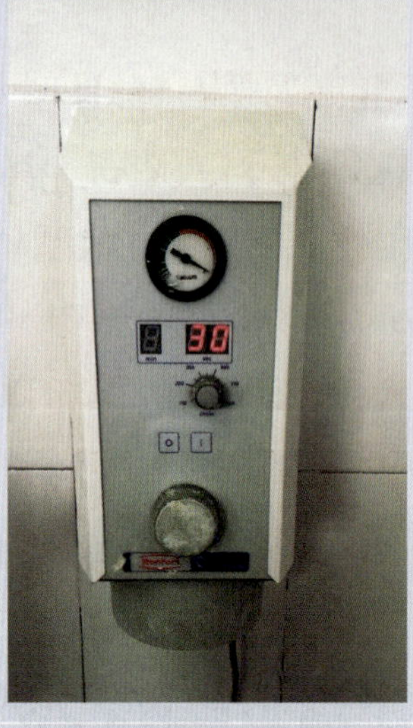	（1）接通电源； （2）将模型材料和水严格按比例放入搅拌罐中； （3）手动快速搅拌约 15 秒，搅拌中环刮罐壁，使罐壁无干粉存在，搅拌均匀，擦净灌口； （4）将容器放到搅拌机上搅动，同时抽真空。根据材料选择调拌时间； （5）搅拌结束取下容器	（1）注意设备保养； （2）每次使用后及时清洁真空管的过滤丝网，保持调和器清洁； （3）使用中注意不要用湿手接触电源部位防止触电； （4）清洁时切忌将电源断开
2	震荡机	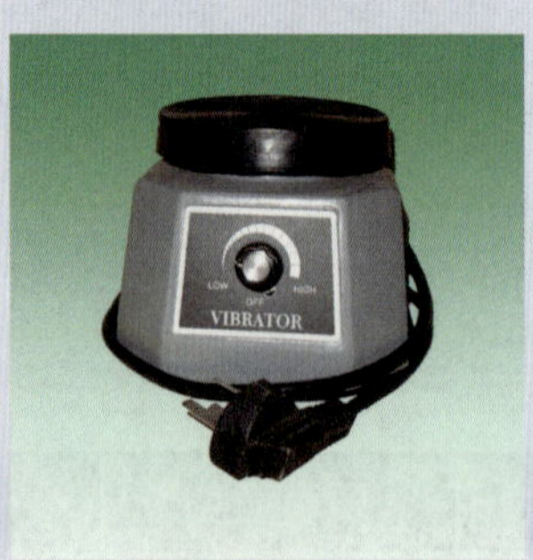	（1）接通电源； （2）打开振荡器开关； （3）调整振荡频率； （4）边振荡边灌注：调整好振荡频率后将流体模型材料沿托盘印模边缘或最高点进行灌注； （5）使用后关闭开关	（1）使用时注意不要使水、石膏等液体进入箱体，以免损坏电路； （2）不要振荡时间过长，否则易出现气泡和变形； （3）先进行小振幅的振动，慢慢改成大振幅振动，最后再次调成小振幅振荡

学习心得

（三）重点影响制取印模的内容

1. 患者体位很重要

比如在取上颌印模时，要站在患者的右后方等，这是操作得心应手的关键，如果方向不合适，则会降低可操作性，进而影响制取印模。

2. 手法很重要

比如制取上颌印模时，托盘应旋转进入，若忽视了这一点，动作将变得粗暴。印模就位时应从后面先就位，这可以防止印模材料过稀放入口中后流入患者咽喉部产生恶心感，其次可以顺利地取得前庭沟的具体形态。

3. 选用或者修补成合适的托盘

如果制取的印模某一位置存在缺陷，首先要检查托盘是否合适，如果托盘选用不符合要求，或者托盘因患者的特殊情况而受到限制时，则需要用钳子对托盘进行修改，然而对于不足和制取不到位的地方，比如后缘和前庭沟，或者舌侧等位置，可用胶布或蜡加长。

4. 可以提前涂布印模材料

对于部分位置反复制取不上时，用戴手套的手将印模材料提前涂布到此位置，这样则方便将印模取全。

知识拓展

有效医技沟通之二

加强口腔修复专业学习，充分了解临床操作，掌握与之相关的学科，是建立有效医技沟通的必备专业知识。对于医师来说，不仅要掌握临床操作技能，还要对口腔修复体的主要制作步骤了如指掌，要站在技师的角度，反思自己的工作，尽量理解对方。而技师除了熟练掌握各种修复体制作工艺技术和规范的操作程序外，也要加强临床知识的学习，理解医师的设计意图和制作步骤。优秀的技师，在临床、工艺、材料、力学等方面都有充分的了解，对临床和技工室的操作都十分熟悉，甚至可以指导个别修复医师的临床操作。

基本训练

填一填

1. 临床上应用最广泛的印模材料是__________，最理想的印模材料是__________。

学习心得

2. 制取初印模及灌注模型的操作流程是:__________→__________→__________→__________→__________→__________→__________→__________→__________→__________→__________→__________→__________→__________。

3. 普通石膏水粉比例__________。

搜索

随着科学技术的不断发展,出现许多新的印模材料和模型材料,选择一种材料或设备通过网上查阅资料整理出5个知名企业产品情况。内容包括企业名称、资质、材料或设备的种类、规格、说明书、性能、用途、价格、联系电话等。

练习

1. 用无牙颌模具练习灌注普通石膏、硬石膏、超硬石膏模型。
2. 以小组为单位,每2人1小组,互相制取印模,并灌注石膏。
3. 运用表格或流程图整理学习笔记。

预习

制作个别托盘的目的,所使用的工具、材料、设备。

任务三 制取无牙颌终印模及灌注模型

学习心得

任务描述

本任务是任务二的延续，采用小组学习，准备学习用物、器材，在学校实训室标准无牙颌模型上制作个别托盘，合格后用其制取无牙颌终印模，并灌注模型。在教师指导下，学生完成自评、小组内及小组间评估无牙颌终印模及模型制取效果，找出存在问题、分析原因、提出解决办法。重新制作不符合要求的作品，直至合格。学习结束后清点用物并放回原处，打扫卫生，关闭水、电、气、门、窗。

在本任务的学习中，同任务二一样，仍要关注每一步骤操作的目的意义，为今后医技沟通等奠定专业能力基础。

任务目标

1. 掌握相关名词。
2. 掌握个别托盘制作流程与标准。
3. 掌握牙用蜡、分离剂、树脂材料、研磨材料的种类、性能及运用。
4. 理解二次印模的目的及制取终印模的方法。
5. 培养沟通能力及合作意识。

子任务 1 制作个别托盘

任务实施

序号	操作流程	图示	方法步骤	注意事项
1	描记个别托盘范围	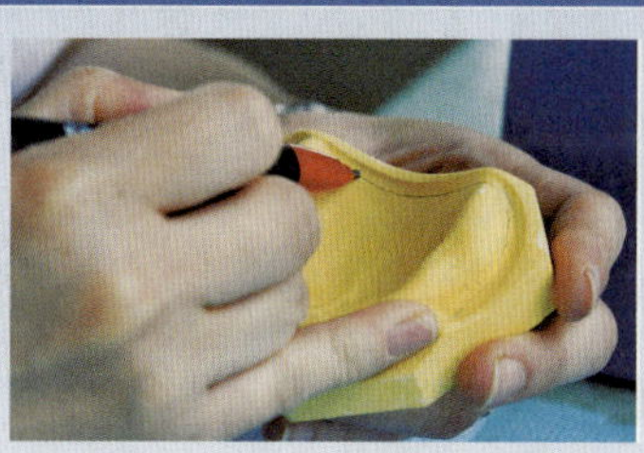	（1）在前庭的最深处与牙槽嵴之间画出边缘，这个边缘比预先制取的功能印模边缘短 1~2 mm，唇颊舌系带处要留出足够的空间，以不	（1）上颌要画出中线、切牙乳突、上颚硬区及上颌结节范围； （2）下颌个别托盘应包括磨牙

学习心得

续表

序号	操作流程	图示	方法步骤	注意事项
1	描记个别托盘范围		妨碍边缘整塑时的自由活动为准； (2)后堤区要放在软腭处超过颤动线 2~3 mm，以保证能正确地制取出该处的印模	后垫及颌舌骨线
2	涂布分离剂	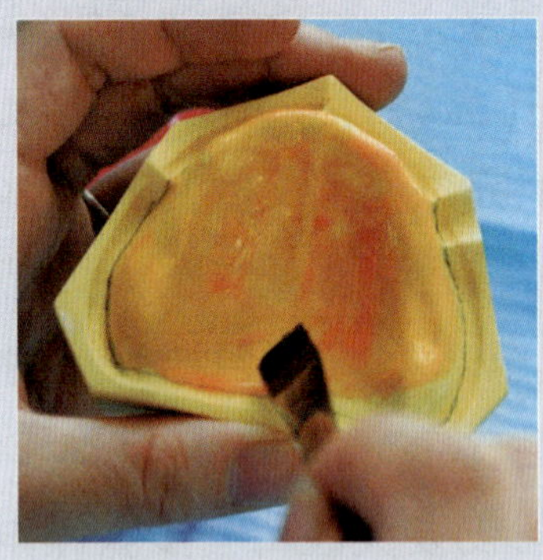	(1)适当填补倒凹； (2)在模型组织面均匀涂布一层分离剂	不能反复涂刷，也不能有遗漏
3	预留托盘空间	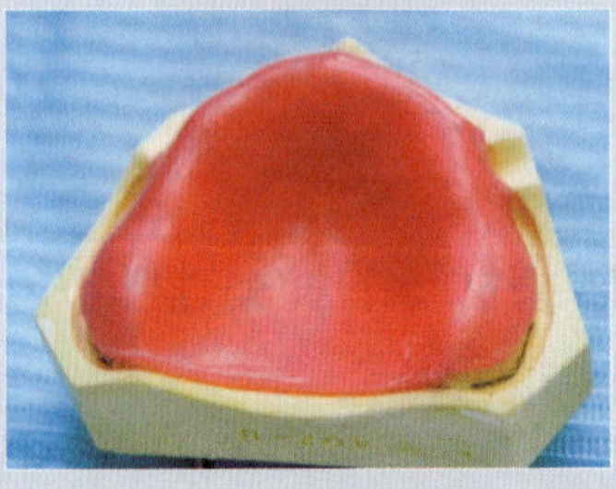	(1)在模型上画边缘线的范围内均匀铺垫一层厚度约 1 mm 薄蜡片，为第二次取印模预留一定间隙(即印模厚度)。去除多余蜡片； (2)在上下颌两侧第一前磨牙区和磨牙区牙槽嵴顶处，用雕刀去除直径 5~7 mm 的圆蜡片，形成的 4 个圆孔将来形成个别托盘上的 4 个支撑点	(1)蜡片与模型贴合； (2)过大的倒凹处用蜡填补； (3)红蜡片加热过程中不宜温度过高，防止形成液态而流动
4	调拌自凝树脂材料	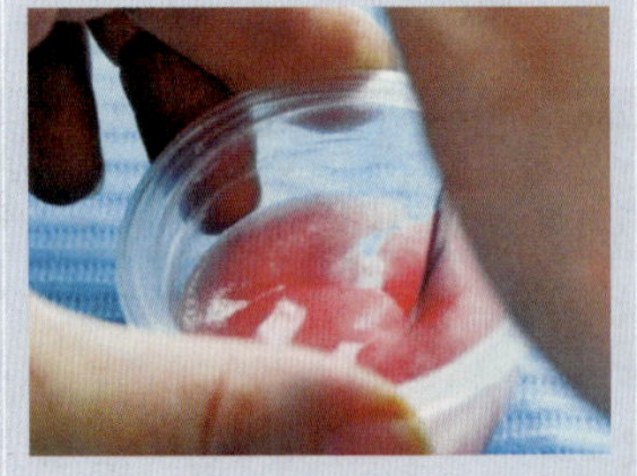	(1)取适量的牙托粉及牙托水(粉水比 2∶1 或 3∶1)； (2)先将牙托水放入调拌杯中，再将牙托粉撒入其中(牙托粉完全被牙托水所浸润但又看不出多余的牙托水即为合适的比例)； (3)调和均匀后加盖等待	(1)严格控制粉液比。调拌杯加盖，防止单体挥发影响其性能； (2)室温高低影响面团期形成时间。室温高，面团期形成时间短

续表

序号	操作流程	图示	方法步骤	注意事项
5	塑形	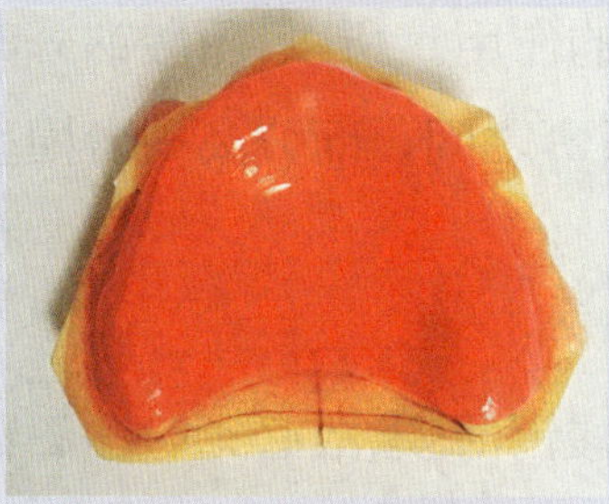	(1)待自凝树脂即将达到面团期时取出,放在预先涂布凡士林的平面板上,压成2~3 mm均匀厚度的片状; (2)将自凝树脂压在模型上,其范围应超过托盘外形线,厚度均匀,不形成皱褶; (3)固化前,用雕刻刀蘸牙托水修去超出外形线的塑料; (4)取自凝塑料揉成托盘柄,按压在托盘相应位置成形	(1)可以用带橡胶指套的手指或者用浸湿的玻璃纸覆盖后操作; (2)手柄的安放要垂直于牙槽嵴,不能对上下唇起支撑作用。手柄大小以手持平稳,不妨碍上下唇运动为准
6	打磨完成	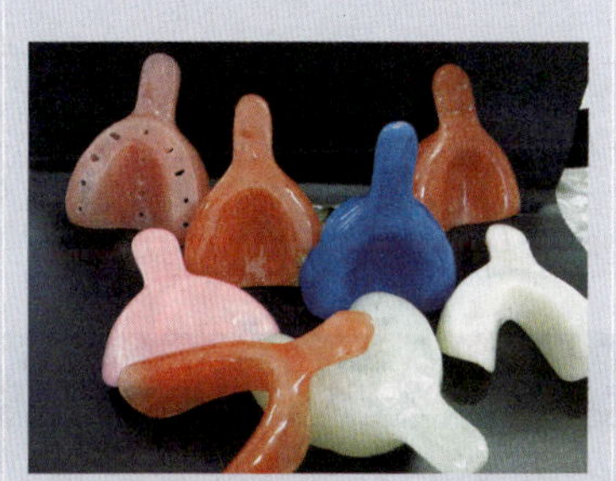	(1)待自凝塑料完全固化后取下,沿着画线标记打磨修整,使托盘边缘圆钝; (2)用1.5 mm裂钻,在上颌硬区、切牙乳突部及牙槽嵴顶处钻几个小孔,以便二次印模材料流出,以免对组织造成过大压力。同时也利于印模固位; (3)将做好的个别托盘放入患者口内,活动唇、颊、舌,若托盘位置保持不动,则认为托盘合适	(1)保持托盘边缘系带位置形态。托盘边缘不能妨碍唇颊舌的正常位置; (2)托盘不能有锐刺,防止刮伤黏膜; (3)不可过度抛光,防止印模材料脱模

学习心得

知识平台

1. 相关名词

终印模:为了获得精确的患者口腔软硬组织的模型,需要根据患者口腔个体差异情况制作出大体吻合的托盘即个别托盘,然后再用个别托盘制取患者口腔印模,以完成精确的模型制作,此印模即为终印模。

个别托盘:是指根据患者口腔个体情况和修复需要而制作的托盘。

学习心得

2. 材料

（1）分离剂：是口腔修复技工操作过程中经常使用的辅助材料。具有防止不同或同种物体相互粘连结合的制剂。石膏分离剂常用藻酸盐水溶液。

藻酸盐水溶液分离剂

藻酸盐（藻酸钠）分离剂的作用原理是涂布到石膏模型表面后，与石膏中的钙结合形成藻酸钙薄膜，起到分离的作用。所以，藻酸钠分离剂主要用于分离石膏模型与树脂材料或石膏与石膏之间。而分离石膏模型与蜡的效果不佳。

使用注意事项：

1）为了藻酸钠与石膏结合形成藻酸钙薄膜，故必须除净石膏表面的残留蜡。

2）石膏表面需干燥，无多余水分。

3）不可反复涂抹，防止破坏藻酸钙薄膜而降低分离效果。

（2）蜡型材料：在制作口腔修复体过程中使用的蜡称蜡型材料。根据蜡的用途分为：印模蜡、模型蜡和造型蜡。印模蜡：包括咬合蜡、压形蜡等。模型蜡：包括铸造蜡、基托蜡等。造型蜡（工艺蜡）：包括殆堤蜡、混合蜡（杂用蜡）、盒形蜡等。

基托蜡又称基板蜡，商品名红蜡片，是临床常用蜡。主要用于口内或模型上制作可摘局部义齿、全口义齿等修复体的蜡基托、殆堤蜡及人工牙的蜡型。基托蜡可分为三种类型：冬用蜡、夏用蜡及常用蜡。

型号	名称	环境及使用范围
Ⅰ型软质基托蜡	冬用蜡	适用于气温较低的冬季制作蜡型。
Ⅱ型中等硬度基托蜡	常用蜡	在一般气温条件下，用于制作口内试戴修复体蜡型、制作其他要求的蜡型等。
Ⅲ型硬质基托蜡	夏用蜡	使用于气温较高环境条件下制作蜡型。

（3）树脂材料：目前义齿树脂基托及树脂假牙主要是聚甲基丙烯酸甲酯类材料，其主要性能如下：

优点：

1）聚甲基丙烯酸甲酯基托具有优异的耐老化性。

2）具有较强的耐酸碱化学侵袭性。

3）具有良好的电绝缘性能。

4）基托聚合后其收缩率及其变化范围都较小，一般在 0.5%~0.8%，有利于义齿密合度与精度要求。

5）聚甲基丙烯酸甲酯树脂加工工艺性良好，可以采用注塑、挤压、热成型等工艺。

6）与其他不同性能材料可以复合在一起，以弥补其不足，如，添加玻璃粉可以提高其材料的耐磨性；添加颜料，如钛白粉、镉红、镉黄及纤维绒丝，可以增加基托材料的黏膜仿生性能和韧性。

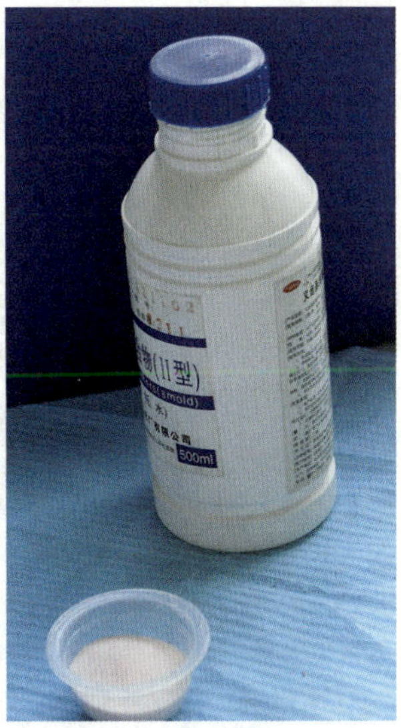

缺点：

1）如表面硬度低，不耐刮擦，导致表面起雾，透明度下降。

2）韧性差，冲击强度低。

3）耐热温度低，热变形温度通常在 60~70℃，故不宜用热水浸泡。

4）聚甲基丙烯酸甲酯基托材料具有较明显的吸湿性，吸水率一般在 0.3%~0.4%，故义齿不戴时，需要存放在水中，防止干燥形变。

种类：

根据其固化方式分为加热固化型、室温固化型和光固化型三大类。随着材料学的发展，一些新型固化型不断出现，如注射成型法、微波固化成型法等。

名称	组成	成型技术	使用范围
加热固化型基托树脂	由热凝牙托水和热凝牙托粉组成（甲基丙烯酸甲酯和聚甲基丙烯酸甲酯）	混合之后，通过加热的方式最后成型	用于全口义齿、局部义齿及义颌等修复体
室温固化型基托树脂	由自凝牙托水和自凝牙托粉组成（过氧化苯甲酰（BPO））	混合之后，通过自然凝固最后成型	用于个别托盘制作、义齿重衬、义齿基托修补等暂时性修复
光固化型基托树脂	不饱和聚酯、环氧丙烯酸酯、聚氨酯丙烯酸酯、聚酯丙烯酸酯、聚醚丙烯酯、纯丙烯酸树脂、环氧树脂、有机硅低聚物	塑形后，使用光固化机进行固化成型	用于全口义齿基托，以及个别托盘

甲基丙烯酸甲酯类树脂调和后的变化：材料调和以后，牙托粉开始被溶胀，牙托水逐步渗入牙托粉内，其渗入过程，按其宏观现象，人为分为以下几个阶段：

学习心得

学习心得

序号	经历阶段	图示	状态	特点
1	湿砂期	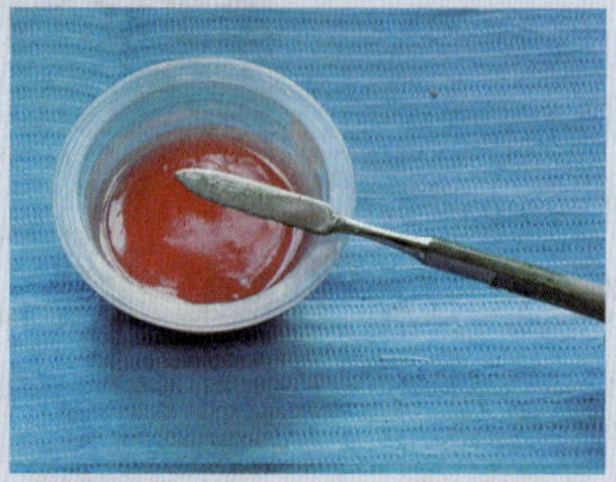	由于牙托水尚未完全渗入，看上去好像水少粉多	(1)此时调和阻力小，无黏性，触之如湿砂状； (2)此期可以搅拌均匀
2	稀糊期	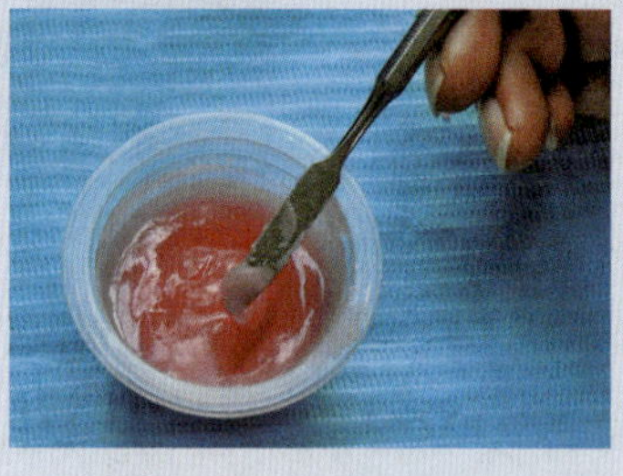	外观似糨糊状	(1)流动性大； (2)要加盖防止单体挥发； (3)此期不宜搅拌，防止发生气泡
3	黏丝期	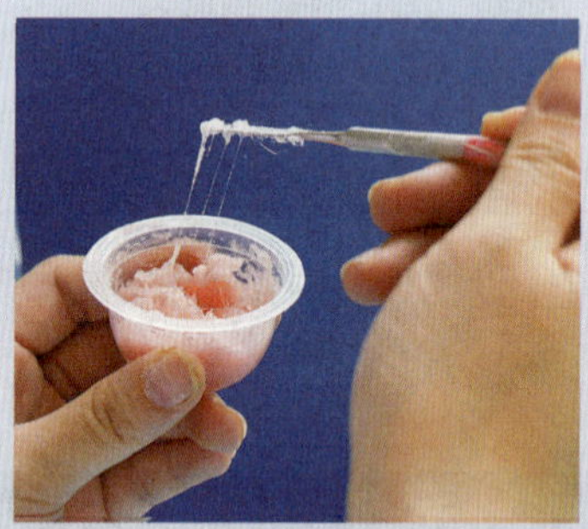	呈拔丝状	(1)此时易于起丝、粘手； (2)此期为涂塑期，应快速涂塑
4	面团期(可塑期或充填期)	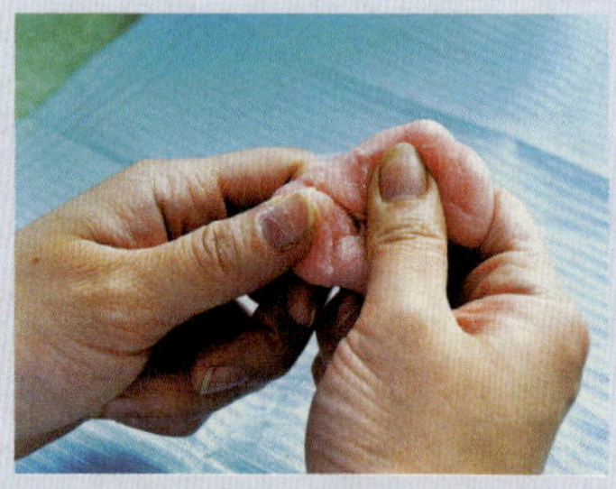	黏着感小，呈面团状	(1)可随意塑成形状； (2)此期作为义齿填塞型盒的最适宜时期
5	橡胶期	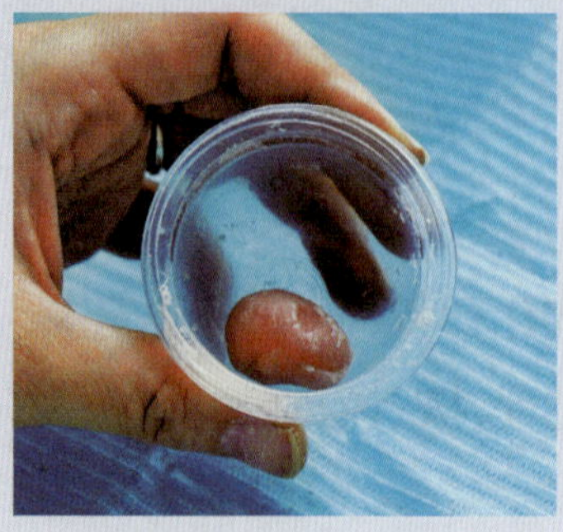	呈橡胶状	(1)较硬而有弹性； (2)达此期材料，不宜继续使用

学习心得

续表

序号	经历阶段	图示	状态	特点
6	坚硬期	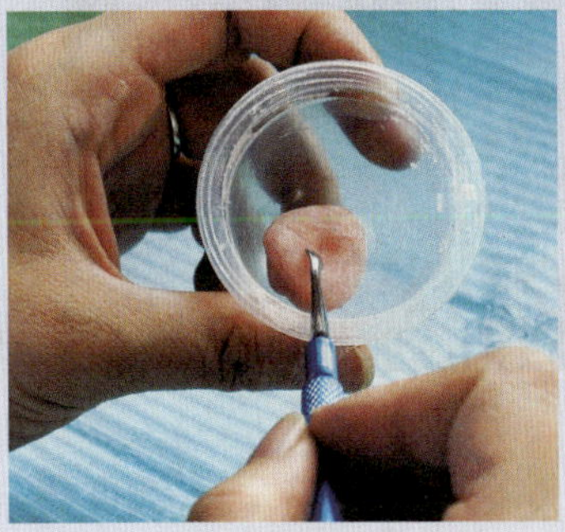	呈坚硬状	坚硬脆性

德国光固化基托树脂材料

德国光固化基托树脂材料厚度 2 mm，表面光滑，质地软，可以随意进行塑形、切割。在进行塑形后，放入光固化机内进行波长为 430~510 nm 的蓝色光波固化，时间为 1 分钟左右，取出后进行打磨调试即可。制作个别托盘可以选用此材料。

光固化基托树脂与热固化型及自凝树脂相比较，其机械性能特点是硬度高、刚性大、受力不易变形，但脆性也较大。

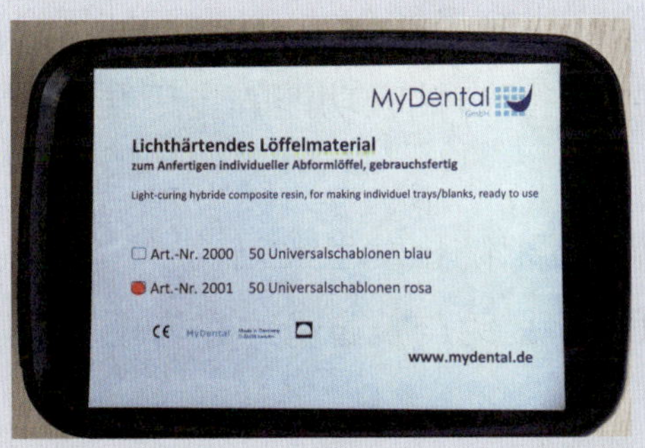

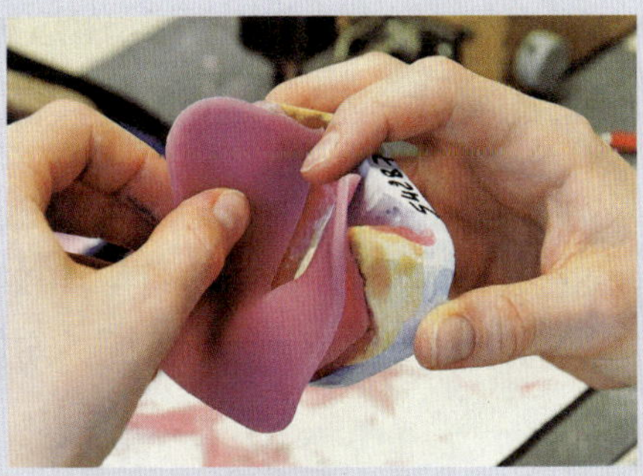

（4）切削和研磨材料

1）切削材料：是将工件多余部分切削去（磨）除的材料。通常是指用各种形态的磨具修整物体表面和外形，以达到减少物体体积或改变其外形的加工过程。

2）研磨材料：是指用各种工具对物件进行磨削、研磨抛光起切削作用的材料。

3）抛光材料：是指利用机械、化学或电化学的作用，使工件表面粗糙度降低，以获得表面平整、光亮的辅助材料。

学习心得

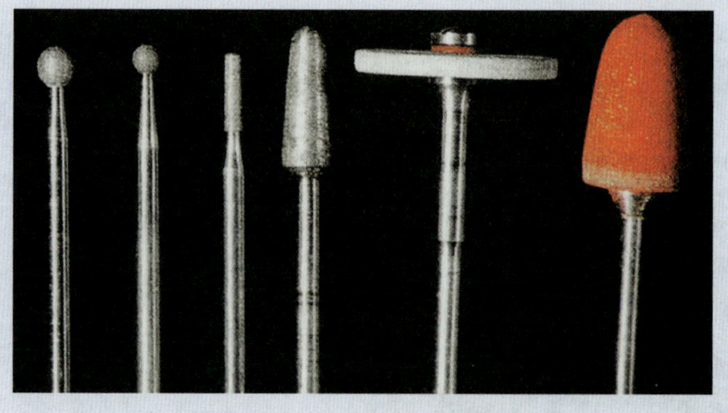

切削和研磨材料主要用于对全口义齿排的调殆。同时也用于义齿基托、个别托盘的打磨、抛光。使用时，将磨具放置于打磨机上，利用机器的旋转，进行切削。

在使用过程中要经常检查车针，如有损坏及时更换，防止在使用过程中出现伤人事件。

3. 操作小技巧

（1）调和自凝树脂材料时，自凝牙脱水要沿杯壁缓慢流入，达到粥状期后不可再搅拌，防止将空气带入树脂材料内，产生气泡。

（2）待模型上形成分离剂薄膜后再进行下步操作。

4. 安全小常识

（1）树脂材料在进行操作过程中会产生刺鼻的气味，长时间使用会对操作者的身体产生一定的危害，因此最好在配有抽吸功能的专用装置内进行操作。

（2）牙托水是易燃品，使用时应远离火源，防止发生火灾。

（3）操作中应避免牙托水进入眼睛，避免与皮肤接触，防止起过敏反应。

（4）牙托水应密闭于深色容器内，注意避热、避光。

知识拓展

有效医技沟通之三

无论是医师还是技师，其服务的最终目标都是患者。但是由于医师与技师的工作场景不同，双方需要建立合理的沟通模式，这也是医技沟通的必要前提。从设计到戴牙的每个环节是有序和互相关联的，无论是哪个环节出现偏差，都将导致修复的质量出现问题。

沟通是人与人在社会生活中的必要方式，沟通包括信息输出者、信息接受者、信息、沟通渠道四个主要因素。在沟通的环节中，如果信息输出者与信息接收者（医师与技师）彼此存在较大的差异，那么问题就自然会出现，所以针对不同的医师，义齿加工厂应该采取不同的方式，采用不同的沟通模式。我们只有牢牢地掌握沟通的四个主要因素，一旦沟通出现问题，才能很快找到问题出现在哪里，保持清晰的头脑，使问题迎刃而解。

医技合作环节包括临床环节和技术工艺环节，医师与技师只有在这两个环节中相互沟通，真诚合作，才能保证修复体的质量和修复水平。

学习心得

基本训练

填一填

1. 制作个别托盘的操作流程是________→________→________→________→________→________。

2. 调拌树脂材料需要经历________期，分别是________、________、________、________、________、________。

3. 个别托盘应形成均匀的______mm 厚度。

4. 树脂材料在面团期的特点是________和________。

5. 树脂材料在黏丝期的特点是________和________。

搜索

有哪些患者需要制作个别托盘呢？制作个别托盘的目的有哪些呢？

练习

1. 将制取的模型去除牙冠部分，做出牙槽嵴吸收后的状态，再按照制作个别托盘的操作流程制作个别托盘。

2. 画出个别托盘制作流程图。

预习

制取终印模与初印模的不同之处。

学习心得

子任务 2 制取终印模及灌注模型

任务实施

序号	操作流程	图示	方法步骤	注意事项
1	制取终印模	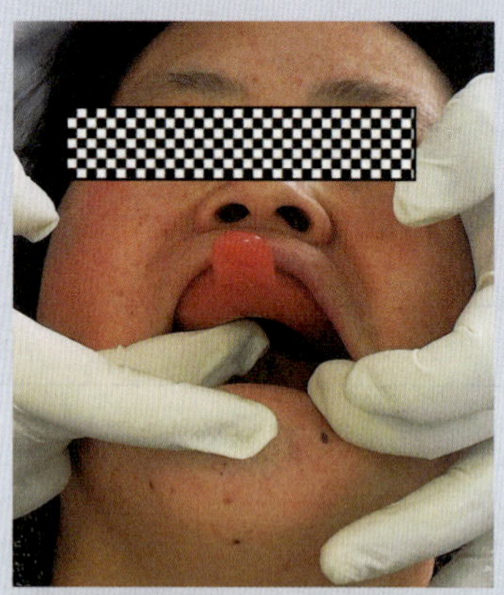 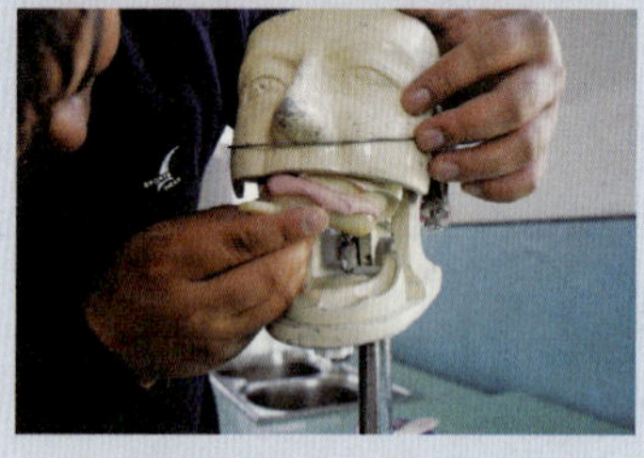	将硅橡胶材料放置在制作好的个别托盘中，制取终印模	(1)使组织受压均匀； (2)在不妨碍黏膜皱襞、系带以及软腭等功能活动的条件下，应充分伸展印模边缘，以便扩大基托的接触面积增加固位、分散咀嚼压力； (3)印模边缘要与运动时的唇、颊和舌侧黏膜皱襞和系带相贴合，并不妨碍唇、颊、舌系带的功能运动； (4)用塑料制作的个别托盘需经过添加边缘材料，再次进行边缘整塑后制取终印模
2	检查印模围模	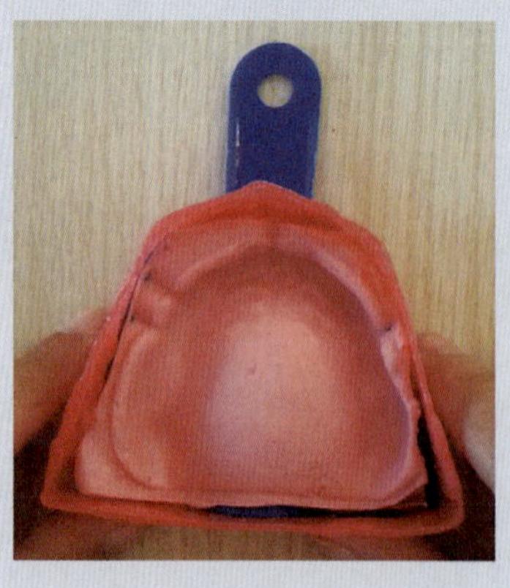	(1)检查印模：印模应清晰、光滑、完整、无气泡、无变形、不与托盘分离，边缘圆钝，厚2~3 mm。上颌后缘的两侧盖过上颌结节到翼上颌切迹，后缘伸展与后颤动线一致。下颌后缘盖过磨牙后垫，远中舌侧边缘到下颌舌骨后间隙，下缘跨过下颌舌骨嵴。不应妨碍口底和舌运动； (2)围模：用红蜡片将终印模围起来。用蜡封闭蜡片与软性蜡条间的间隙	(1)在印模唇面边缘下约 5 mm 处，用软蜡将印模包绕； (2)用蜡片或可塑性材料距印模唇面 5 mm 处围绕印模一周，作为围圈； (3)围板上缘至印模最高处的距离不少于 10 mm，围板下缘应超过颌堤的殆平面

学习心得

续表

序号	操作流程	图示	方法步骤	注意事项
3	灌注模型	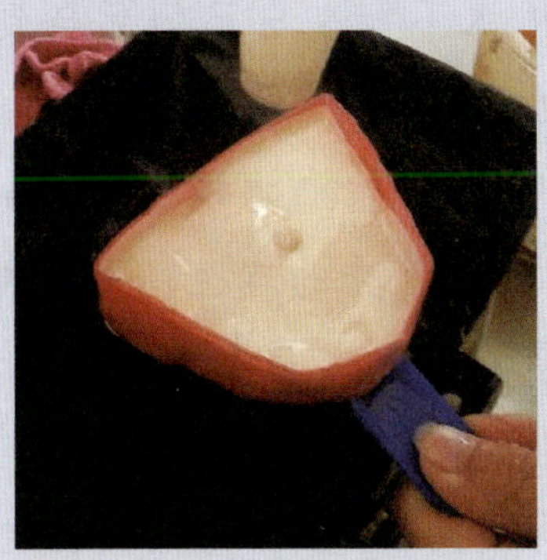	打开振荡器，将调拌好的模型材料取出少许置于印模最高处，通过振荡器轻微振荡帮助模型材料流动，边加模型材料边振动，直至灌满为止。振荡器更有利于加速模型材料流动和防止气泡产生	(1)不可强烈震动；(2)不可速度过快，防止气泡排出不全；(3)模型材料充满后，不可加压
4	脱模	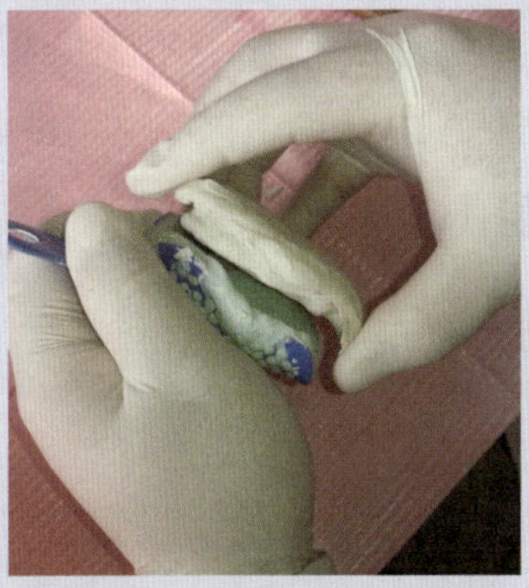	(1)模型硬固后脱模；(2)脱模时应用气枪从一边吹入空气，使模型松动分离	不可强行分离，防止模型破损
5	工作模型的检查与要求	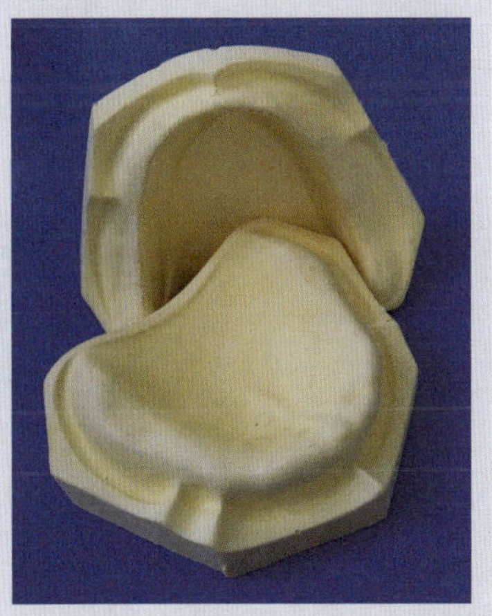	工作模型应完整无缺，表面清晰，充分反映出无牙颌组织面的结构，尤其是黏膜反折线和系带处，模型边缘上显露出肌功能修整的痕迹。模型边缘宽度以3~5 mm为宜，模型最薄处不能少于10 mm，模型后缘应在腭小凹后不少于2 mm	模型变形或损坏应重新制取

知识拓展

有效医技沟通之四

建立口腔修复医技沟通师的职位，进一步细化工作，真正达到有效的医技沟通。在具体工作中，出现不良的修复体，医师考虑是技师的技术不

学习心得

行，技师则考虑是医师制备的牙不行，如此循环下来，医师只好换其他加工厂合作，但问题并没有解决。这是沟通不当导致的，主要来源于医师不懂加工厂的操作，技师不懂临床的操作，即使知道了，也不给出合理的建议，再加上加工厂都是流水线操作，医师根本不知道自己的牙会到哪位技师的手里，因此，要是解决这种矛盾，就必须进行有效的医技沟通，培养出一批既懂临床又懂技术的——口腔修复医技沟通师，才能够解决实质性的问题，才可以更好地为医生和患者服务。一名优秀的口腔修复医技沟通师能够掌握临床与加工厂的操作流程，指导加工厂的工作，理解临床和技工的工作。对于一些特殊修复，医师可以询问和咨询口腔修复医技沟通师的意见和建议，进一步拉近医师与加工厂的距离，个性化地满足医生和患者的要求。

路漫漫其修远兮，吾将上下而求索。随着医疗水平不断提高，医师和患者对修复体的要求也越来越高了，义齿加工厂想要不断进步，就必须加强与医师的沟通，真正达到每一份修复体都能使医师和患者满意。

制取印模时常见问题

1. 印模组织面粗糙

（1）石膏质量差，颗粒过多，或石膏因保管不当吸水受潮。

（2）石膏粉加入过多，调拌不均匀。

（3）印模材料放入口内时机不恰当，至印模材料开始结固时才放入，流动性变差，则取出的印模不清晰。

2. 印模边缘伸展不足

（1）患者头部过于后仰。

（2）托盘选择不合适，边缘过短。

（3）托盘加压不足或没有就位。

（4）肌功能修整时间过早。

3. 形成气泡

（1）因调拌方法不当。

（2）放入托盘时排气方法不当。

（3）肌功能修整时未排净边缘气泡。

（4）患者腭穹窿顶高或托盘腭盖区过于平坦。

4. 印模材料与托盘分离

从口内取脱印模时方法不恰当，用力过猛，动作过于粗暴。

5. 患者在取印模时常出现的两个问题

（1）恶心呕吐。

（2）舌运动不自主。

基本训练

搜索

有哪些患者需要进行制取终印模？

预习

模型修整时所用的工具、材料、设备有哪些？

综合实训

利用学习项目二获得的经验，采用练习型学习情境，小组合作自主完成制取无牙颌印模及灌注模型的实训项目，按照评分标准进行自我评价及小组间评价，找出不足及改进办法，总结经验与技巧，并整理学习笔记。

☞ 实训内容

（1）准备物品：成品托盘、皮碗、调刀、树脂材料、石膏、打磨车针、技工打磨机、振荡器等。

（2）制取无牙颌初印模，并灌注模型。

（3）制作个别托盘：描记托盘范围线→涂布分离剂→预留印模材料空间→调拌树脂材料→个别托盘塑形→打磨个别托盘。

（4）制取终印模，并灌注模型。

（5）修整模型。

☞ 实训要求

（1）实训操作前做好充分的知识准备：熟知实训项目操作流程、操作标准、注意事项及所用实训物品等。

（2）要熟知设备、工具、材料的性能、使用方法、注意事项、维护保养及安全隐患等。

（3）小组合作自主完成实训项目，自行准备物品。

学习心得

☞ 评分标准及评分表

1. 评分标准

内容		分值	评分标准	得分	合计
印模	托盘选择	10 分	1. 认识各类托盘 1 分 2. 与组织间距离 3~4 mm 3 分 3. 上颌盖过上颌结节 2 分 4. 下颌盖过磨牙后垫 2 分 5. 会修整托盘外形 2 分		
	调整体位	3 分	1. 椅位调节适当 1 分 2. 医生站位适当 1 分 3. 患者体位适当 1 分		
	制取印模	7 分	1. 取印模材的量适当 2 分 2. 印模材的调拌均匀 1 分 3. 托盘引入口内方法恰当 2 分 4. 托盘柄对准中线 1 分 5. 肌功能整塑方法正确 1 分		
模型	调拌石膏	5 分	1. 水和石膏粉放的顺序正确 3 分 2. 工具清洁 2 分		
	灌注模型	10 分	1. 排除气泡 2 分 2. 灌注方法正确 8 分		
	检查模型	10 分	1. 模型分离时机掌握恰当 2 分 2. 模型完整 2 分 3. 模型清晰、准确 3 分 4. 模型表面光滑、无气泡 3 分		
个别托盘	调拌树脂材料	10 分	1. 选择合适调拌器具及调拌环境 3 分 2. 粉水比及放置顺序正确 3 分 3. 调拌均匀、调拌时机正确 2 分 4. 调拌后等待过程加盖盖好 2 分		
	个别托盘塑形	30 分	1. 选择塑形时机正确 6 分 2. 个别托盘的边缘伸展正确 6 分 3. 个别托盘手柄安放位置正确 6 分 4. 个别托盘手柄与托盘连接牢固 6 分 5. 个别托盘对系带的避让 6 分		
	个别托盘打磨	15 分	1. 打磨后的托盘大小、厚度符合要求 5 分 2. 个别托盘表面光滑、厚薄均匀 5 分 3. 个别托盘边缘圆钝、无菲边 5 分		
总计		100 分			

2. 评分表

（1）制取印模评分表

内容	分值							得分	签字
	素质要求10分	托盘选择15分	调整体位10分	制取印模15分	印模伸展清晰20分	灌注模型15分	模型完整15分		
学生自评									
小组评分									
教师评分									

（2）个别托盘评分表

内容	分值						得分	签字
	画线范围5分	分离剂涂布情况10分	红蜡片铺制情况10分	树脂材料调拌情况10分	塑形5分	打磨效果10分		
学生自评								
小组评分								
教师评分								

学习心得

项目三 模型修整及上𬌗架

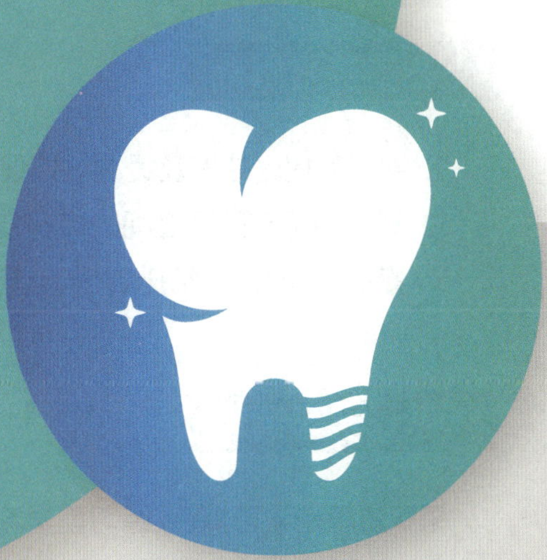

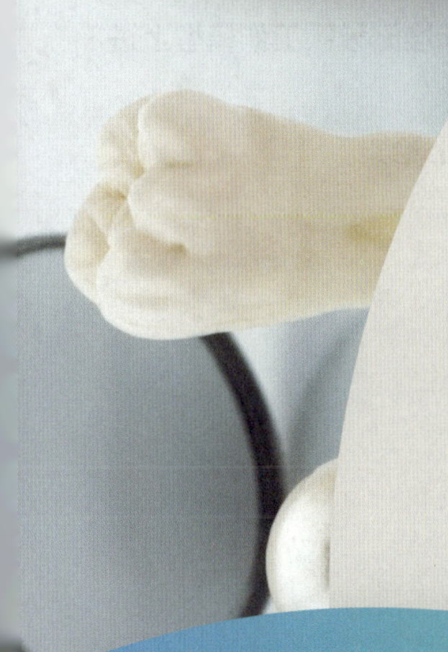

项目导入

随着社会的进步，人们生活品质的不断提高，患者对修复体的功能、舒适度及美观等方面也有了更高的要求。口腔修复技师若不能充分了解患者的口腔解剖及口腔运动情况，就不可能制作出优质的全口义齿。为此，医师与技师之间需要利用模型、𬌗托、颌位记录及修复方案等来传递患者的口腔修复信息，并利用𬌗架模拟患者口腔的运动，再现患者口腔运动的功能状态，为技师制作义齿提供科学依据。

项目三是项目二的延续，在本项目中将学习𬌗托制作的标准和要求、上𬌗架的目的和操作方法、模型分析及其临床意义。

学习目标

1. 熟知后堤区处理及缓冲区处理的操作流程。
2. 理解技师与医师之间的传递方式。
3. 掌握模型修整、𬌗托制作、上𬌗架及模型分析等操作技能。

学习情境

采取资源型学习情境、练习型学习情境与合作型学习情境相结合的方法。

☆ 修整模型:修整终印模灌注的无牙颌工作模型。

☆ 后堤区处理及缓冲区处理:在标准的无牙颌模型上进行后堤区及缓冲区的处理。

☆ 𬌗托制作及颌位记录:在经过后堤区及缓冲区处理的标准无牙颌工作模型上进行𬌗托制作和颌位记录。

☆ 上𬌗架:按颌位记录关系固定上下𬌗托,工作模型就位,上𬌗架。

☆ 模型分析:在工作模型上描记解剖标志点及模型分析线。

学习任务

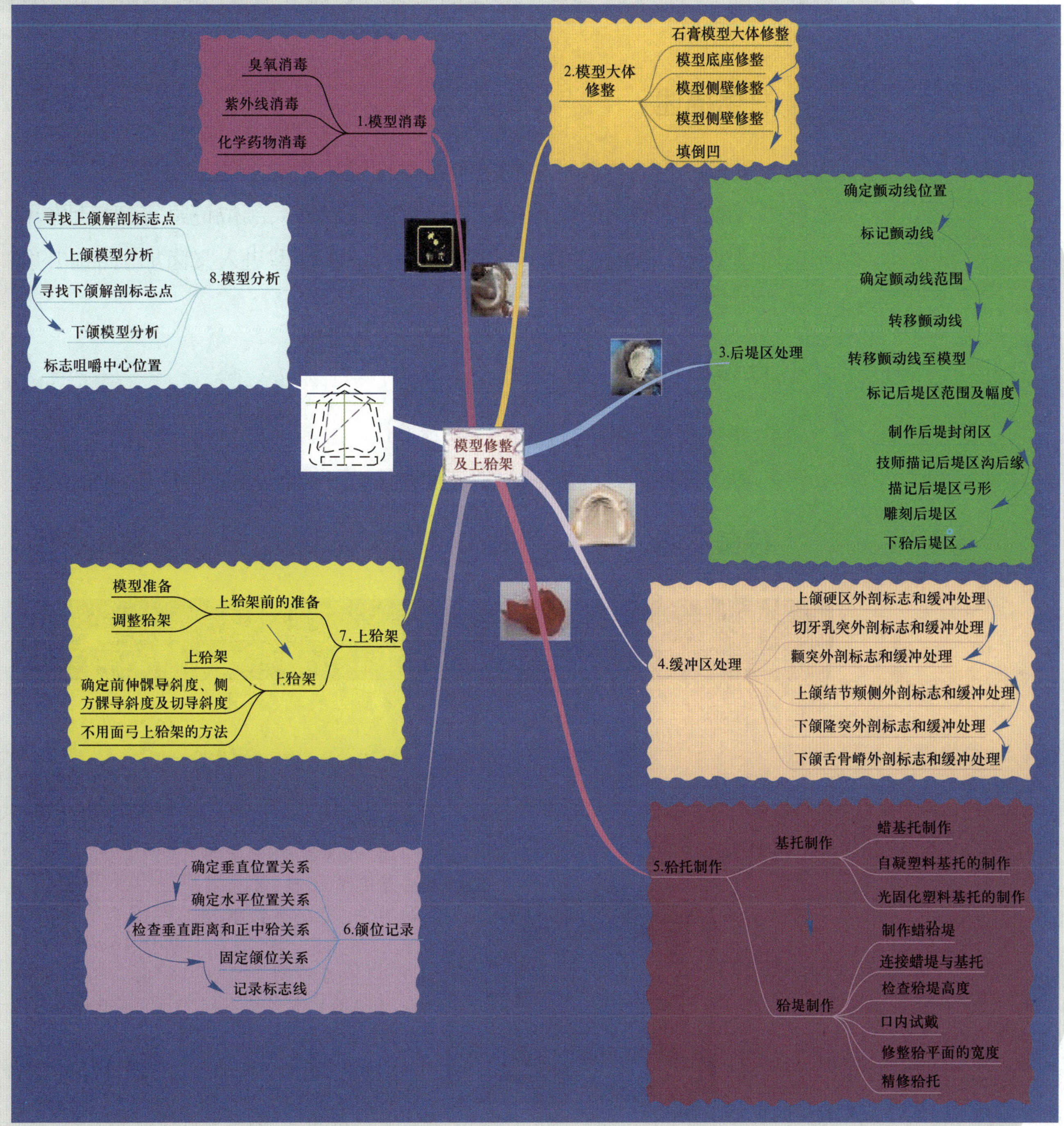

模型修整及上𬌗架
1.模型消毒
臭氧消毒
紫外线消毒
化学药物消毒
2.模型大体修整
石膏模型大体修整
模型底座修整
模型侧壁修整
模型侧壁修整
填倒凹
3.后堤区处理
确定颤动线位置
标记颤动线
确定颤动线范围
转移颤动线
转移颤动线至模型
标记后堤区范围及幅度
制作后堤封闭区
技师描记后堤区沟后缘
描记后堤区弓形
雕刻后堤区
下𬌗后堤区
4.缓冲区处理
上颌硬区外部标志和缓冲处理
切牙乳突外部标志和缓冲处理
颧突外部标志和缓冲处理
上颌结节颊侧外部标志和缓冲处理
下颌隆突外部标志和缓冲处理
下颌舌骨嵴外部标志和缓冲处理
5.𬌗托制作
基托制作
蜡基托制作
自凝塑料基托的制作
光固化塑料基托的制作
𬌗堤制作
制作蜡𬌗堤
连接蜡堤与基托
检查𬌗堤高度
口内试戴
修整𬌗平面的宽度
精修𬌗托
6.颌位记录
确定垂直位置关系
确定水平位置关系
检查垂直距离和正中𬌗关系
固定颌位关系
记录标志线
7.上𬌗架
上𬌗架前的准备
模型准备
调整𬌗架
上𬌗架
上𬌗架
确定前伸髁导斜度、侧方髁导斜度及切导斜度
不用面弓上𬌗架的方法
8.模型分析
寻找上颌解剖标志点
上颌模型分析
寻找下颌解剖标志点
下颌模型分析
标志咀嚼中心位置

学习心得

任务一 模型消毒

任务描述

人类口腔内的传染性生物源有各类细菌和病毒。而工作模型又来源于口腔内制取的印模。所以，细菌和病毒会通过印模、颌位记录等间接地转移到工作模型上。因此，为防止感染的发生，工作模型进入义齿加工企业的第一环节就是模型消毒。

任务目标

1. 掌握模型消毒的方法及标准。
2. 熟练掌握消毒设备、器械的使用方法、操作安全及其维护与保养。

任务实施

序号	消毒方法	图示	消毒原理与操作步骤	注意事项
1	臭氧消毒	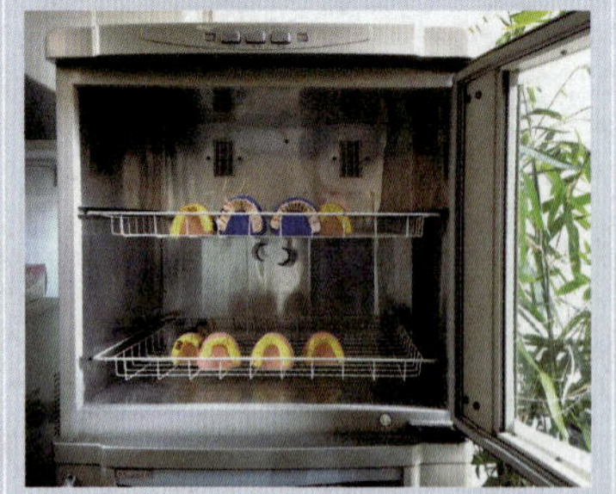	消毒原理：臭氧具有强氧化性和广谱性，可以消毒、杀菌、除臭、防霉、保鲜等，且有良好的环保作用。 操作步骤 （1）打开消毒柜门，把待消毒石膏牙模、牙托盘等物件，放在不锈钢搁栅上，然后关上柜门； （2）将消毒柜插上电源线，与 220 V 电源接通； （3）接通电源开关； （4）按下“启动 / 停止”键，真空荧光显示屏显示增湿时间为“12”，即 12 分钟，机器处于功能设置状态。若确定已设定的控制程序，则第二次按下“启动 / 停止”键后，机器启动开始工作；	（1）臭氧消毒浓度为（2~4）×（10-6）g； （2）对物体表面的沉降菌，为（10~15）×（10-6）g； （3）消毒柜一个工作周期为 212 分钟。其中增湿 12 分钟；消毒 120 分钟；保持 60 分钟；脱臭氧 20 分钟

续表

序号	消毒方法	图示	消毒原理与操作步骤	注意事项
1	臭氧消毒		(5)按下“启动/停止”键后微处理机检测增湿器的水位； (6)机器启动后，真空荧光显示屏显示抽真空时间，机器开始抽真空7秒，真空程序结束后，增湿器开始工作； (7)机器进入消毒功能后，真空荧光显示屏显示消毒时间为“120”。消毒120分钟后结束，机器进入保持功能，真空荧光显示屏显示保持时间为“60”； (8)保持功能结束后进入脱臭氧功能，真空荧光显示屏显示时间为“20”。脱臭氧20分钟后，蜂鸣器发出5声鸣叫，提示机器一个工作周期结束	
2	紫外线消毒	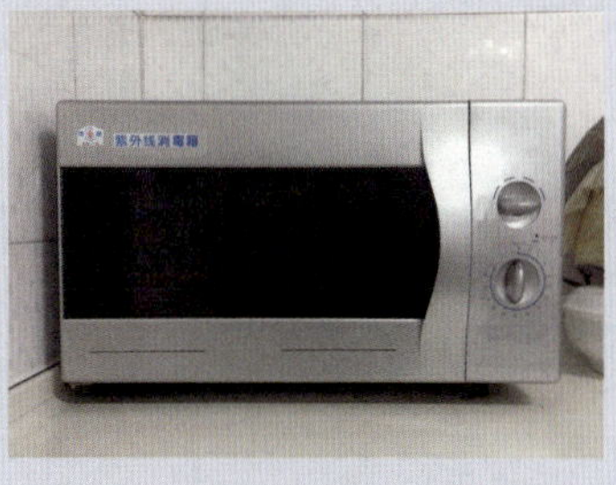	是C波，杀菌作用最强的波段为250~270 nm，有效距离为25~60 cm。消毒时将模型表面朝上，使其直接受到紫外线照射，消毒时间为20~30分钟	紫外线对人的眼睛和皮肤有刺激作用，操作时应注意防护
3	化学药物消毒	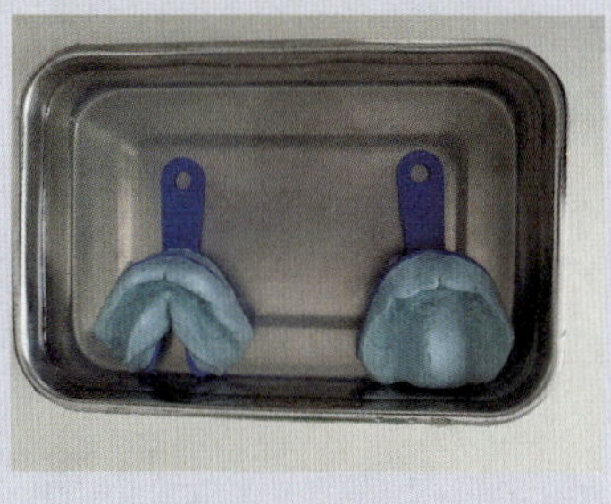	主要使用2%的戊二醛，用来对制取的印模进行消毒。而模型使用化学药物法时，由于模型要与口腔黏膜间接接触，因此应注意消毒剂残留浓度对黏膜的损害。浸泡消毒法会引起模型的变形、表面受侵蚀和强度降低等问题，一般不宜使用。	戊二醛对皮肤黏膜有刺激性，接触浓溶液时应戴橡胶手套，并应防止溅入眼内或吸入体内

学习心得

学习心得

续表

序号	消毒方法	图示	消毒原理与操作步骤	注意事项
3	化学药物消毒		操作步骤 (1)清洁:用流动水冲洗30秒,滴干; (2)浸泡:500 mg/L有效氯消毒液2 000 mL浸泡30分钟; (3)漂洗:在流动水下漂洗后,滴干; (4)干燥:放置在托架上直至晾干; (5)包装:用纸塑袋进行包装; (6)消毒:高压蒸汽灭菌	

基本训练

填一填

1. 常用的消毒方法有:________、________、________和________。
2. 臭氧消毒具有________、________、________、________等功能。
3. 紫外线对人的________和________有刺激作用。

搜索

还有哪些模型消毒方法?

预习

模型修整时应该注意什么?

任务二 模型大体修整

学习心得

任务描述

在颌关系转移及排牙之前，医师（技师）为了使模型更加符合生理要求及义齿制作规范与标准，要对模型进行大体修整，包括表面修整、底座修整、侧壁修整、边缘修整、填倒凹。

任务目标

1. 掌握模型修整的目的、内容和标准。

2. 掌握模型修整的操作流程。

3. 熟练掌握模型修整相关设备、器械、材料的使用方法步骤、注意事项及维护保养。

任务实施

序号	操作流程	图示	方法步骤	注意事项
1	石膏模型表面修整	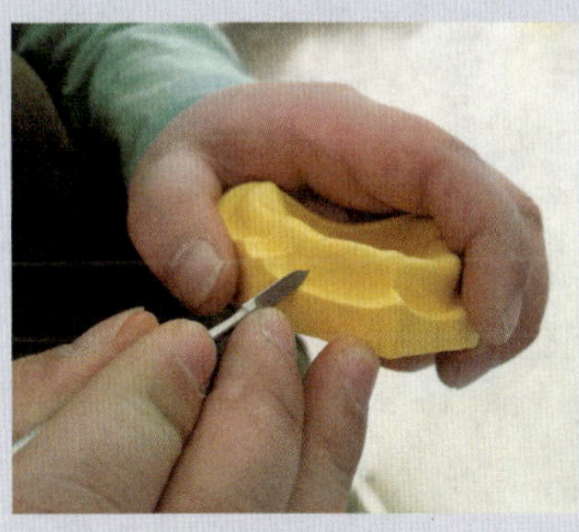	使用雕刻刀对模型表面做大体修整： （1）修去咬合障碍； （2）去除多余瘤体及赘生物； （3）用异种颜色石膏填补模型表面气泡及缺损	（1）工作模型刚脱出时，石膏尚未达到最大固化强度，比较松软，便于修整。因此，脱模后应及时修整； （2）气泡、缺损或瘤体较大，影响义齿制作质量，应重新制取
2	模型底座修整	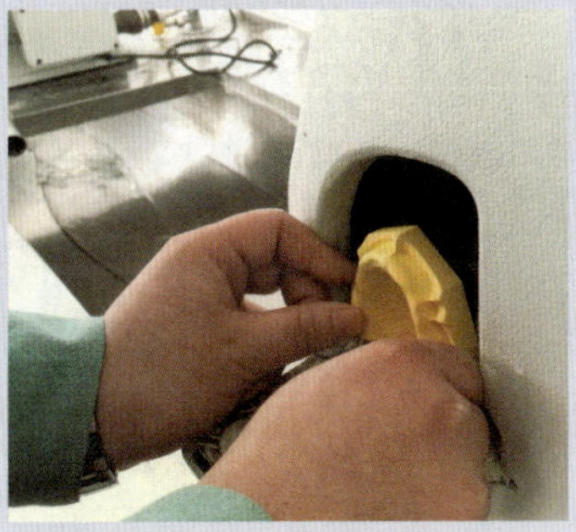	模型修整机修平模型底面	（1）模型底面要与殆平面（牙槽嵴顶）平行； （2）底座部分高度应为工作部分的 1/2； （3）龈颊沟翻转处至底面 8~10 mm； （4）注意操作安全

学习心得

续表

序号	操作流程	图示	方法步骤	注意事项
3	模型侧壁修整	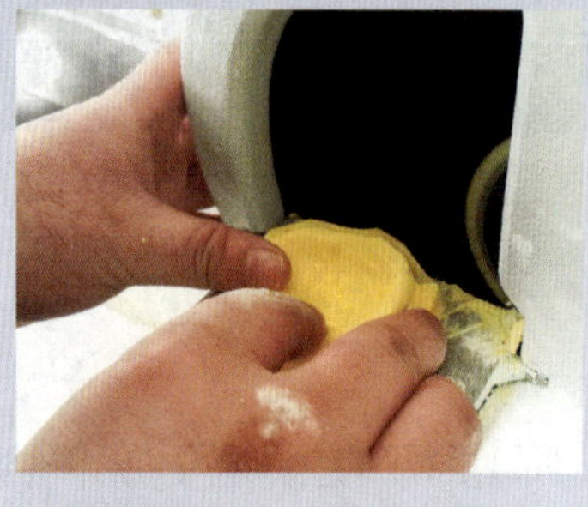	用模型修整机修整模型侧面	(1)侧面与底面垂直; (2)上颌底面呈七边形; (3)下颌底面呈六边形; (4)保留模型边缘3~5 mm的宽度; (5)修整过程中勿伤及模型
4	模型边缘修整	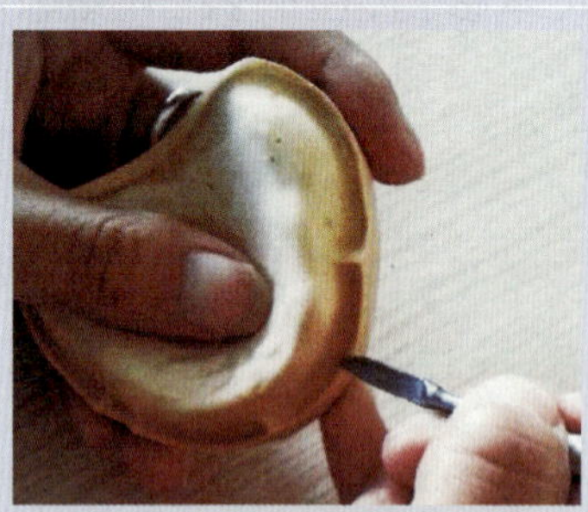 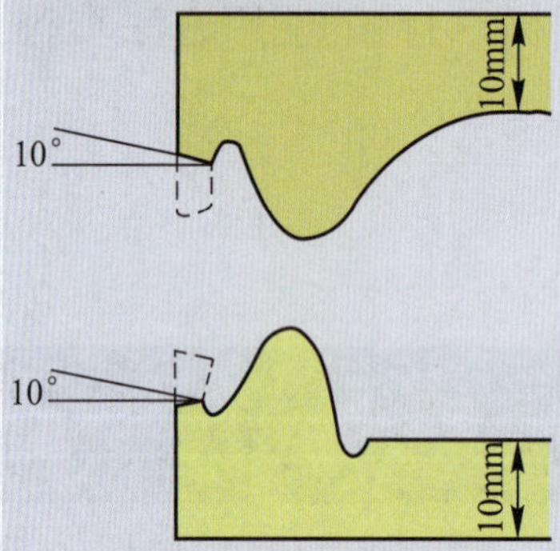 	修整黏膜反折处的边缘:使用雕刻刀与模型底座成10°向下切削	沟底、唇(颊)、舌系带清晰可见,边缘与模型底面呈10°
5	填倒凹	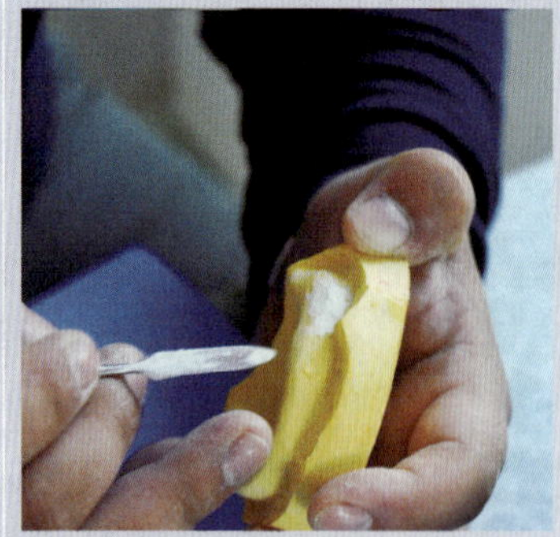	先将模型放入水中浸泡5分钟,取少量人造石加水在橡皮碗调拌成糊,用调拌刀将其置于填倒凹的部位,再用扁头毛笔蘸水刷去多余的部分,并修整糊剂表面形态。根据倒凹的范围和深度,掌握糊剂的用量,上颌结节和上颌硬区表面的填凹材料应为1 mm的厚度	(1)填倒凹的部位:是唇(颊)舌侧倒凹区、上颌结节和上颌硬区; (2)填倒凹的材料:为人造石,其颜色要与模型材料不同,以便于识别

知识拓展

学习心得

相关设备

模型修整机的安装与使用方法:

(1) 将石膏修整机固定在工作台上,4个地脚螺丝紧固,以免震动。

(2) 将进水管和接头紧固,避免脱落将水溅到电机里烧坏电机。

(3) 紧固机器的所有连接螺丝,防止松动。

(4) 启动电源,观察电机有无异声,砂片转动是否平稳,如有异常,即刻停机、检修。

(5) 给水,观察是否有除尘和清除砂片上粘连石膏粉的作用。如效果不好,可调整水压。

(6) 打磨角度的调整应轻便、灵活,小于30°,可打磨成75°~105°的不同角度。

注意事项:

(1) 上下水管一定要接牢,勿使水溅湿电机,以保证使用安全。

(2) 设备使用时,要接好、保护接地线。

(3) 更换砂片时,应切断水、电源,用扳手松开螺钉即可。

基本训练

填一填

1. 模型修整的流程包括________→________→________→________→________。

2. 用模型修整机修整模型底座时,龈颊沟翻转处至底面______mm。

3. 修整模型侧壁时,上颌修整成______形;下颌修整成______形。

4. 模型修整边缘时,边缘与模型底面形成______夹角。

搜索

模型修整的重要性。

练习

整理学习笔记。

预习

什么是后堤区,为什么要处理后堤区?

学习心得

任务三 后堤区处理

任务描述

后堤区是上颌全口义齿后缘的封闭区，该区组织柔软，有一定的可让性。全口义齿的后缘如能盖过此区，并与组织紧密贴合，则义齿承受压力时，该区组织即可随义齿而移动，使空气不易从后界进入基托与组织间，从而达到良好的封闭，以利固位。医师在制取终印模时可以通过后堤区用力加压的方法形成上颌后堤，完成上颌全部边缘的封闭。

如果在制取终印模时未做后堤区加压完成边缘修整者，可在工作模型上对后堤区进行处理。模型技术处理是临床医师根据口腔检查后得到的患者硬区范围、骨突大小或后堤区黏膜颤动幅度、延展长度等来决定模型处理范围和处理量，并由技师处理，因此技师肩负着更加重要的责任，不仅需要具备更加全面的理论知识与熟练的操作技能，还需要丰富的经验，才能胜任今后的工作。

任务目标

1. 掌握上下颌后堤区的位置、范围。
2. 掌握工作模型后堤区的处理方法及处理标准。
3. 了解后堤区处理的临床意义。

任务实施

（一）医师处理后堤区

序号	操作流程	图示	方法步骤	注意事项
1	确定颤动线位置	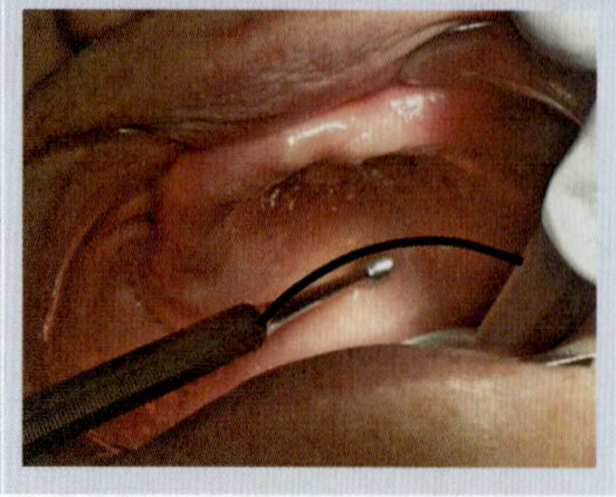	用充填器按压后堤区，确定颤动线位置	（1）用充填器确定颤动线； （2）用组织笔标记颤动线走向及延伸

续表

序号	操作流程	图示	方法步骤	注意事项
2	标记颤动线	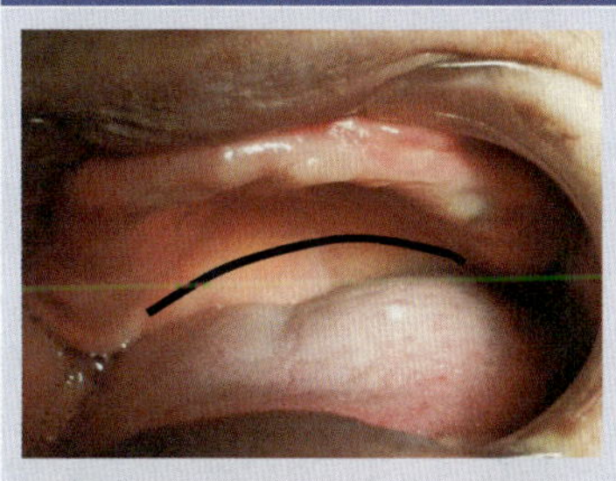	标记颤动线及翼上颌切记位置	(1)颤动线标记要清洗； (2)连线连续
3	确定颤动线范围	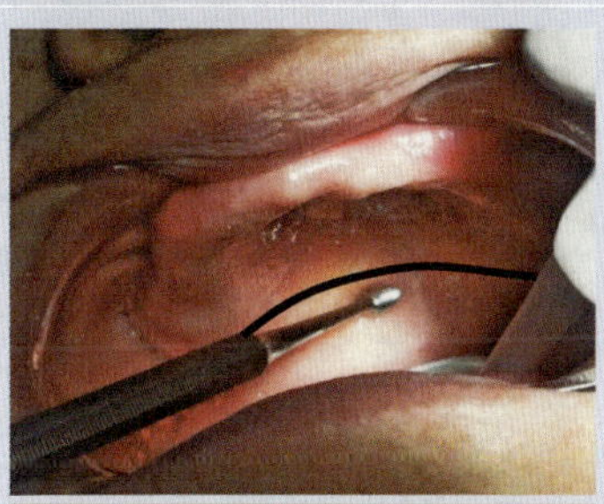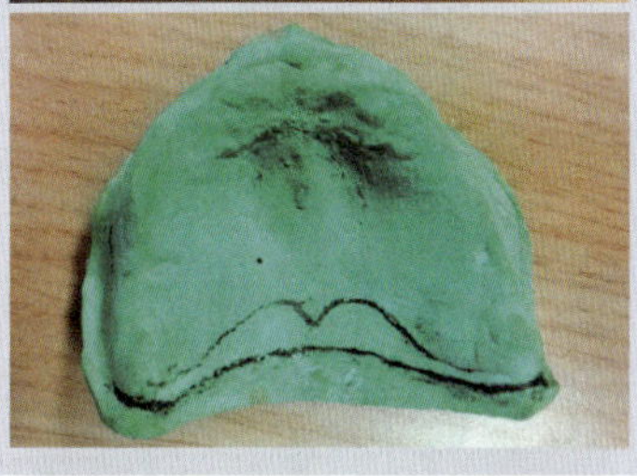	用充填器确定颤动线范围与幅度	(1)确定颤动线前部延伸范围； (2)确定颤动线幅度(黏膜可让性深度)
4	转移颤动线	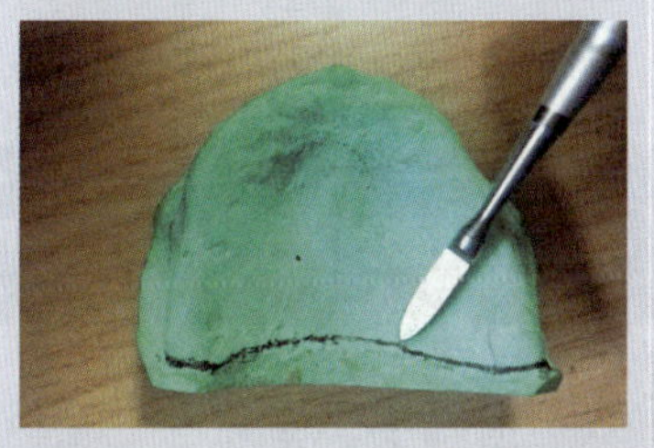	将吸水纸浸湿，贴合在暂𬌗托后堤区，就位于口内并压紧，使组织记号笔标记的颤动线转移到吸水纸上	(1)吸水纸不可移位； (2)压紧暂𬌗托与黏膜接触
5	转移颤动线至模型	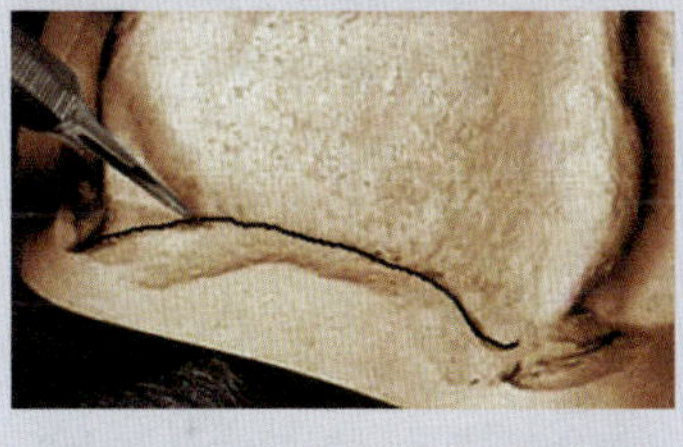	将𬌗托就位于终模型上，压紧𬌗托并敲打𬌗托，将颤动线转移到模型上	(1)吸水纸不可移位； (2)转移后速用油性标记笔描绘
6	标记后堤区范围及幅度	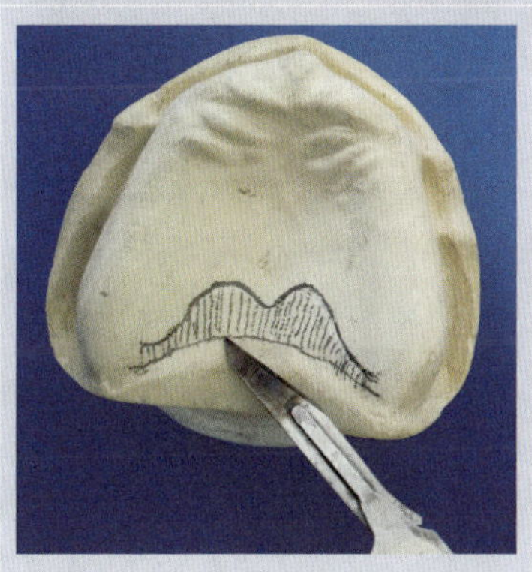	用彩色笔标记后堤区范围；用刻刀刻出颤动线封闭深度	(1)严格沿着转移线进行； (2)深度雕刻要求连续缓行

学习心得

学习心得

续表

序号	操作流程	图示	方法步骤	注意事项
7	制作后堤封闭区	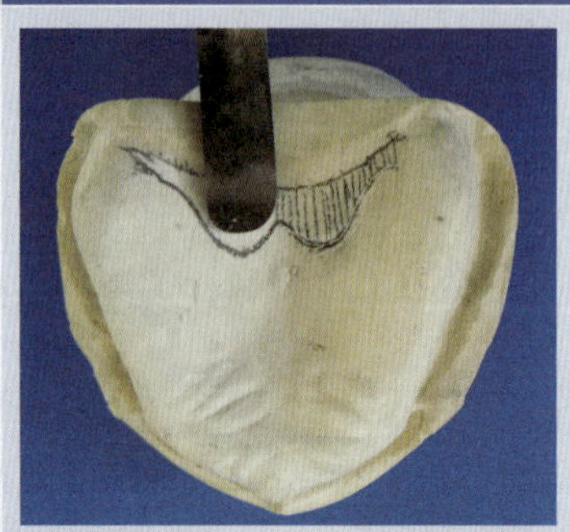 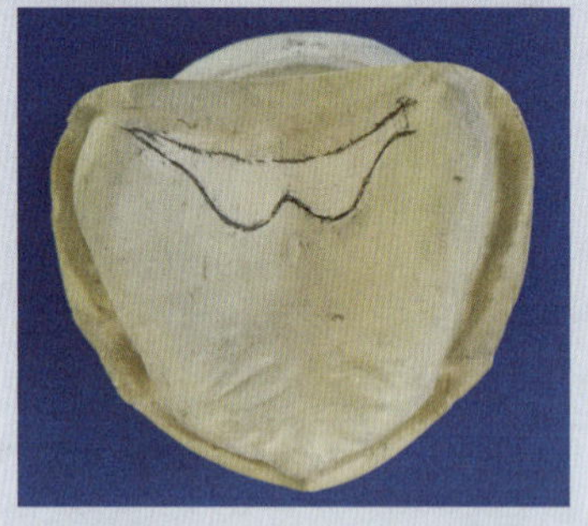 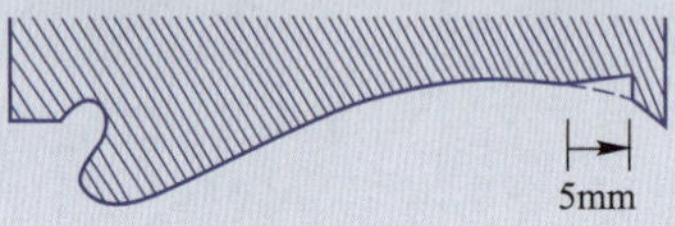	根据转移的颤动线走向和检查得到的颤动线范围、幅度，用石膏刻刀修整出封闭区	（1）严格按照检查结果修整后堤区深度、范围和形状； （2）修整后的表面应光洁

（二）技师处理后堤区

序号	操作流程	图示	方法步骤	注意事项
1	技师描记后堤沟后缘	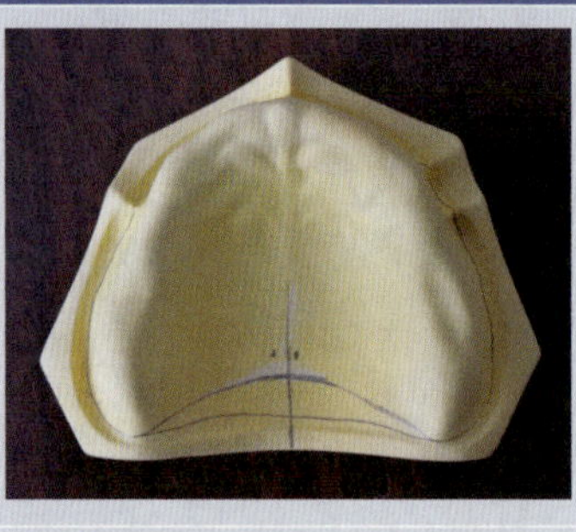	在两侧翼上颌切迹间画一连线为后堤沟的后缘，其中间部分通过腭小凹后 2 mm（根据患者软硬腭连接形式不同，此距离有所增减）	如果医师没有对工作模型进行颤动线范围与深度的制作，技师可按经验处理后堤区
2	描记后堤区弓形	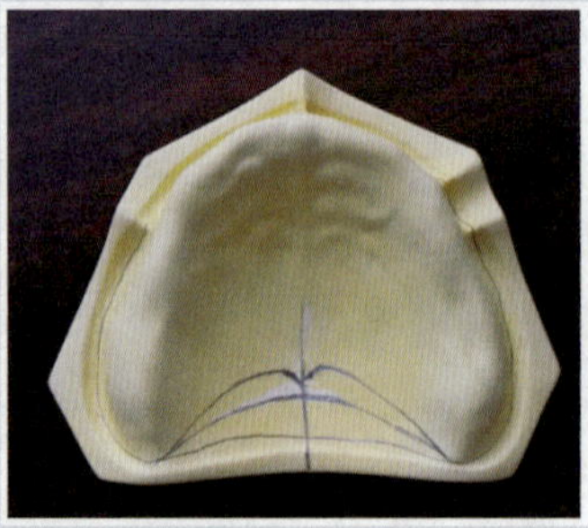	画弓形后堤区，左右对称。后堤区的宽度在腭中缝处约 2 mm，在两侧翼上颌切迹约 1 mm，在前两者的中间区域可宽达 4~5 mm。后堤区的宽度还要考虑硬腭的形态	（1）平坦形：硬腭的后堤区可稍宽，封闭效果好； （2）高拱形：硬腭的后堤区应稍窄，高拱形后堤区易造成义齿向前下推移脱位； （3）弧形：硬腭后堤区宽度适中，封闭效果良好

续表

序号	操作流程	图示	方法步骤	注意事项
3	雕刻后堤区	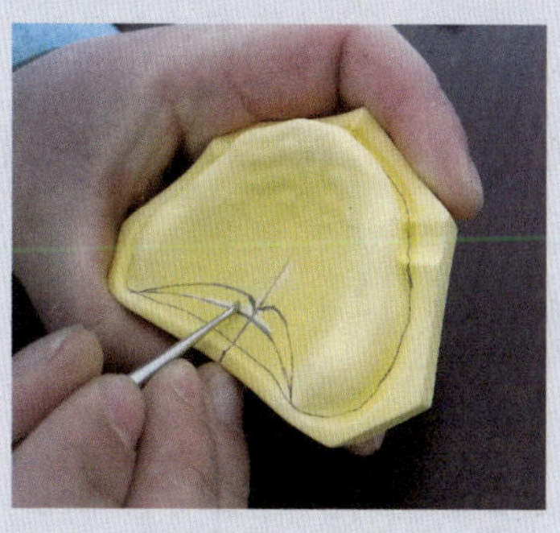 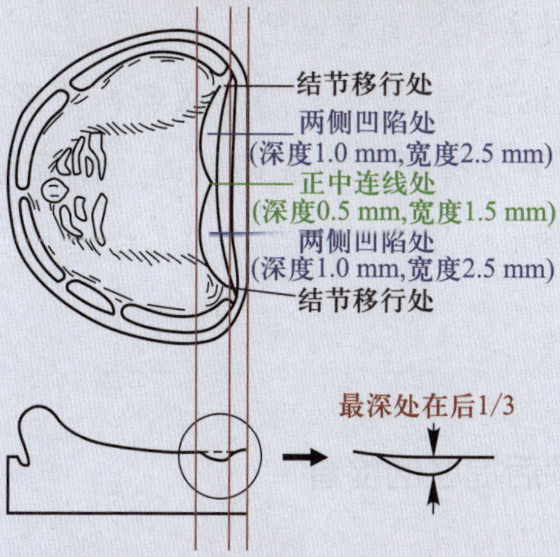	按画线范围雕刻后堤区。用雕刻刀沿后堤区后缘线刻沟，深1~1.5 mm，然后将此沟向前延伸，并逐渐变浅至与上腭黏膜面移行；靠近腭中缝较深，越靠近两侧牙槽嵴越浅	注意后堤区的深浅和范围常因人而异，可根据基托后缘线前5 mm内黏膜可压入的程度来确定
4	雕刻下颌后堤区	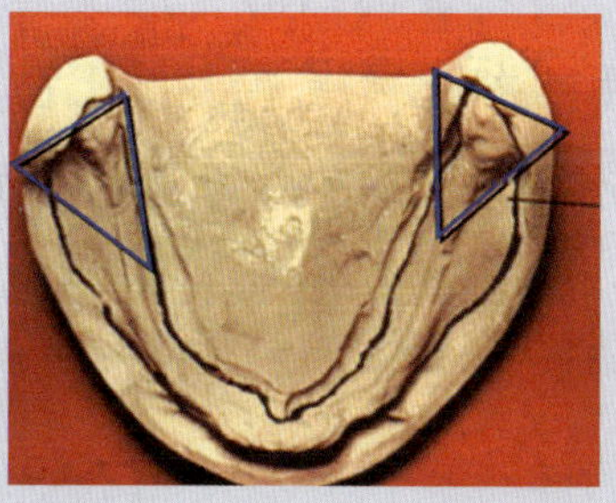	位于下颌两侧磨牙后垫区，在下颌磨牙后垫前1/3或1/2处用蜡刀刻出深、宽各0.5~1 mm的沟，使义齿后缘压入软组织内，加强封闭	

知识平台

相关名词

颤动线：位于硬腭与软腭的交界部位。当患者发“啊”音时此区出现轻微的颤动现象，故也称“啊”线。颤动线可分为前颤动线和后颤动线。前颤动线在硬腭和软腭的连接区，约在翼上颌切迹与腭小凹的连线上；后颤动线在软腭腱膜和软腭肌的连接区。

学习心得

学习心得

后堤区：前后颤动线之间称后堤区。此区宽 2~12 mm，平均 8.2 mm，有一定弹性，上颌全口义齿组织面与此区相应的部位可形成后堤，能起到边缘封闭作用。

后堤区有三种类型：第一类，腭穹窿较高，软腭向下弯曲明显，后堤区较窄，易造成义齿向前下推移，不利于固位；第三类，腭穹窿较平坦，后堤区较宽，有利于义齿固位；第二类，腭穹窿形态介于第一类和第三类之间，亦有利于义齿固位。

上颌结节：是上颌牙槽嵴两侧远端的球状骨突，表面有黏膜覆盖。

翼上颌切迹：位于上颌结节之后，是蝶骨翼突与上颌结节后缘之间的骨间隙，表面覆盖黏膜，形成软组织凹陷，是上颌全口义齿两侧后缘界限。

舌侧翼缘区：是与下颌全口义齿舌侧基托接触的部位。该区后部是下颌全口义齿固位的重要部位，此处基托应有足够的伸展。

下颌舌骨嵴：位于下颌后部的舌侧，从第三磨牙区斜向前磨牙区，由宽变窄。表面覆盖的黏膜较薄，其下方有不同程度的倒凹。覆盖此区的基托组织面应适当缓冲，以免产生压痛。

知识拓展

上颌后堤区的检查

用口镜柄沿腭小凹探压两侧腭黏膜，一直压至翼上颌切迹的黏膜沟处，有弹性部位即为后堤区。后堤区呈弓形，有的因腭中缝隆起明显而使其中断为两个小弓形。依照检查结果，用组织记号笔在黏膜上画出后堤区的范围。在制取的终印模上即有组织记号笔印记，再用变色笔描记清楚，灌注工作模型时，后堤区的范围即可转移在模型上。

基本训练

填一填

1. 在石膏模型上制作后堤区时，最深处的深度为____________。
2. 在石膏模型上制作后堤区时，最宽处的宽度为____________。

搜索

进行后堤区处理的目的是什么？

练习

1. 在模型上进行后堤区的处理。
2. 整理后堤区处理学习笔记。

预习

需要进行缓冲区处理的部位有哪些？

任务四 缓冲区处理

学习心得

任务描述

缓冲区是指无牙颌表面有一些骨性隆突的部位，如上颌隆突、颧突、切牙乳突、上颌结节的颊侧、下颌隆突、下颌舌骨嵴以及牙槽嵴上的骨尖、骨棱等部位，表面被覆黏膜较薄，切牙乳突内有神经和血管。这些部位均不能承受咀嚼压力，因而全口义齿基托组织面在上述的相应部位应做缓冲处理，以免因压迫导致疼痛，或形成支点而影响义齿的稳定。

任务目标

1. 掌握无牙颌缓冲区的解剖标准。
2. 掌握缓冲区的处理方法。
3. 了解缓冲区处理的临床意义。

任务实施

序号	操作流程	图示	方法步骤	注意事项
1	上颌硬区解剖标志	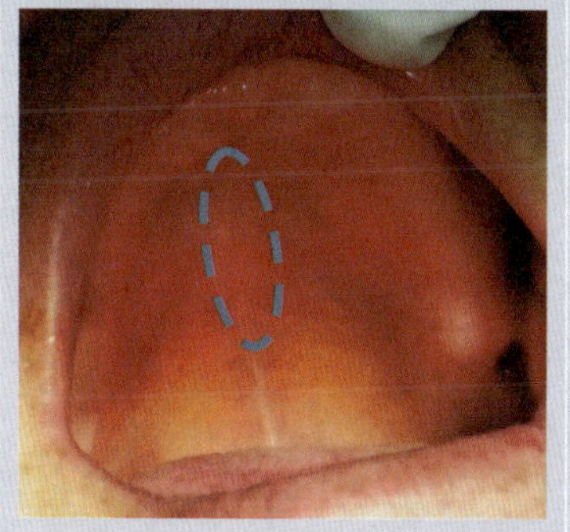	上颌硬区位于上腭中部的前侧，骨组织呈嵴状隆起，又称上颌隆突或腭隆突。表面覆盖的黏膜甚薄，故受压后易产生疼痛	义齿也可以上颌硬区为支点而形成左右翘动或折裂。为此，覆盖该区的基托组织面应适当缓冲，也可防止压痛

学习心得

续表

序号	操作流程	图示	方法步骤	注意事项
2	上颌硬区缓冲处理	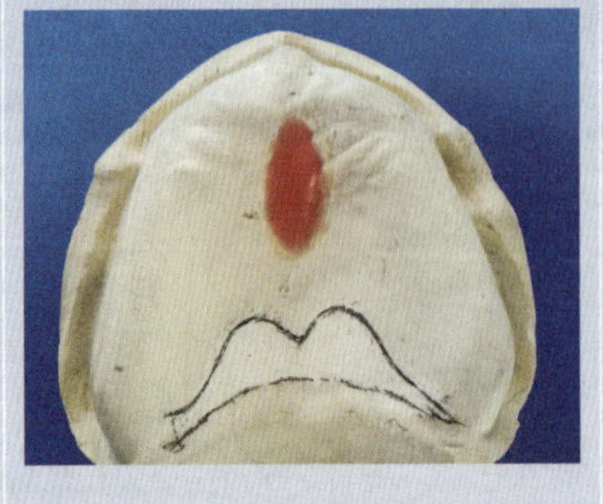	上颌硬区缓冲处理的方法有： (1)磨除硬区对应处基托的组织面； (2)在石膏工作模型硬区上用蜡或者石膏填补缓冲，为基托和骨突之间留出缓冲空间	(1)形成中央厚、四边薄并按骨突形态协调的缓冲区域； (2)范围不可过大，防止影响固位
3	切牙乳突解剖标志	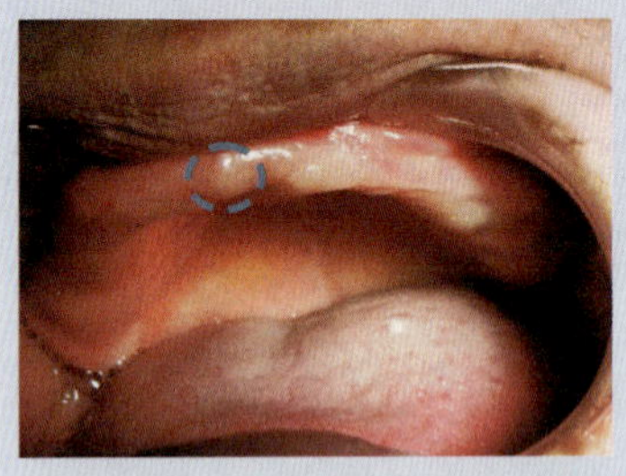	位于上颌腭中缝的前端，上中切牙之腭侧，为一梨形、卵圆形或不规则的软组织突起。乳突下方为切牙孔，有鼻腭神经和血管通过	切牙乳突是上颌重要的、稳定的解剖标志
4	切牙乳突缓冲处理	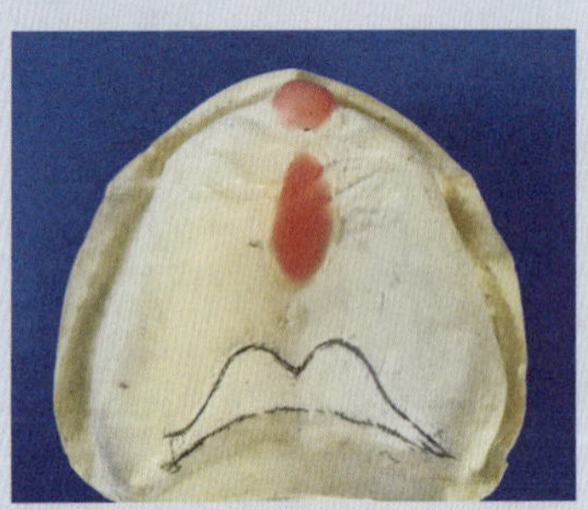	(1)磨除基托切牙乳突对应处组织面； (2)在石膏模型上切牙乳突处用石膏填补缓冲，为基托和切牙乳突之间留出缓冲空间	形成中央厚、四边薄并按切牙乳突形态协调的缓冲区域
5	颧突解剖标志	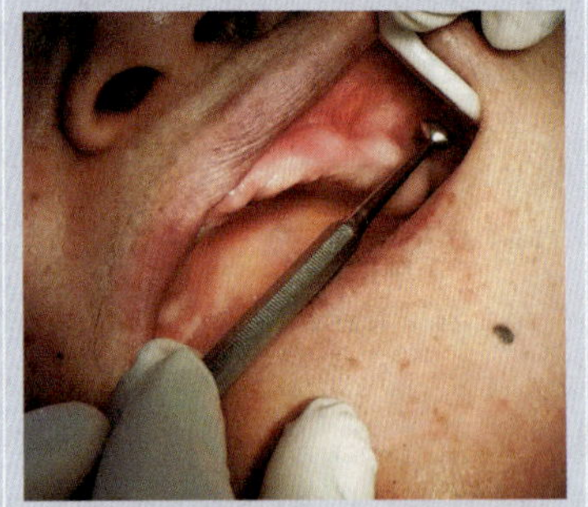	颧突是位于左右两侧上颌第一磨牙根部的骨突	临床意义：与之相应的基托边缘应做缓冲，否则会出现压痛或使义齿以此为支点前后翘动
6	颧突缓冲处理	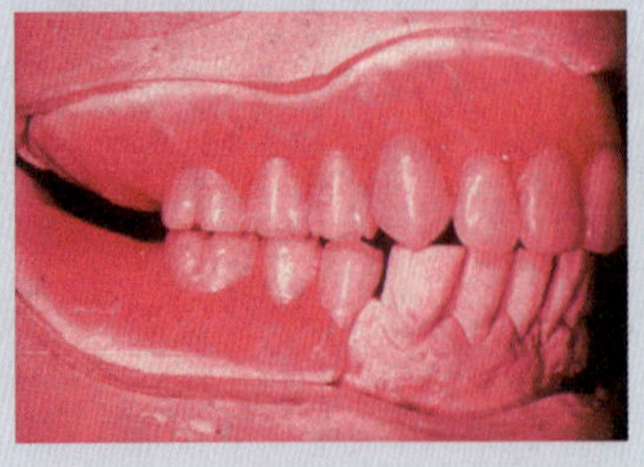	在基托颧突位置进行均匀磨除，达到缓冲作用	

续表

序号	操作流程	图示	方法步骤	注意事项
7	上颌结节的颊侧解剖标志	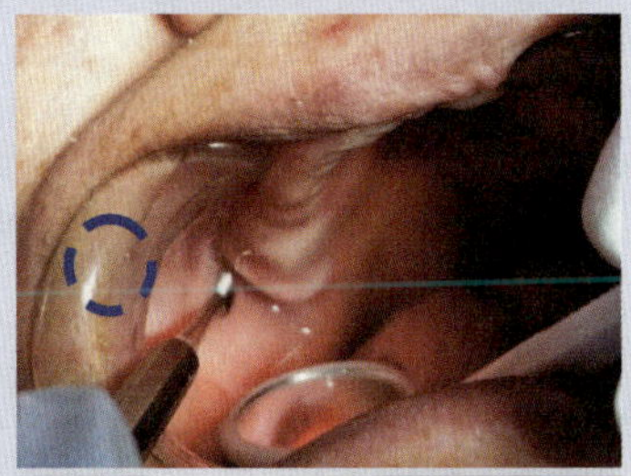 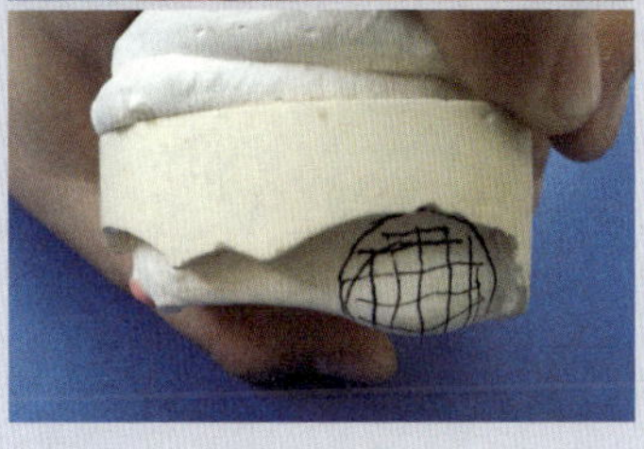	上颌结节是上颌牙槽嵴两侧远端的圆形骨突,颊侧多有明显的倒凹,与颊黏膜之间形成颊间隙	临床意义: (1)上颌义齿的颊侧翼缘应充满在此间隙内; (2)该区是义齿的固位区; (3)基托在该区不能过厚; (4)避免基托下的组织受到局部的压迫
8	上颌结节的颊侧缓冲处理	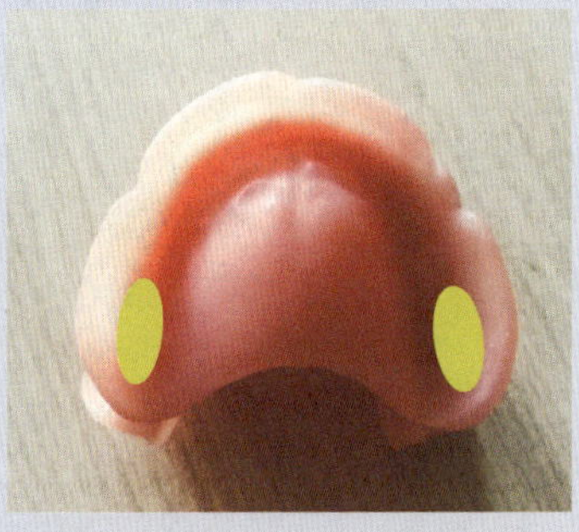	在工作模型上颌结节部位颊侧区涂石膏或作塑料基托缓冲磨除	
9	下颌隆突解剖标志	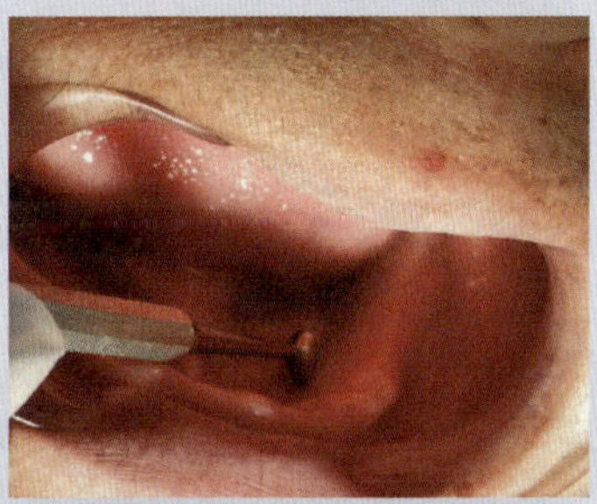 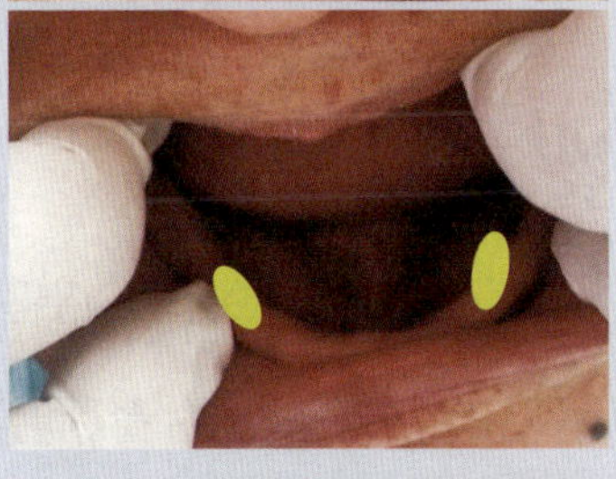	下颌隆突位于下颌两侧前磨牙根部的舌侧,向舌侧隆起。下颌隆突个体差异显著,隆起程度不同,形状、大小也不等。表面覆盖的黏膜较薄	临床意义: (1)与之相应的基托组织面应适当缓冲。过分突出的下颌隆突,其下方形成显著的倒凹,需施行手术铲除后再制作全口义齿; (2)避免基托下的组织受到局部的压迫
10	下颌隆突缓冲处理	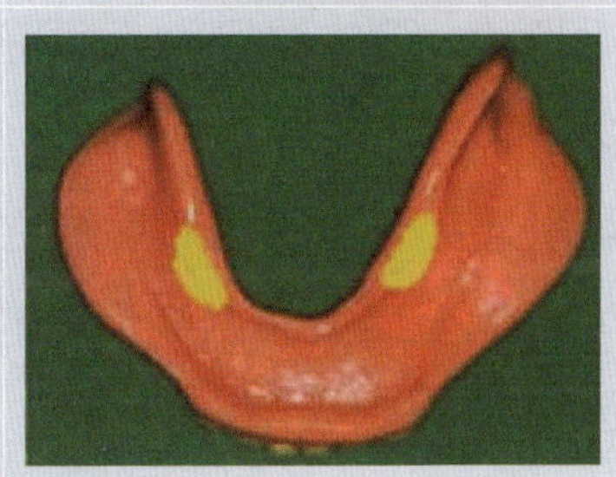	在工作模型上根据下颌隆突大小、范围涂石膏,起到缓冲作用	

学习心得

学习心得

续表

序号	操作流程	图示	方法步骤	注意事项
11	下颌舌骨嵴解剖标志	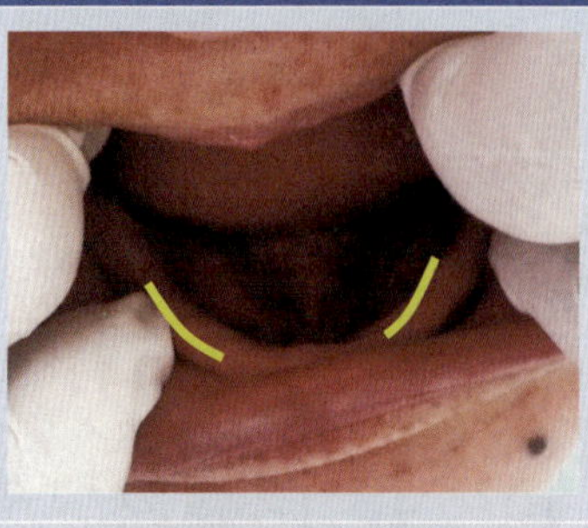	下颌舌骨嵴位于下颌骨后部的舌面，从第三磨牙斜向前磨牙区，由宽变窄。下颌舌骨嵴表面覆盖的黏膜较薄，其下方有不同程度的倒凹	临床意义：覆盖此区的基托组织面应适当缓冲，以免产生压痛
12	下颌舌骨嵴缓冲处理	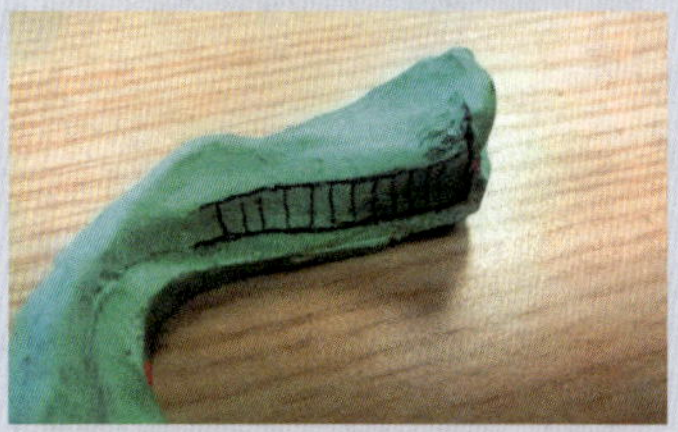 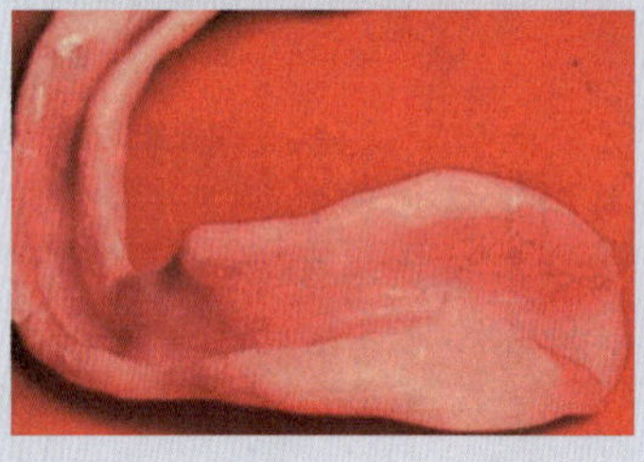	基托必须覆盖并延伸到舌骨嵴下方	避免基托边缘压迫硬组织引起创伤

知识平台

(一) 相关名词

牙槽嵴：牙列缺失后牙槽突逐渐吸收形成牙槽嵴。

腭皱：位于上颌腭侧前部腭中缝的两侧，为不规则的波浪形软组织横嵴。临床意义有辅助发音的作用。

腭小凹：是口内黏液腺导管的开口，位于上腭中缝后部的两侧，软硬腭连接处的稍后方，数目多为并列的 2 个，左右各一个。

腭穹窿：呈拱形，由硬腭和软腭组成，硬腭在前部。在硬腭前三分之一处覆盖着高度角化的复层鳞状上皮，其下有紧密的黏膜下层附着，可以承受咀嚼压力。硬腭后三分之二含有较多的脂肪和腺体，腭中缝区为上颌隆突。腭穹窿的形态可分为高拱形、中等形及平坦形三种。

翼上颌切迹：在上颌结节之后，为蝶骨翼突与上颌结节后缘之间的骨间隙。表面有黏膜覆盖，形成软组织凹陷，为上颌全口义齿两侧后缘的界限。翼上颌切迹也是上颌后部口腔前庭与口腔本部的交界处。

磨牙后垫：是位于下颌最后磨牙牙槽嵴远端的黏膜软垫，呈圆形、卵圆

学习心得

形或梨形，覆盖在磨牙后三角上，由疏松的结缔组织构成，其中含有黏液腺。

（二）切牙乳突临床意义

1. 因有鼻腭神经通过，覆盖该区的义齿基托组织面需适当缓冲，以免压迫切牙乳突产生疼痛。

2. 由于切牙乳突与上颌中切牙之间有较稳定的关系，因此切牙乳突是排列上颌中切牙的参考标志：两个上颌中切牙的交界线应以切牙乳突为准；上颌中切牙唇面置于切牙乳突中点前 8~10 mm；上颌两侧尖牙牙尖顶的连线应通过切牙乳突中点前后 1 mm 范围内。当牙列缺失后，上颌骨唇侧骨板吸收较多，使切牙乳突向前移约 1.6 mm，因此，上颌前部缺牙较多的病例，上颌两侧尖牙牙尖顶间的连线应位于切牙乳突后缘。

（三）无牙颌的分区

序号	分区名称	图示	定义	临床意义
1	主承托区	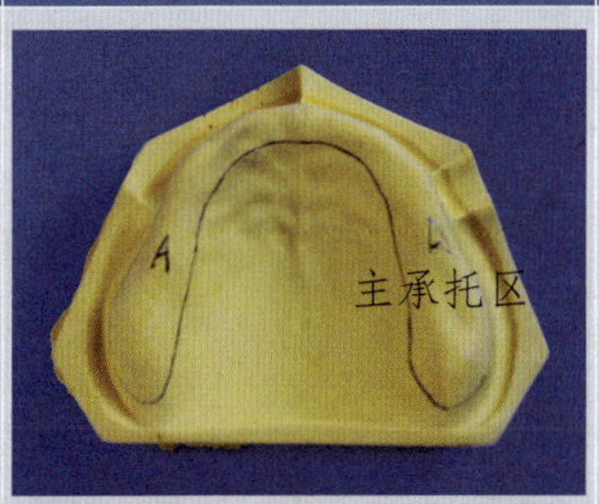 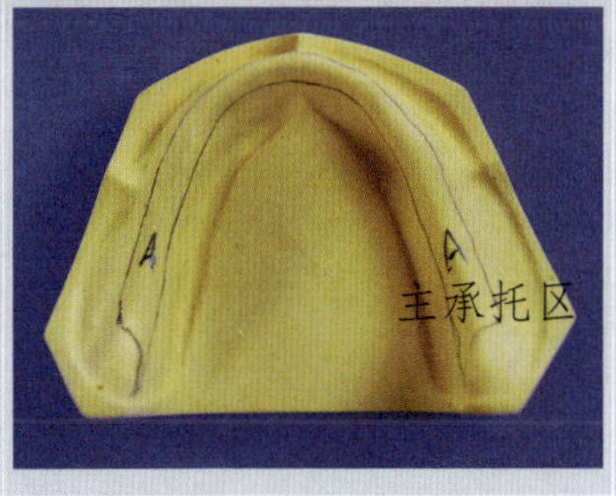	指垂直于𬌗力受力方向的区域。包括后牙区牙槽嵴顶、腭部穹窿区、颊棚区等区域	该区域通常不易出现骨吸收。此区的骨组织上覆盖着高度角化的复层鳞状上皮，其下有致密的黏膜下层所附着，能承担咀嚼压力，抵抗义齿基托的碰撞而不致造成组织的创伤。此区是承受𬌗力的主要部位。牙槽嵴宽而高者有利于义齿固位。完成的义齿基托与主承托区黏膜应紧密贴合
2	副承托区	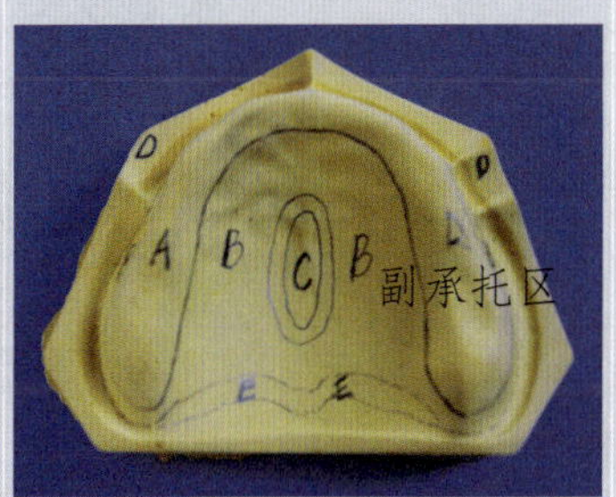	指与𬌗力受力方向成角度的区域。包括上下颌前牙区牙槽嵴顶、上下颌牙槽嵴顶的唇、颊和舌腭侧（不包括硬区）。副承托区与主承托区之间无明显界限。副承托区与唇、颊的界限在口腔前庭的黏膜反折线，与舌的界线在口底的黏膜反折线	副承托区与主承托区之间并无明显分界。副承托区支持力较差，不能承受较大的压力，只能协助主承托区承担咀嚼压力，义齿基托与副承托区黏膜也应紧密贴合

学习心得

续表

序号	分区名称	图示	定义	临床意义
2	副承托区	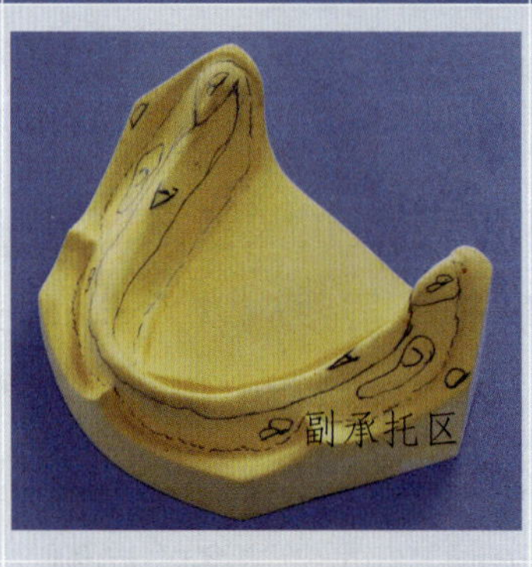		
3	边缘封闭区	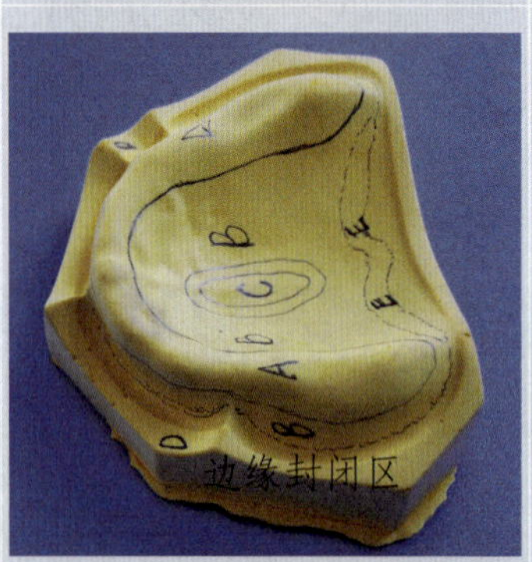 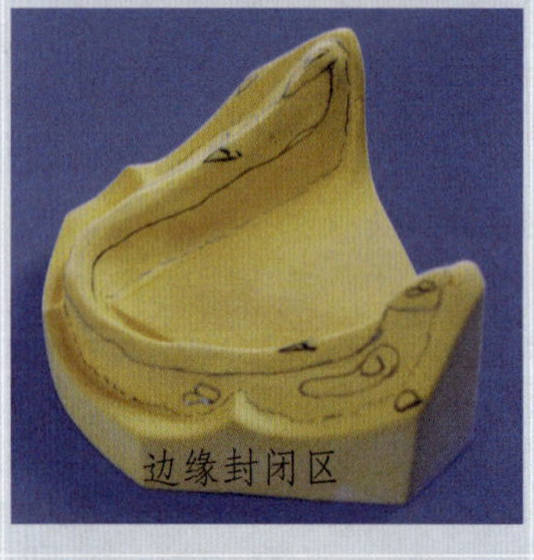	是义齿边缘接触的软组织部分，如黏膜皱襞、系带附着部、上颌后堤区和下颌磨牙后垫。此区有大量疏松结缔组织，不能承受咀嚼压力，但是这些组织可以与义齿边缘紧密贴合，防止空气进入基托与组织之间，产生良好的边缘封闭作用，从而形成负压和两者之间的吸附力，保证义齿固位	为了增加上颌义齿后缘的封闭作用，可借组织的可让性，对组织稍加压力，制作后堤，形成完整的边缘封闭。基托边缘应制成略厚的圆钝形，与移行黏膜吻合，利于义齿固位。上颌后部封闭区软组织有一定的可让性，义齿基托后缘组织面可制备轻微突起形成后堤，后堤压迫该区软组织，使之轻度凹陷而利于义齿固位
4	缓冲区	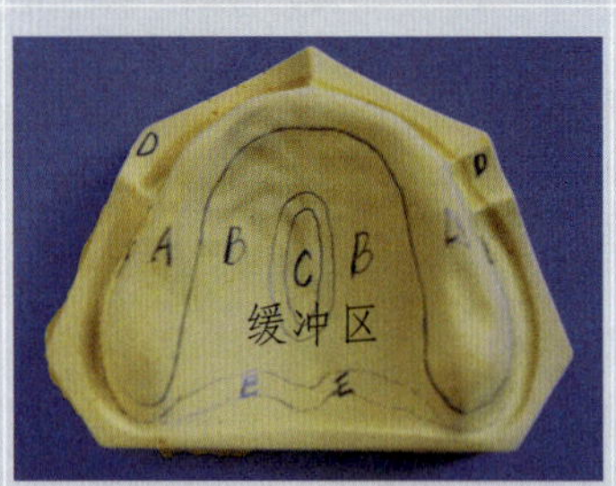 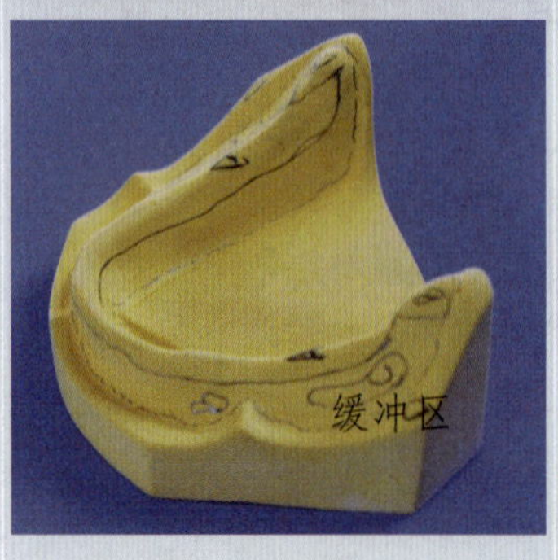	主要指无牙颌上的上颌隆突、颧突、上颌结节的颊侧、切牙乳突、下颌隆突、下颌舌骨嵴以及牙槽嵴上的骨尖、骨棱等部位	该部位表面覆盖很薄的黏膜，不能承受咀嚼压力。应将上述各部分的义齿基托组织的相应部位磨除少许，做缓冲处理，以免组织受压产生疼痛

基本训练

学习心得

填一填

1. 上颌硬区的缓冲处理方法____________、________________。

2. 上颌中切牙唇面置于切牙乳突中点前____mm；上颌两侧尖牙牙尖顶的连线应通过切牙乳突中点前后____mm 范围内。

3. 无牙颌的分区包括____________、__________、__________、______________。

搜索

无牙颌的缓冲区处理是否有更先进的方法？

练习

1. 对模型进行缓冲区处理。

2. 整理学习笔记。

预习

殆托的组成。

学习心得

任务五 𬌗托制作

任务描述

当天然牙列存在时，上下颌骨的位置关系是由紧密接触的上下牙列来保持的。有两个稳定的参考位：当上下牙列接触在一起，前牙呈正常覆𬌗覆盖，后牙𬌗面间呈尖窝交错的接触关系，此时的上下颌关系为最广泛接触位（正中𬌗位）；当下颌髁突位于关节凹居中偏后，而周围组织不受限的生理后位时称正中关系位。有天然牙列的正常𬌗者，正中𬌗位位于正中关系位的前 1 mm 的范围内或二位一致。当天然牙列缺失后，随之丧失了正中𬌗位，下颌没有牙列的支持和牙尖的锁结，会向各个位置移动，常见下颌前伸和面下 1/3 距离变短。上下颌位置关系唯一稳定参考位是正中关系位。无牙颌患者垂直距离的恢复借助于上下𬌗托（𬌗托由基托和𬌗堤两部分组成），而患者两侧髁突退至其生理后位上依赖于上下𬌗托𬌗平面间凹凸嵌合的正中颌位记录。因此，制作全口义齿之前必须要确定并记录在适宜面下 1/3 高度情况下的生理后位，此即颌位记录。

颌位记录是由医师来完成的，技师只负责𬌗托的制作（在国内此部分也基本由医师完成）。但如果技师不理解𬌗托制作及颌位记录过程和意义，必将无法制作出合格的全口义齿。

任务目标

1. 掌握𬌗托的制作流程、标准、技巧及相关名词。
2. 熟悉𬌗托制作相关器材使用方法及注意事项。

学习心得

子任务1 基托制作

任务实施

(一) 蜡基托制作

序号	操作流程	图示	方法步骤	注意事项
1	弯制增力丝	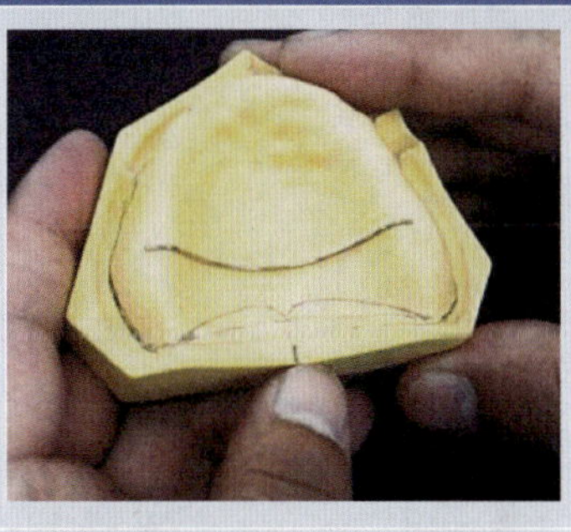	弯制增力丝:取21号或22号不锈钢丝,分别用技工钳弯成与上颌牙槽嵴腭侧、上颌腭弓后侧及下颌牙槽嵴舌侧一致的弧形	增力丝作用:增强基托的强度,防止用力时出现断裂。增力丝与模型没有接触
2	描记基托范围	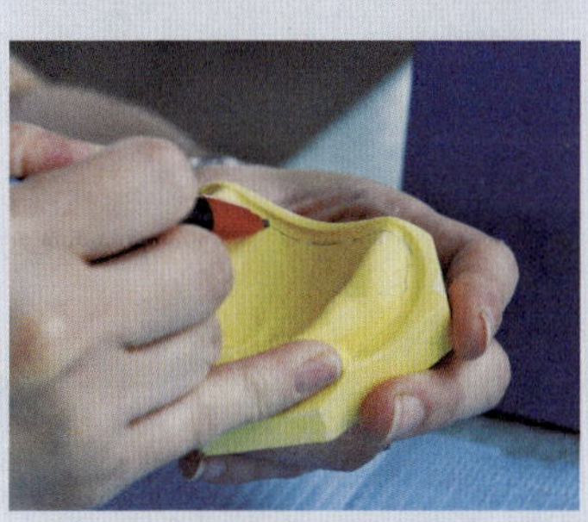	用铅笔在上颌模型上画出基托范围:模型转折处最低点,上颌后缘到达上颌结节后缘,及腭小凹后2 mm处;下颌后缘到达磨牙后垫后缘	基托边缘沿功能印模(终印模)转换的模型龈颊沟及舌底伸展制作。不要出现过短或过长的现象
3	涂布石膏硬化剂和分离剂	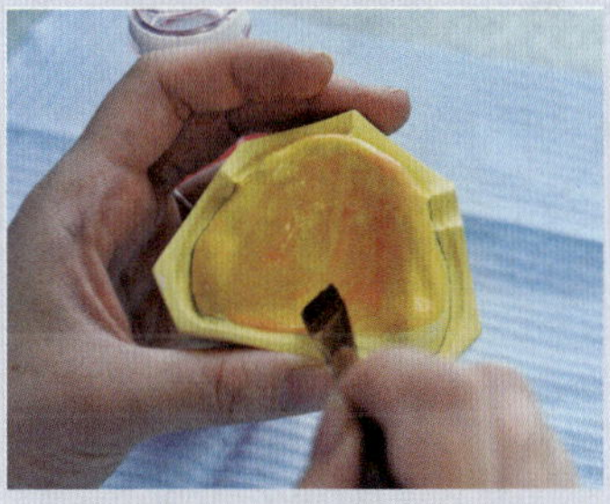	用毛刷先在模型上涂布一层均匀的石膏硬化剂	增强石膏模型的强度
			再用毛刷在模型上涂布一层均匀的油性分离剂或将模型浸湿	防止蜡片与模型粘连
4	烤软蜡片	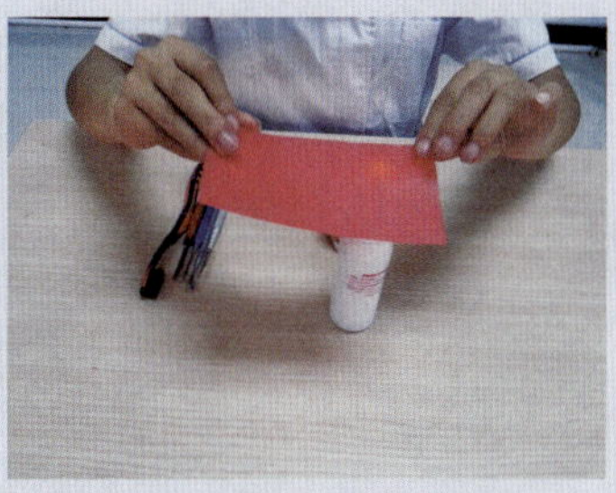	(1)上颌:取一块相当于两倍于上颌颌弓长宽的基托蜡片,在酒精灯或酒精喷灯上烤软,并对折,压实; (2)下颌:取与下颌牙槽嵴形状、长宽相似的蜡片,烤软后备用	操作的过程中火焰距离蜡片稍远,不要将蜡烘烤得过软,甚至形成蜡液

学习心得

续表

序号	操作流程	图示	方法步骤	注意事项
5	铺蜡基托	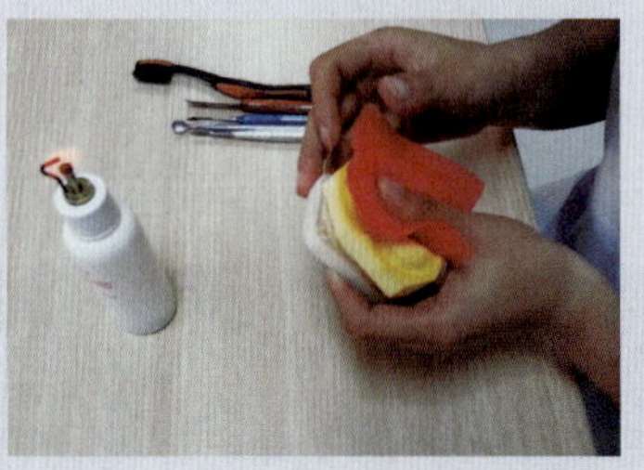	将烤软的蜡片放于模型上。上颌：从模型腭部中份用手指向外轻压蜡片，使其与模型贴合。下颌：由上向下沿牙槽嵴唇（颊）、舌侧加压使与模型贴合	上颌操作的过程中，要压住上腭的位置，向四周压实蜡片；下颌压住牙槽嵴的位置，向沟底的位置压实蜡片
6	切除多余蜡片	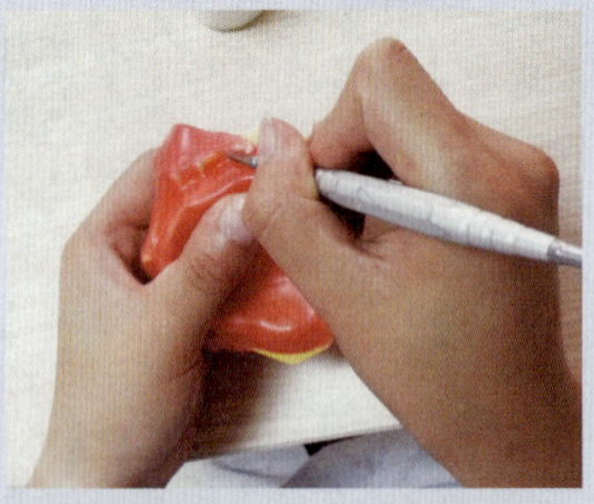	按模型上所画的基托范围，切除多余蜡片	注意基托边缘既不能过短也不能过长，过短影响固位；过长易产生异物感
7	压实蜡片	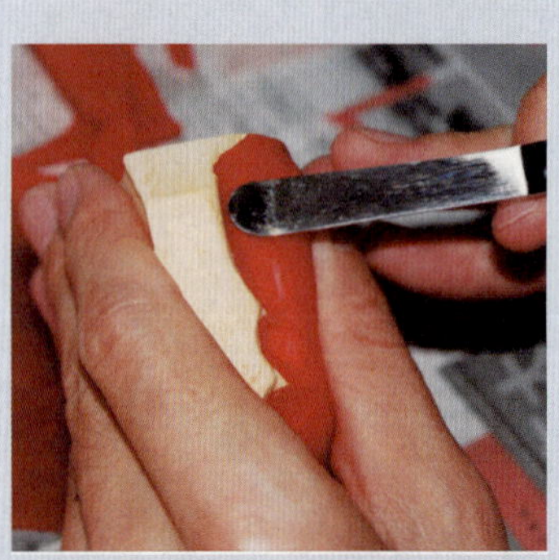	压实基托的边缘，排除基托与模型之间的空气。使基托与模型之间更加密合	（1）基托厚薄要均匀，与模型之间要密合；（2）蜡基托边缘应圆钝
8	增力丝埋入基托	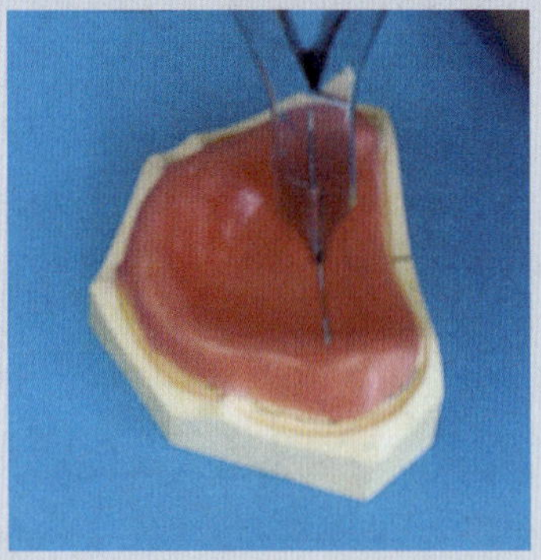	将弯制合适的增力丝在酒精灯上烧热后埋入上下颌的舌侧基托内	增强基托的强度

学习心得

续表

序号	操作流程	图示	方法步骤	注意事项
9	试戴蜡基托	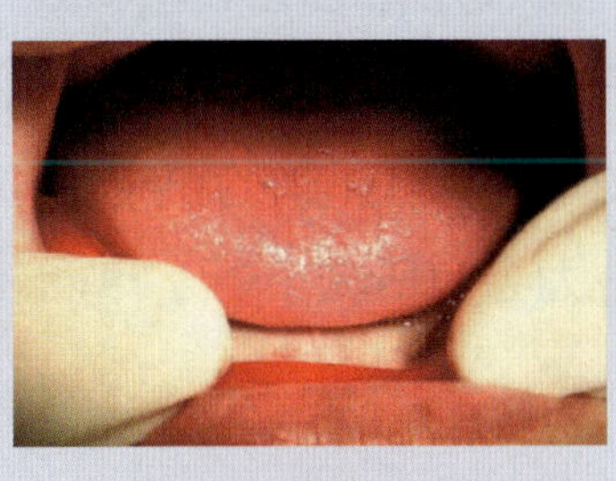	从模型上取下基托，将边缘烫光滑后放入口内试戴。主要应检查基托与黏膜的贴合度，边缘伸展是否合适，可用手指加压于两侧牙槽嵴顶处，观察基托有无翘动	试戴蜡基托的目的，就是检查模型是否准确，若发现模型与口腔情况有差异时，一般应重新取模
10	封闭烫光边缘	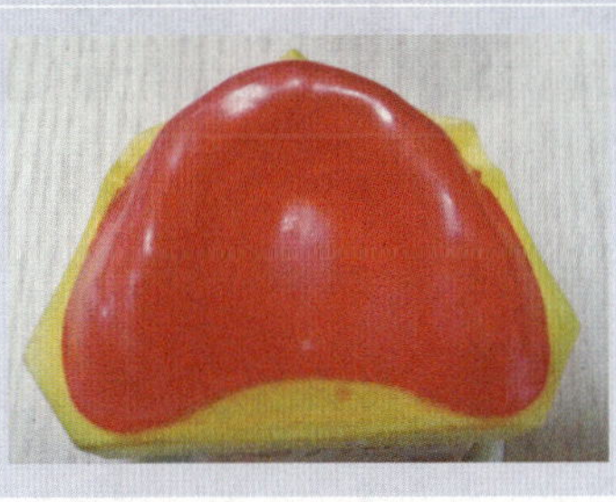	将基托就位于模型上，用喷灯或排牙刀将基托的边缘进行封闭，并且圆钝一些	基托的厚度 2 mm，基托边缘厚度 2.5 mm。上颌腭部略薄

(二) 自凝塑料基托的制作

将终模型唇、颊、舌侧倒凹区用烤软的蜡填塞，以防基托取下或戴上时刮损模型。其他组织面涂藻酸盐分离剂或模型浸水，以利塑料基托与模型分离。将调拌至黏丝期的自凝塑料涂塑于模型上形成基托，厚度 2 mm。凝固后自模型上取下暂基托，打磨，备用。

(三) 光固化塑料基托的制作

先在终模型上用蜡适当填倒凹并涂分离剂，将预成的光固化塑料基托板放在模型上，按压成型，用蜡刀去除多余的材料，然后用光固化灯照射或光固化机内固化，固化后磨光，备用。

知识平台

(一) 相关名词

𬌗托：由基托和𬌗堤两部分组成。

基托：称为牙基，是可摘义齿的主要组成部分之一，它覆盖在无牙的牙槽嵴上，能把义齿的各部连成一个整体，是排列人工牙的基础。它具有连接、传导、固位与稳定及恢复缺损等作用。

学习心得

基托按材料可分为：塑料基托、金属基托、塑料金属联合基托三种类型。

基托按使用时间可分为：恒基托与暂基托。

暂基托：用于制作𬌗托，排列人工牙和形成蜡模。最后为热凝塑料所代替。常用的暂基托材料有基托蜡片、自凝塑料、光固化基托塑料板。

恒基托：由热凝塑料制作，不需要任何材料再行替代。有固位力好和不变形等优点，便于排牙和试牙，较容易取得上下𬌗托间的正中𬌗位记录，但第二次填塞塑料和热处理后，恒基托的固位力会有所减小。

(二) 相关工具

序号	工具名称	图示	用途	注意事项
1	三德钳	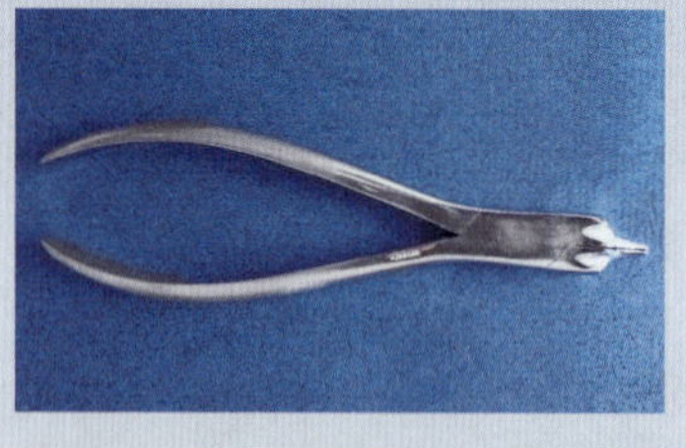	用于切断、弯制钢丝	在切断钢丝的过程中，一定要注意安全，用手夹住钢丝的两侧
2	不锈钢丝	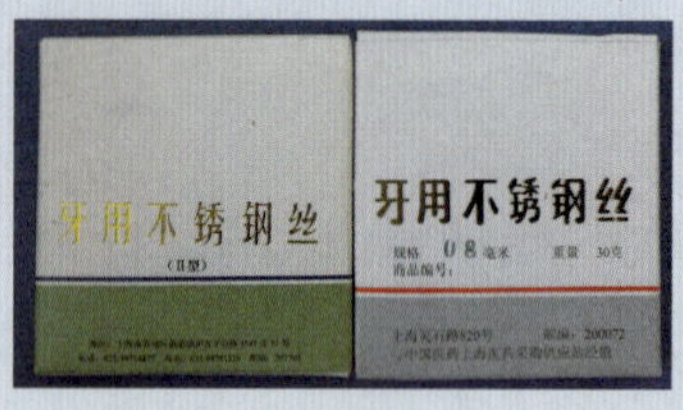	22号或21号不锈钢丝适用于制作增力丝	使用过程中要防止钢丝散开，伤及使用者
3	排牙刀	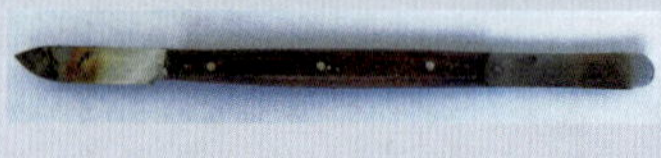	用于全口义齿排牙过程中的去蜡、加蜡、烫光	使用执笔式，使用过程中要有支点，以防操作不稳
4	酒精喷灯	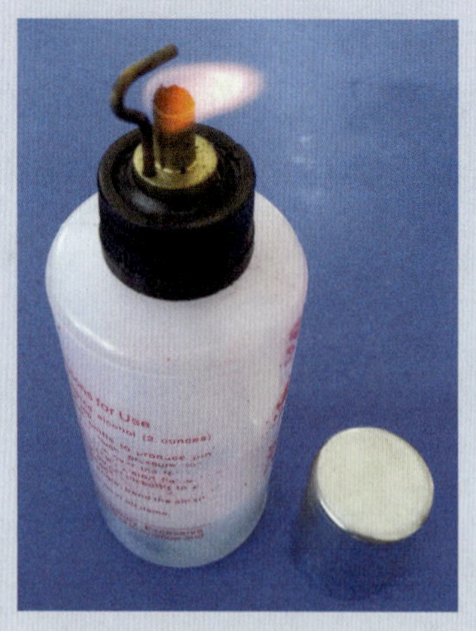	酒精喷灯可用于烤软蜡片、基托表面喷光等	喷光时要用软火，且在喷光时注意不要喷到人工牙上，以防破坏人工牙的光泽

(三) 酒精喷灯操作提示

1. 酒精喷灯工作时，灯座下绝不能有任何热源，周围不要有易燃物。

2. 当罐内酒精剩余 20 mL 左右时，应停止使用，如需继续工作，要把喷灯熄灭后再增添酒精，不能向燃烧的喷灯罐内加注酒精，以免引燃罐内的酒精蒸气。

3. 使用喷灯时如发现罐底凸起，要立即停止使用，检查喷口有无堵塞，酒精有无溢出等。

4. 每次连续使用的时间不要过长。如发现灯身温度升高或罐内酒精沸腾（有气泡破裂声）时，要立即停用，避免由于罐内压强增大导致罐身崩裂。

5. 酒精喷灯灌注酒精时，一定要采取引流的方法，防止酒精溢到瓶身上，如果溢出需清理后再进行使用。

6. 酒精灌注的过程中不宜过多，到达瓶身的 2/3 即可。

7. 关闭酒精喷灯时，应使用灯盖连续盖两下，熄灭火焰。不可用口吹灭。

（四）操作小技巧

1. 去除多余蜡片　首先沿着模型的最外壁，将多余的蜡切掉，然后将蜡边缘向模型的转折处进行下压，之后再按照边缘线将多余的蜡切除。

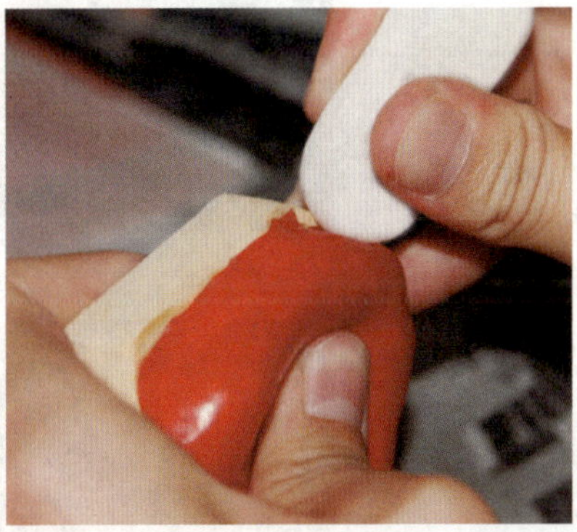

2. 在压实蜡片的过程中，不易压入转折处，可以使用橡皮，将红蜡片向下挤压。

3. 基托边缘修整光滑　可以先在酒精喷灯的火焰上掠过，之后再使用雕刻刀将基托边缘的蜡菲边去净，形成圆钝的基托边缘。

基本训练

填一填

1. 基托的制作流程：________→________→________→________→________→________→________→________→________→________。

2. 基托厚度为________mm；基托边缘厚度________mm。

3. 弯制增力丝选用________号或________号不锈钢丝。

4. 增力丝的作用是__________。

5. 乙醇灌注的过程中不宜过多，到达瓶身的____即可。

6. 关闭酒精喷灯时，应____________熄灭火焰。不可________。

学习心得

搜索

基托在临床中如何制作？

练习

1. 制作上、下颌基托。
2. 整理学习笔记。

预习

如何检查𬌗堤的高度？

基托制作

学习心得

子任务 2 𬌗堤制作

任务实施

序号	操作流程	图示	方法步骤	注意事项
1	制作蜡𬌗堤	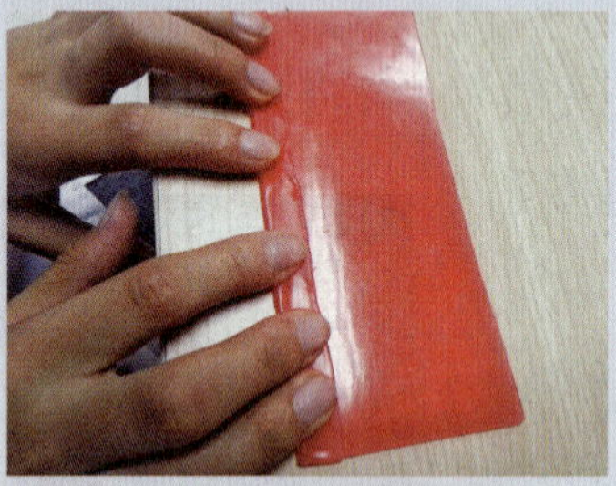	将烤软的红蜡片折叠成厚度为 8~10 mm、前牙区宽为 5~7 mm、后牙区宽为 8~10 mm、与牙弓长度一致的蜡条，弯成牙槽嵴的形状	蜡片折叠时每层之间都要压实，在操作过程中不要出现分层现象
2	连接蜡堤与基托	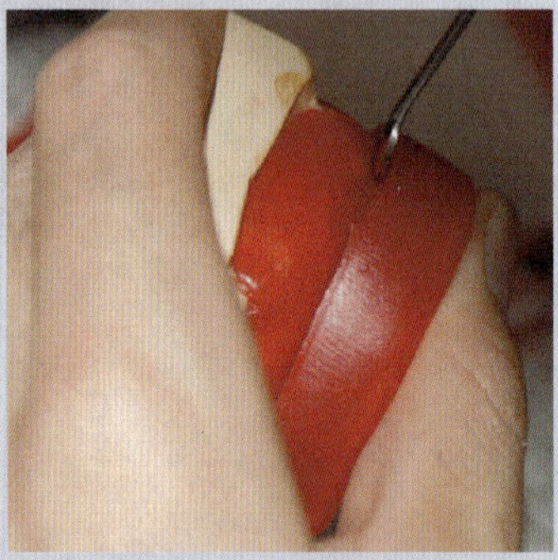 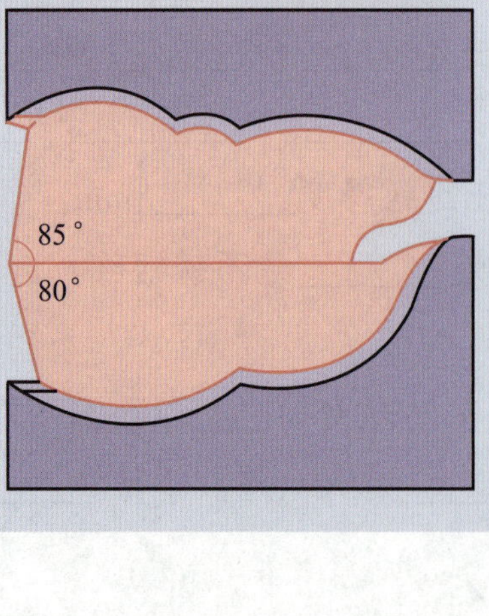	将蜡条按压到牙槽嵴顶区，用热蜡刀将蜡堤与基托黏合在一起	前牙区的位置向前倾斜，上颌成 85°，下颌成 80°。𬌗堤前缘约位于切牙乳突的中央往前 8~10 mm 处

续表

序号	操作流程	图示	方法步骤	注意事项
3	检查𬌗堤高度	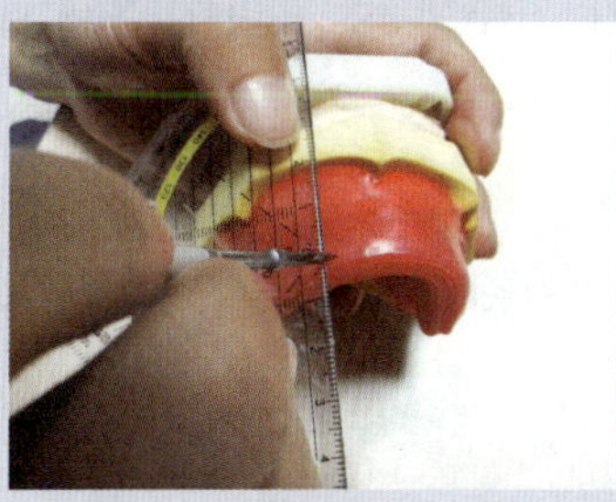	上颌唇侧𬌗堤高度：前庭沟底最深处到达𬌗平面距离为20~22 mm。左、右侧翼上颌切迹到达𬌗平面为10 mm，三点确定𬌗平面； 下颌：唇侧前庭沟底到𬌗平面高度为18~20 mm。下𬌗堤的高度与磨牙后垫高度的1/2处相当	趁蜡尚软时，将蜡堤与模型翻转放置在玻璃板上，轻轻按压，形成𬌗平面。形成前牙区略高于后牙区的𬌗平面
4	口内试戴	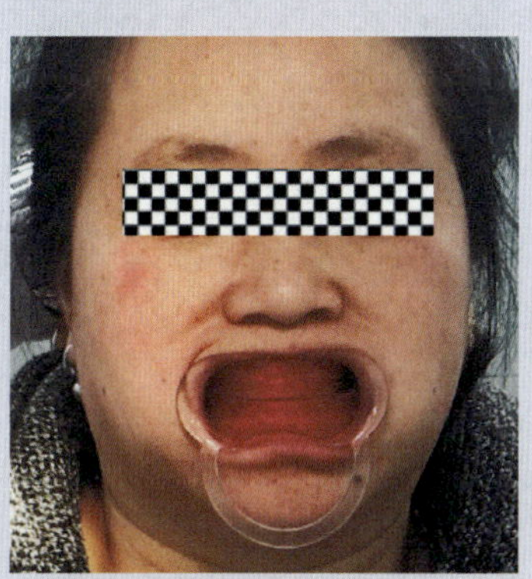	将做好的𬌗托放入口腔内试戴。用𬌗平面板放入口内检查，要求前部在上唇下缘以下约2 mm，与瞳孔连线平行。侧面观，后牙区的𬌗平面应与鼻翼耳屏连线平行。基托的唇侧要充分衬托出上唇的丰满度。要使上唇丰满而自然	在临床上，𬌗堤的最终高度和位置以及丰满度必须由医师按照牙槽嵴的吸收程度通过颌位关系记录来确定
5	修整𬌗平面的宽度	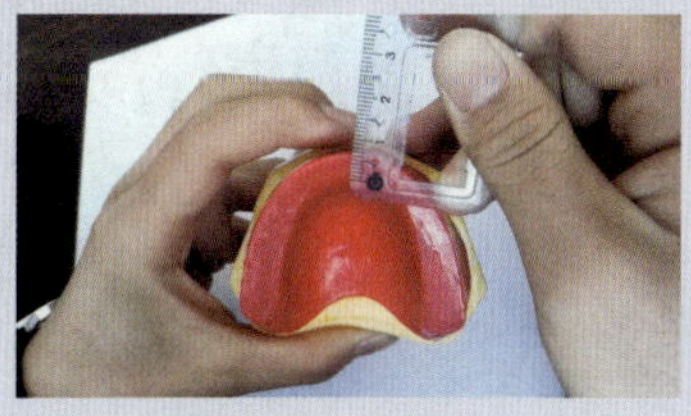	上下𬌗堤宽度：前牙区5~7 mm，前磨牙区7~8 mm，磨牙区8~10 mm	宽度是根据牙体唇（颊）舌径的宽度来决定的
6	精修𬌗托	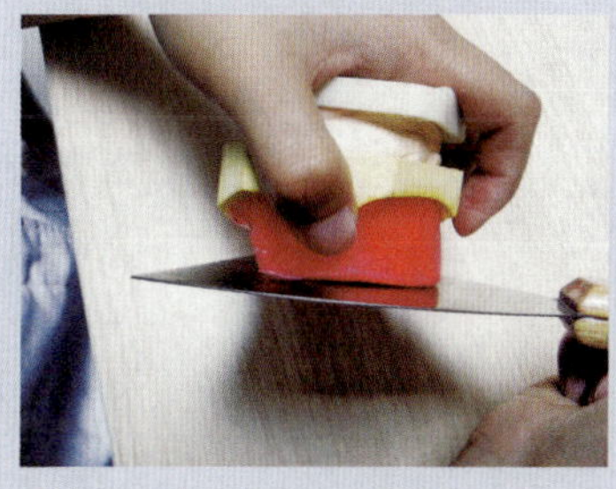	𬌗堤后端修成斜坡状，以免影响简易𬌗架打开。 在𬌗堤上相当于64|46处制作"V"字形沟（或是两条不平行的沟），沟深3 mm，涂上凡士林，以便用作上下𬌗堤咬合时的标记。最后可在上颌后缘的中央处粘着一个直径约5 mm的蜡球，其目的是为确定𬌗托水平颌位关系时做卷舌运动使用	可使用烫蜡板加热后烫去多余的蜡，并使上下颌𬌗堤对合后，形成一完全重合的外缘线

学习心得

学习心得

知识平台

(一) 相关名词

𬌗堤:占据天然牙所处的空间,并作为排牙𬌗平面和唇面位置的依据。

(二) 操作小技巧

在测量𬌗堤高度时,由于前庭沟底最深的位置不便于观察,可以在模型侧壁向下延伸 1 mm 处测量。

(三) 基托的表面

序号	名称	图示	图解	临床意义
1	组织面	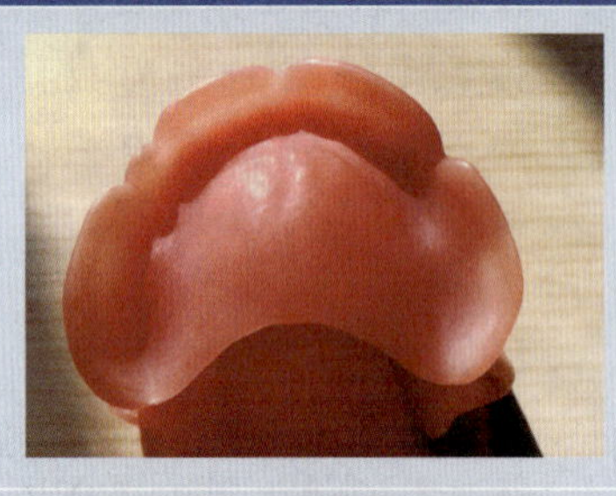	是义齿与黏膜组织贴合的面	维持义齿在口内的固位和稳定,并且分散和传导𬌗力。因此,要求组织面与黏膜必须非常密合
2	磨光面	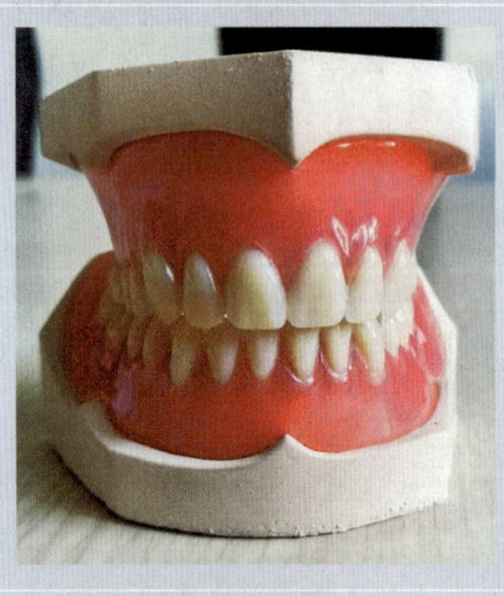	是义齿与唇、颊和舌接触的面	为了维持义齿的稳定,需要磨光面形成与这些组织的运动相协调的形态,并尽可能光滑
3	咬合面	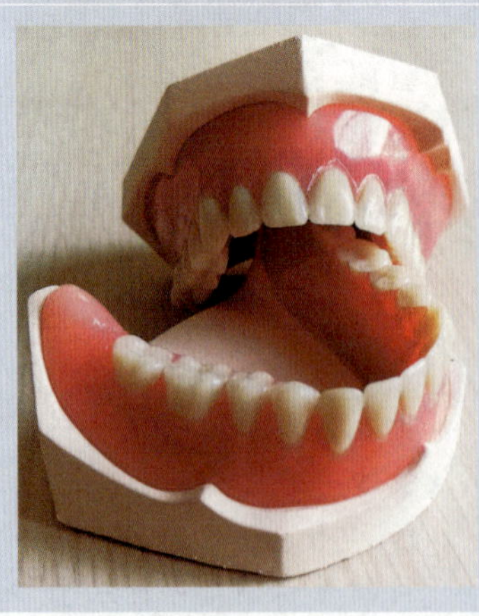	是上下颌牙咬合接触的面	咀嚼压力就是通过咬合面传递到基托组织面所接触的口腔支持组织上。咬合面的接触关系和位置,对于义齿的稳定具有重要的意义

基本训练

填一填

1. 上、下殆堤宽度，由前向后：前牙区____mm，前磨牙区____mm，磨牙区____mm。

2. 殆堤有一定的倾斜角度：上颌呈______，下颌呈______。

3. 殆堤前缘约位于切牙乳突的中央往前______mm处。

4. 制作蜡卷时，将烤软的红蜡片折叠成厚度______mm的蜡条，弯成与______相应的形状。

5. 上颌唇侧殆堤高度是指前庭沟底最深处到达殆平面距离，右侧应为______mm，左侧应为______mm。左、右侧翼上颌切迹到达殆平面为______mm，此三点确定殆平面。下颌唇侧前庭沟底到殆平面高度为______mm。下颌堤的高度与______处相当。

搜索

临床中殆堤的确定方法？

练习

1. 制作上下颌殆堤。

2. 运用思维导图整理任务五学习笔记。

预习

什么是颌位记录？

学习心得

殆堤制作

学习心得

任务六 颌位记录

任务描述

颌位记录是指用𬌗托来确定并记录无牙颌患者在适宜面下 1/3 高度情况下的生理后位时，下颌相对于上颌的位置关系，包括垂直颌位关系和水平颌位关系。要制作出好的全口义齿必须要有准确的颌位关系，因此充分学习理解颌位记录，是学习制作全口义齿的前提。

任务目标

1. 掌握获得准确颌位记录的重要临床意义，学会颌位记录的方法步骤。
2. 熟悉𬌗托制作相关器材使用方法及注意事项。
3. 掌握颌位记录标志线的临床意义。

任务实施

序号	操作流程	图示	方法步骤	临床意义
1	确定垂直位置关系	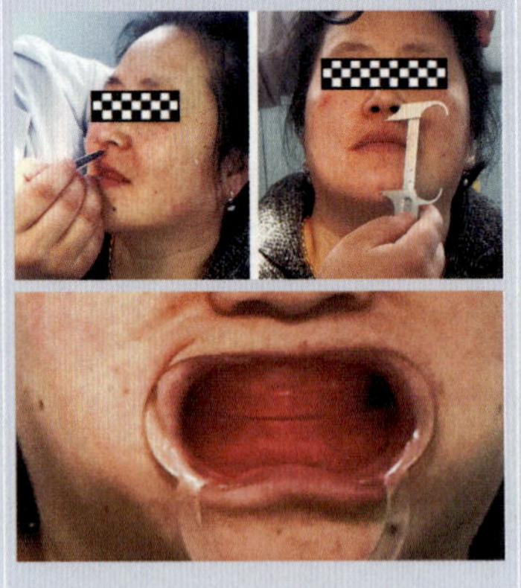 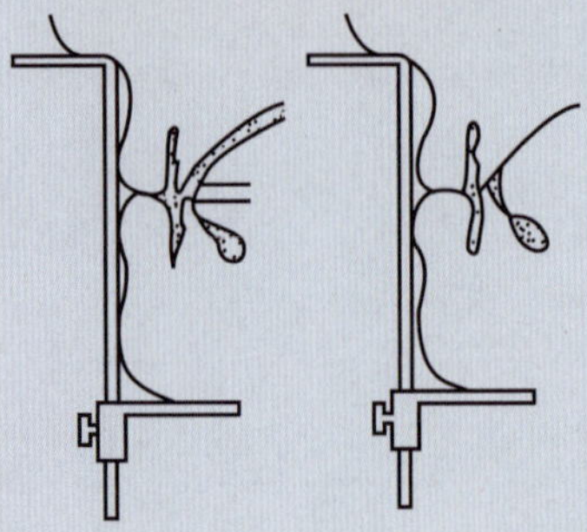	利用下颌姿势位或临床息止颌间隙法确定垂直距离高度：患者端坐于手术椅上，头部直立，全身放松至下颌处于自然休息位置（当患者处于下颌姿势位时上下颌牙或𬌗托不接触，上下颌牙或𬌗托间有一前后大小 2~4 mm 的楔状间隙即息止颌间隙），用垂直距离测量尺先测得息止颌位时患者由鼻底至颏底间的距离，反复测量几次确认无误后将此高度减去 2~4 mm 的息止颌间隙，即得出正中𬌗位时垂直距离的高度	就个体而言，息止颌间隙一生中基本上恒定不变，是重要的生理参数。临床上正是利用这一特点确定无牙颌的咬合垂直距离。垂直距离过大或过小，轻者可引起面容的改变和咀嚼效率的降低。重者可引发颞下颌关节功能紊乱综合征

续表

序号	操作流程	图示	方法步骤	临床意义
1	确定垂直位置关系	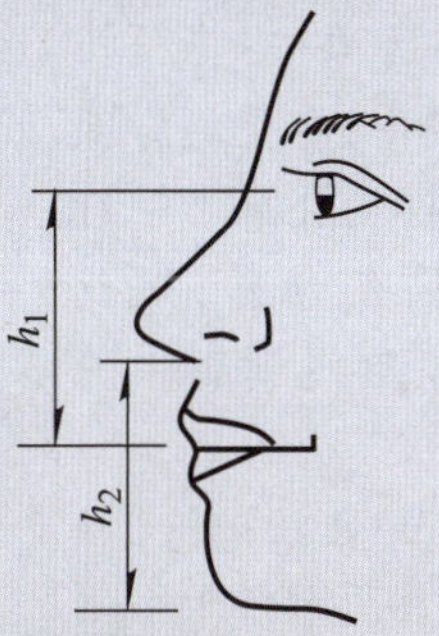	可参考：瞳孔至口裂距离等于垂直距离的方法。垂直距离：两眼平视，测量瞳孔至睑裂的距离；	测量患者的垂直距离时，测量尺只能与其鼻底和颏底的皮肤轻轻接触，不能用力加压，以免影响测量的准确性
		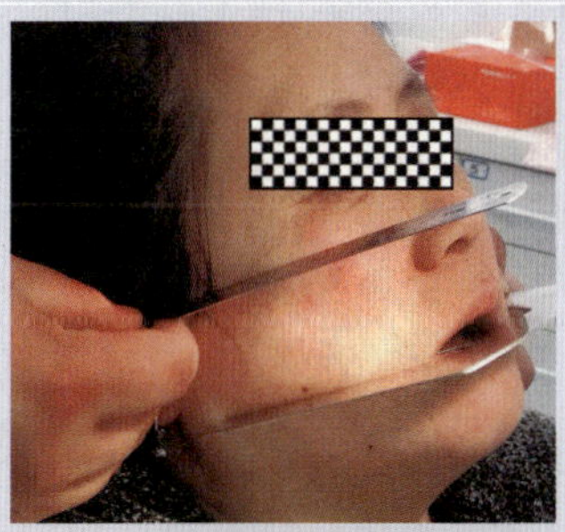 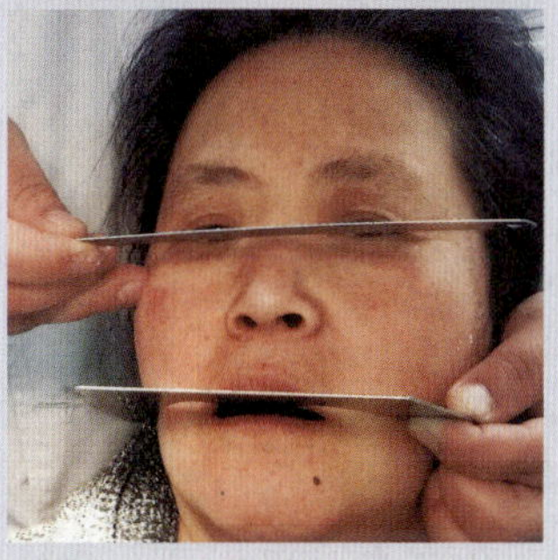	侧面观：上𬌗托𬌗平面应平行于鼻翼耳屏连线； 正面观：上𬌗托𬌗平面应平行于瞳孔连线	上𬌗托𬌗平面的确定有助于形成假牙的平衡𬌗； 在仿头模型上测量垂直距离时，可采用先标记，再测量的方法
		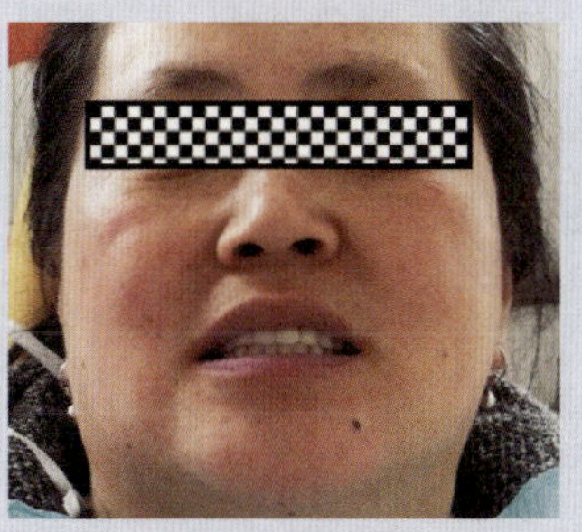	面部外形观察法： 一般天然牙列存在并且正中咬合时，上下唇呈自然接触闭合，口裂平直，口角不下垂，鼻唇沟和颏唇沟深度适宜，面部比例协调。由于全口牙列缺失时，使得面部肌肉塌陷，颜面易出现苍老状态	面部外形观察法可作为确定垂直距离的参考
2	确定水平位置关系	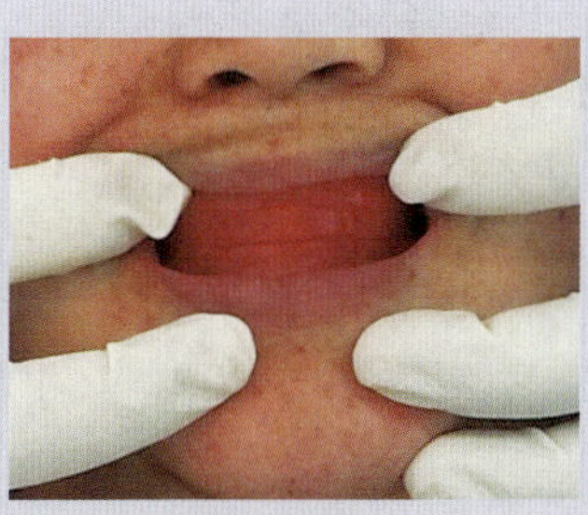	确定水平关系的方法主要有： （1）吞咽咬合法：将𬌗托放入口腔中，让患者进行吞咽动作，嘱患者吞咽唾液的同时咬合至合适的水平位置。也可在吞咽过程中，医师用手轻推患者颏部向后，帮助下颌退回生理后位；	注意： 在确定垂直位置关系、水平位置关系、固定颌位关系及记录标志线时，都需要患者处于完全放松的状态

学习心得

学习心得

续表

序号	操作流程	图示	方法步骤	临床意义
2	确定水平位置关系	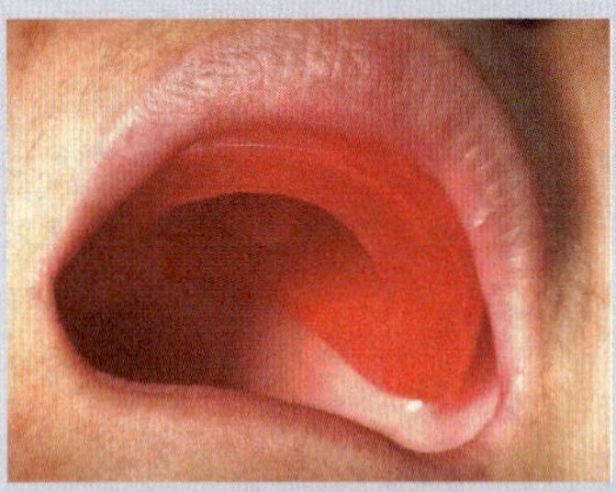 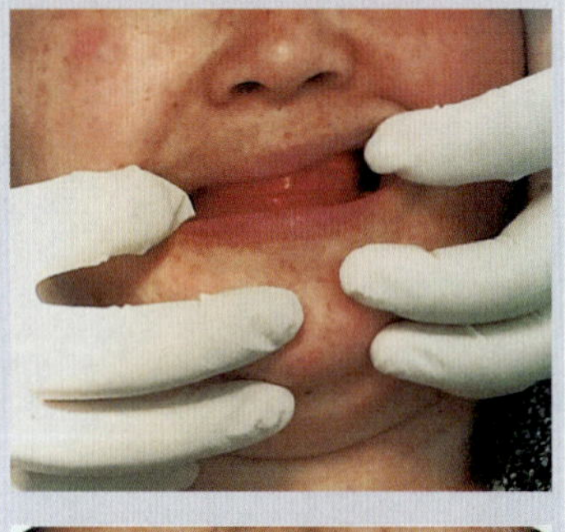 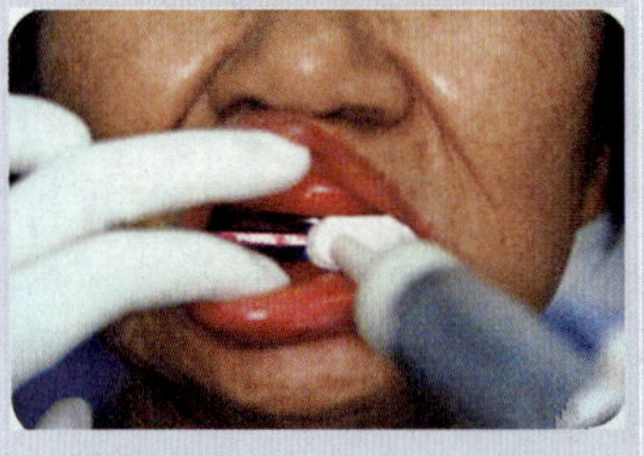	(2)卷舌后舔法：将𬌗托放入口腔中，在上颌腭部放置一蜡球，让患者进行卷舌上舔的动作，以此引导下颌后退到正中关系位； (3)后牙咬合法：将上𬌗托就位，置两示指于下颌牙槽嵴第二磨牙和第一磨牙处，嘱患者轻咬几下，直到患者觉得咬合时能用上力量时，将粘有烤软了蜡卷的下𬌗托就位于口中，仍旧先试咬医生的示指，示指滑向蜡𬌗堤的颊侧，上下𬌗托就接触于下颌生理后位； (4)哥特弓描记法：即确定颌位关系时于上下𬌗托前方各装一约 2 mm 长的柄，上颌的柄端有一与之垂直的描记针，下颌的柄端有一与针相对的描记板。下颌前伸，侧向运动时，固定在上颌的描记针在下颌的描记板上描绘出近似“Λ”形的图形，也就是当描记针指向该图形顶点时下颌恰好处于正中关系位； (5)肌监控仪法：通过贴在耳垂前方上下约 4 cm 范围的皮肤电极作用于三叉神经运动支，使咀嚼肌有节律地收缩，可使肌肉解除疲劳和紧张，处于自然状况，对于长期全口无牙并有不良咬合习惯者，经过肌监控仪治疗，再用直接咬合法，可使下颌自然地退至生理后位	

续表

序号	操作流程	图示	方法步骤	临床意义
3	检查垂直距离和正中殆关系	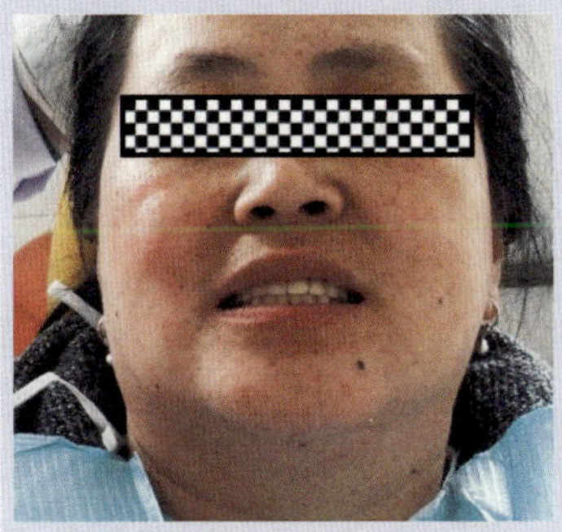	(1)检查垂直距离是否合适; (2)检查正中关系是否正确; (3)检查殆平面是否正确	垂直距离、正中关系、殆平面任何一项出现问题将影响全口义齿的功能和平衡殆
4	固定颌位关系	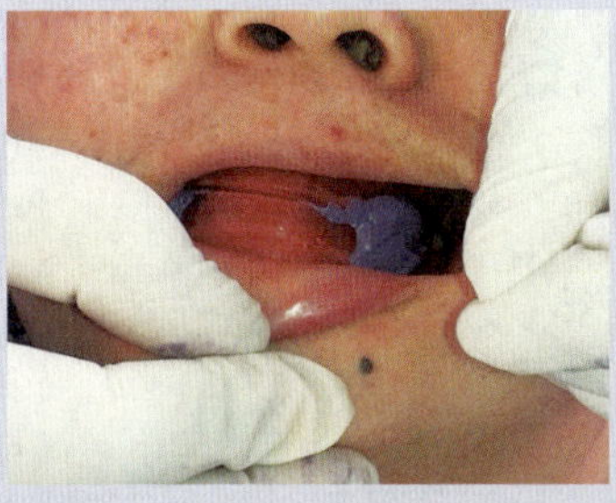	蜡固位法:用蜡将上下颌殆托固定在一起的方法,是临床中应用最广泛而又简单的方法。 具体方法:将上下殆堤的第一磨牙区刻一“V”形槽,槽内放入软蜡,嘱患者于正中殆位咬合,通过槽内蜡的嵌合作用固定颌间关系。或用热蜡勺直接在第一磨牙区将上下颌蜡殆堤融化、黏着在一起。注意防止牙槽嵴受力不均、口腔黏膜烫伤等	颌位关系记录完成后,上下殆托应牢固地固定在一起,以免整体从口内取出时分离
		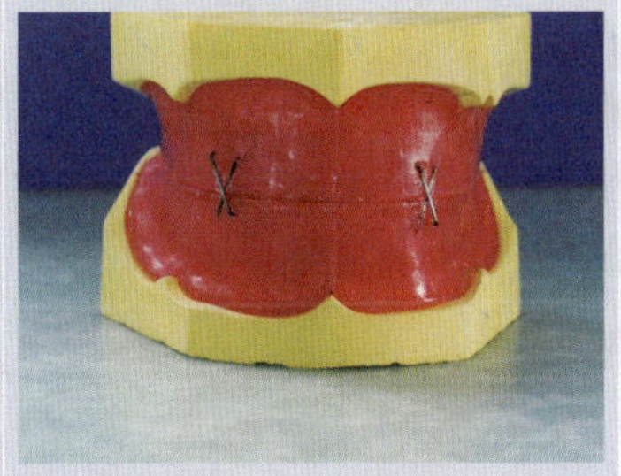	支架固位法:指将金属支架插入殆堤内来固定颌位关系的方法。金属支架为“⌒”形,可以弯制,也可以用订书钉代替。将两个金属支架呈交叉状插入蜡殆堤内,固定点为2~4个,一般选在第一前磨牙区和第一磨牙区	
		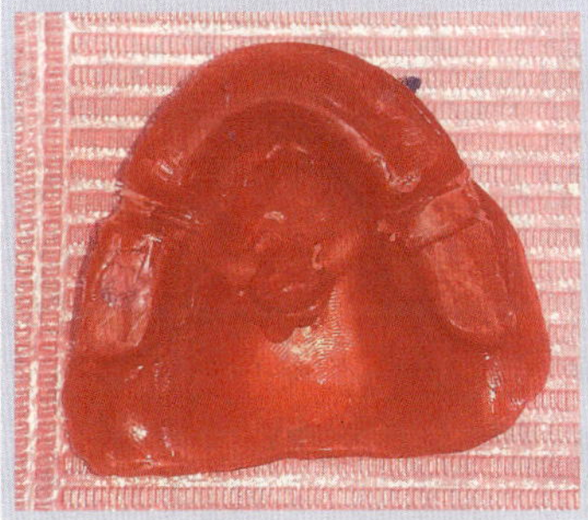	印模材料固定法:在上、下颌蜡堤的咬合面刻出纵形和横形的沟槽,在沟槽内涂适量调拌好的印模材料,待印模材料结固后,上下殆托便可固定在一起	

学习心得

学习心得

续表

序号	操作流程	图示	方法步骤	临床意义
4	固定颌位关系	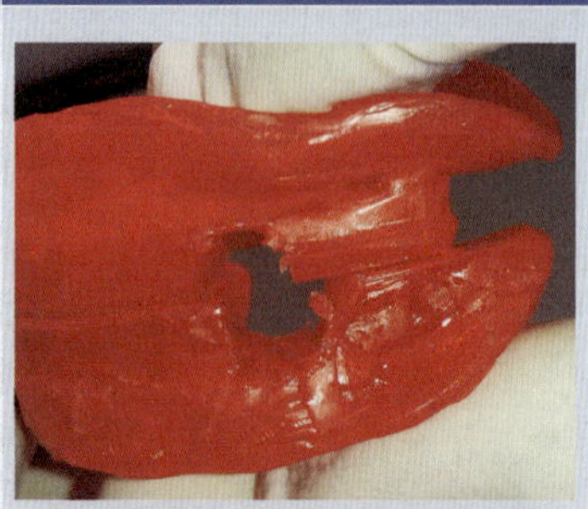 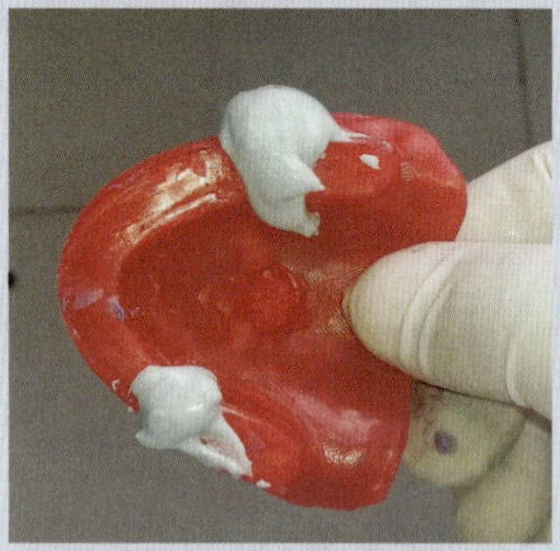 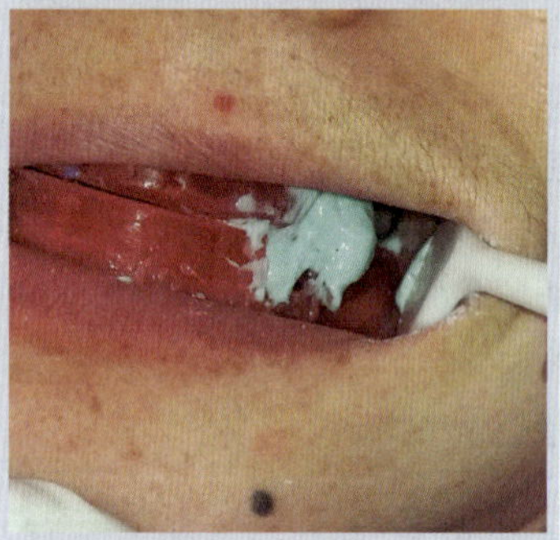		
5	记录标志线	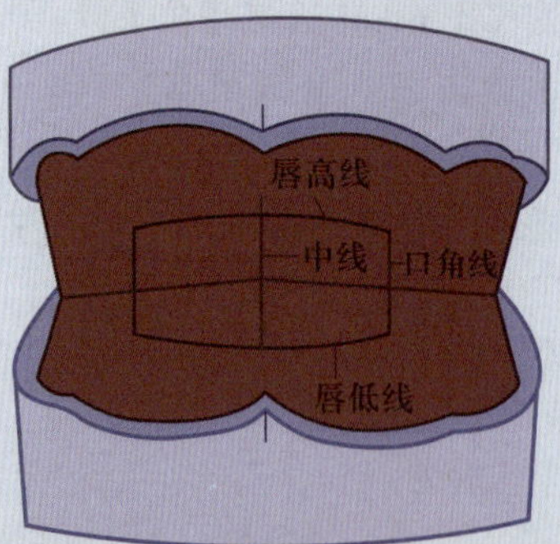	用䝼托记录颌位关系后，由医师在䝼托的唇面记录标志线，作为选择前牙及其排列前牙的标志。包括中线、口角线、唇高线和唇低线	
		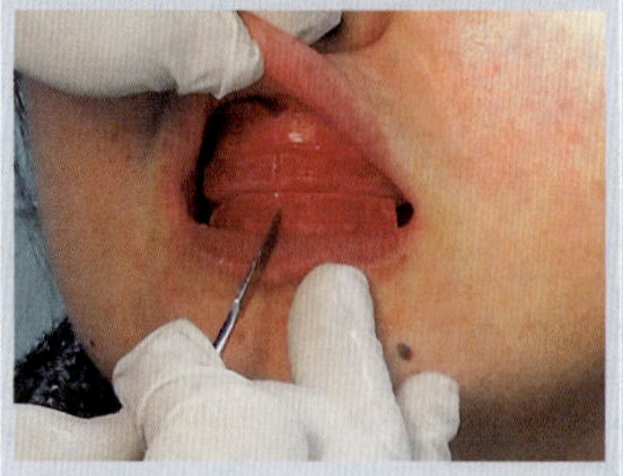	中线：面部正中的假想线	中线标志上、下颌中切牙近中接触点位置

续表

序号	操作流程	图示	方法步骤	临床意义
5	记录标志线	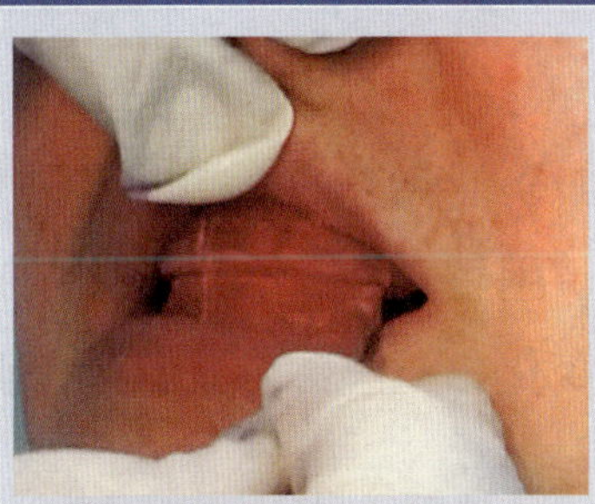	口角线：嘴唇闭合时在口角的位置上向殆托画的标志线	表示上颌尖牙远中的位置，也是前牙区选择人工牙宽度的标准
		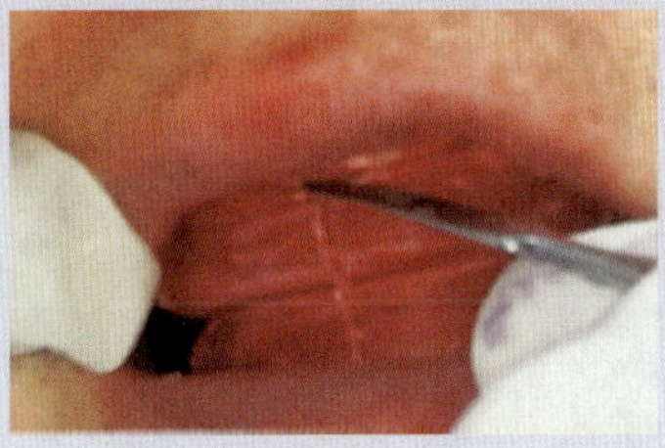	唇高线和唇低线：上、下殆托在口内就位后，嘱患者微笑时，以蜡刀在殆托上标记的上唇下缘和下唇上缘的位置线，也称笑线	笑线可以作为选择前牙区人工牙长度的标准：微笑时大约显露上颌中切牙高度的2/3，下颌中切牙高度的1/2

学习心得

知识平台

（一）相关名词

下颌姿势位：当人直立或端坐，两眼平视前方，口腔在不咀嚼，不吞咽，也不说话的时候，下颌处于自然状态，此时下颌对于上颌的位置关系。

息止颌间隙：下颌姿势位时，上、下牙列自然分开，脱离殆接触，从前向后保持着一个楔形间隙。

垂直距离：为天然牙列正中颌时，鼻底到颏底的距离，也就是面下 1/3 的高度。下颌处于休息位时，鼻底到颏底的距离称休息位垂直距离。

颌间距离：牙列缺失后，上下无牙颌牙槽嵴间形成的间隙即为颌间距离。

修复学殆平面：从上颌中切牙的近中切角到双侧第一磨牙的近中颊尖顶所构成的假想平面，该殆平面与鼻翼耳屏线平行，基本上平分颌间距离，并与上唇缘有一定的位置关系。修复学殆平面是指导排牙并形成平衡殆的基准线。

（二）垂直距离恢复不正确的影响

1. 垂直距离恢复过大

垂直距离恢复过大表现为面部下 1/3 距离增大，上下唇张开，勉强闭合上下唇时颏唇沟变浅，颏部皮肤呈皱缩状，肌张力增加，容易出现肌肉疲劳甚至颞下颌关节功能紊乱综合征。肌张力增大可使牙槽嵴经常处于受压状

学习心得

态，亦可使牙槽嵴因受压而加速吸收。由于息止𬌗间隙过小，在说话和进食时可出现后牙相撞声。垂直距离过大需张大口来进食，义齿容易出现脱位，使咀嚼效能下降。

2. 垂直距离恢复过小

垂直距离恢复过小表现为面部下 1/3 距离减小，唇红部显窄，口角下垂，鼻唇沟变深，颏部前突，呈苍老面容。用垂直距离恢复过小的𬌗托制成的全口义齿戴入患者口中，患者无外观变化，息止𬌗间隙偏大，咀嚼肌张力减低，咀嚼效能较低。

颌间距离过大或过小，临床上均易造成患者的颞下颌关节紊乱综合征的发生。

（三）水平颌位关系

1. 确定水平颌位关系

确定水平颌位关系即确定正中关系位，正中关系位指下颌髁突位于关节凹居中，而不受限的生理后位。只有在这个位置，患者才觉得颞下颌关节不紧张、舒适，咀嚼肌力大，咀嚼效能高。

2. 确定全口义齿正中𬌗

由于有天然牙列的正常𬌗者，其正中𬌗位位于正中关系位的前 1 mm 的范围内，因此全口义齿的正中𬌗可以建立在患者的正中关系位，或以正中关系位为参照，建立在正中关系位稍前方，以达到患者下颌自然后退并舒适可重复的位置为准。

（四）校正垂直距离和正中𬌗关系

将上下颌𬌗托从口内取出，修去下颌𬌗托蜡堤边缘多余的蜡后再戴入口内，嘱患者用双侧后牙区反复自然咬合，观察上下𬌗托上的中线与口角线是否相对。

（1）检查垂直距离是否合适，用前述确定垂直距离方法进一步核对。也可用发音法进一步验证垂直距离是否合适。如用发“M”音检查下颌息止颌位，用发“S”音确定最小发音间隙。

（2）检查正中关系是否正确，检查患者在反复咬合时𬌗托是否有前移或扭动。

方法 1：测颞肌法。术者用双手扪及两侧颞肌前部，让患者做咬合动作，如两侧颞肌收缩有力，且左右肌力一致，说明下颌没有前伸，也没有偏向一侧；如果收缩无力，表明下颌有前伸；若左右肌力不一致，说明下颌有偏斜，

学习心得

一般偏向有力的一侧。

方法2:测髁突动度法。术者将两手小指分别插入患者外耳道前壁,让患者做咬合动作,感觉并比较咬合时两侧髁突向后撞的力是否等量。髁状突动明显,说明该位置是正确的正中𬌗关系;若髁突动度不明显,说明下颌有前伸;若左右动度不一致,说明下颌有偏斜,一般偏向冲击力强的一侧。

方法3:面型观察法。在上述综合检查的基础上,医生在为患者诊治的过程中,应注意患者在自然状态下的侧貌轮廓,特别要注意下颌与面中部的前后位置关系。记录垂直距离后,如果从患者的侧面看,下颌的前后位置无变化,说明下颌无前伸。若发现下颌较自然状态时偏前了,表明下颌前伸。

各项检查完全合适后,用热蜡刀将上下𬌗托粘在一起,然后轻轻从口中取出。

若重复咬合时上下𬌗托的中线不能一致,可在下颌𬌗托上重刻中线与上𬌗托中线相对,再用上述方法校对正中𬌗关系。而后,再用垂直距离测量尺测量正中𬌗位时鼻底至颏底间的距离,看是否和取正中𬌗关系前测定的一致。

基本训练

选一选

1. 酒精喷灯中酒精的倒入量是(　　)。

   A. 不超过1/2　　B. 不超过2/3

   C. 不超过1/4　　D. 可以倒满

   E. 以上都不对

2. 酒精喷灯的点燃方式不正确的是(　　)。

   A. 酒精喷灯可以相对点燃　　B. 用打火机点燃

   C. 用纸借火　　D. 以上都正确

   E. 以上都不正确

3. 酒精喷灯熄灭火焰的方法(　　)。

   A. 用嘴吹灭　　B. 用手扇灭

   C. 用酒精喷灯盖直接盖　　D. 用酒精喷灯盖盖两次

   E. 以上都正确

搜索

颌位关系对排列人工牙的作用?

练习

利用思维导图整理学习笔记。

预习

上𬌗架的目的?

学习心得

任务七 上𬌗架

任务描述

全口义齿是为无牙颌患者做的𬌗重建修复。因此,正确的咬合关系确定和转移非常关键。当完成颌位记录后,必须转移并固定在𬌗架上,才能进一步排牙,才可以研究义齿的𬌗间接触关系和功能状态。

𬌗架是一种固定上下𬌗托和模型的仪器,又称咬合器。它具备与人体咀嚼器官相当的部件和关节,能模仿人体上下颌和颞下颌关节,能在一定程度上模拟下颌的运动,𬌗架与人体器官之间的不同只是精确度上的差异而已。目前为止还没有一种𬌗架能完全模拟下颌的运动。上𬌗架是将带有上下𬌗托的上下颌模型用石膏固定在𬌗架上,以便保持上下颌模型间的高度和颌位关系。同时借助于面弓将患者上颌对颞下颌关节的固有位置关系移到𬌗架上。这样,𬌗架就可在口外模拟患者的口内情况,以便排牙及排牙后的调𬌗,使在𬌗架上完成的全口义齿戴入口中,能接近或符合患者的实际情况。

任务目标

1. 掌握上𬌗架的操作流程及方法步骤。
2. 掌握𬌗架的种类与使用方法。
3. 熟悉前伸髁导斜度、侧方髁导斜度和切导斜度概念及其临床意义。
4. 了解面弓的使用方法及临床意义。

学习心得

子任务1　上𬌗架前的准备

任务实施

（一）模型准备

序号	操作流程	图示	方法步骤	注意事项
1	检查颌位记录	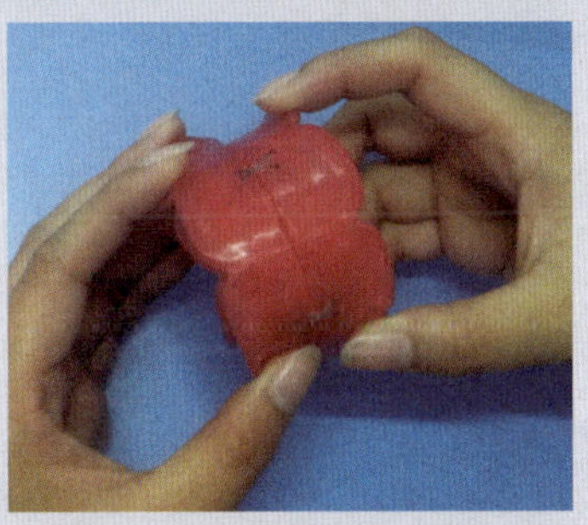	检查颌位记录的上、下颌蜡𬌗托是否牢固	不要使用蛮力而破坏𬌗托
2	模型修整	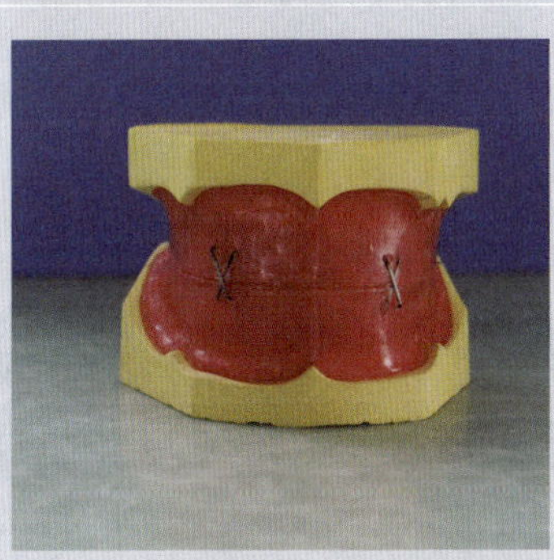	按照模型修整的方法步骤进行模型修整，达到底座厚度不少于10 mm，且平整，上颌底座修成七边形，下颌底座修成六边形	修整模型的过程中不要伤及工作区域，以及模型转折处
3	打固位沟	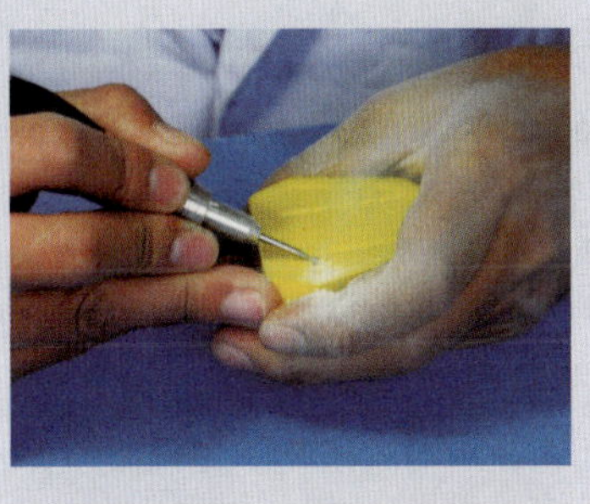	修整模型至合适的大小、厚度，用技工打磨机在模型底部刻“井”字形或“米”字形固位沟	也可以用小刀在模型底部周边刻“V”形或“U”形固位沟
4	模型浸水	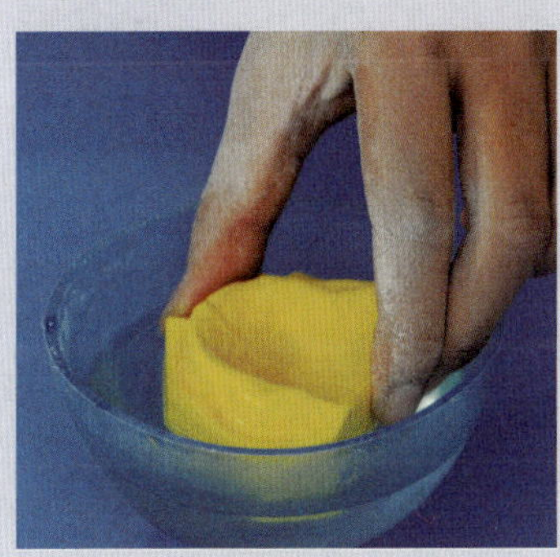	然后将模型放入水中，浸泡数分钟	避免与模型底座（或𬌗架）结合不良

学习心得

续表

序号	操作流程	图示	方法步骤	注意事项
5	加厚模型底座	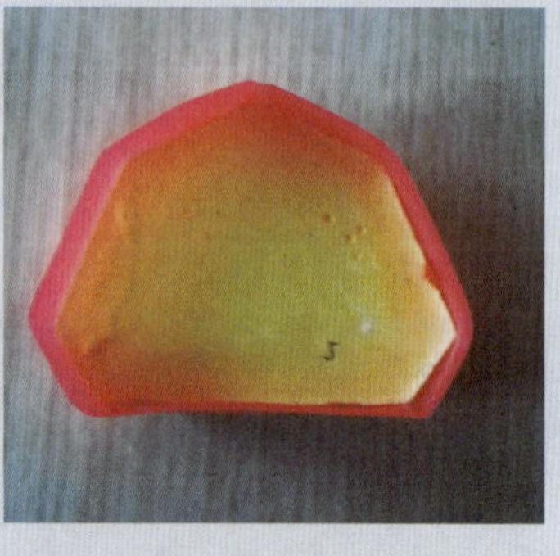	（1）红蜡片围模法：切取合适宽度红蜡片，沿模型底座周边贴合，用热蜡刀密封后灌注石膏； （2）成品橡胶底座模具灌注法：选择合适大小成品橡胶底座模具，灌注石膏	模型底座加厚高度，依据上颌架时模型底面与𬌗架上下颌体间距而定
6	雕刻固位沟	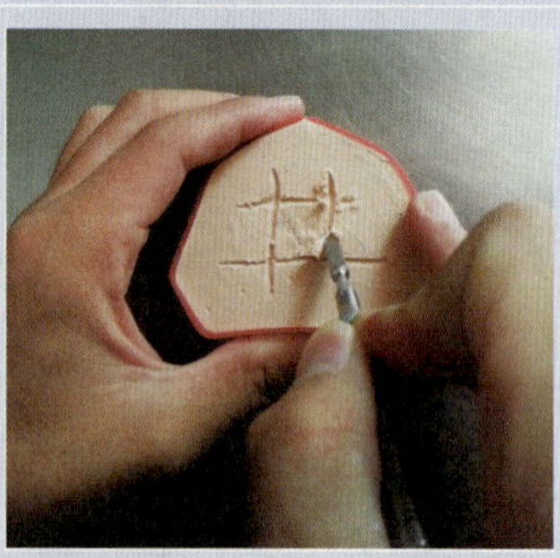	待石膏凝固后，从成品底座中取出模型（蜡片围模法去除蜡片），然后在模型底座上雕刻固位沟，以利于将模型固定于𬌗架的架环上	在操作过程中注意保持模型干净、整洁，勿磕碰、损伤

（二）调整𬌗架

序号	操作流程	图示	方法步骤	注意事项
1	固定切导针	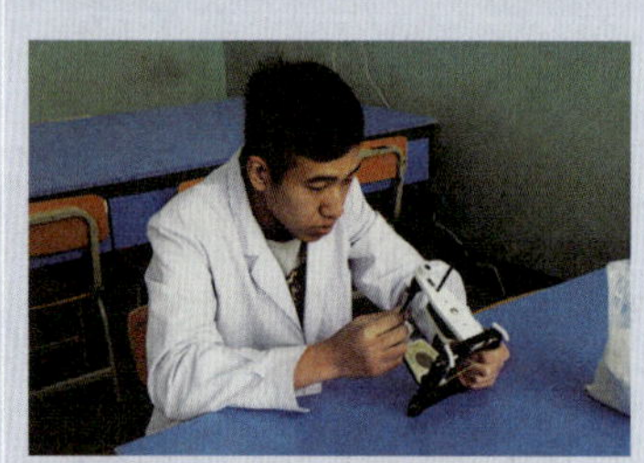	调整切导针，使切导针的上刻线与上颌体上缘平齐，然后固定切导针	切导针上刻线与上颌体上缘平齐时，上下颌体处于平行位置，此时切导针的下刻线位于上下颌体间平分线的位置
2	固定切导盘	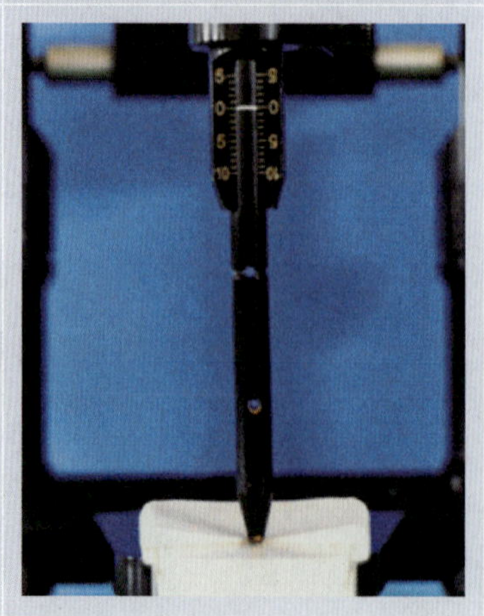	调整并固定切导盘，使切导针的下端位于切导盘的中央。切导盘面为水平位（0°）或约10°处	

学习心得

续表

序号	操作流程	图示	方法步骤	注意事项
3	调整前伸髁导斜度	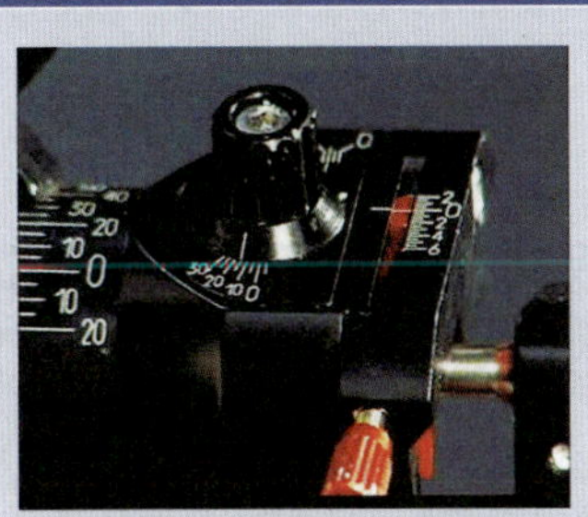	将两侧前伸髁导斜度固定在25°，使髁球紧贴髁槽前壁，拧紧固定正中锁	
4	调整侧方髁导斜度	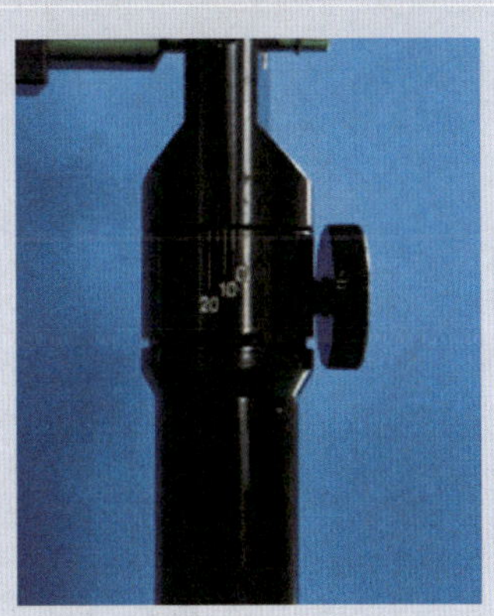	将侧方髁导斜度定于15°，拧紧螺钉使架环紧贴于上下颌体上	

知识平台

（一）相关名词

髁道：下颌在咀嚼运动过程中，髁突在关节凹内运动的道路称为髁道。

前伸髁道斜度和前伸髁导斜度：下颌在做前伸运动时，髁突在关节凹内向前下方运动的道路称为前伸髁道。前伸髁道与眶耳平面的夹角称前伸髁道斜度。人体上的前伸髁道斜度转移到殆架上，称为前伸髁导斜度。转移髁道斜度时要借用前伸殆关系记录来完成。

侧方髁道斜度和侧方髁导斜度：下颌在做侧方运动时，髁突在关节凹内向前内方运动的道路称为侧方髁道。下颌做侧方运动时，非工作侧髁道与正中失状面形成的夹角。称为侧方髁道斜度。人体上的侧方髁道斜度转移到殆架上，称侧方髁导斜度。

切导斜度：下颌从正中咬合做前伸运动时，下前牙切缘沿上前牙舌面向前下方运动的道路称切道，切道与眶耳平面的夹角称切道斜度。人体上的切道斜度转移到殆架上，称切导斜度。

Balkwill 角：从髁突中心至下颌中切牙近中邻接点连线，与殆平面所构成的交角，称为 Balkwill 角，正常平均约为 26°。

学习心得

Bonwill 三角：下颌骨双侧髁突中心与下颌中切牙近中切角接触点相连，构成一个等边三角形，其边长为 10.16 cm，称为 Bonwill 三角。

（二）相关设备

1. 微型电动打磨机

名称	图片	操作方法	维　护	注意事项
微型电动打磨机	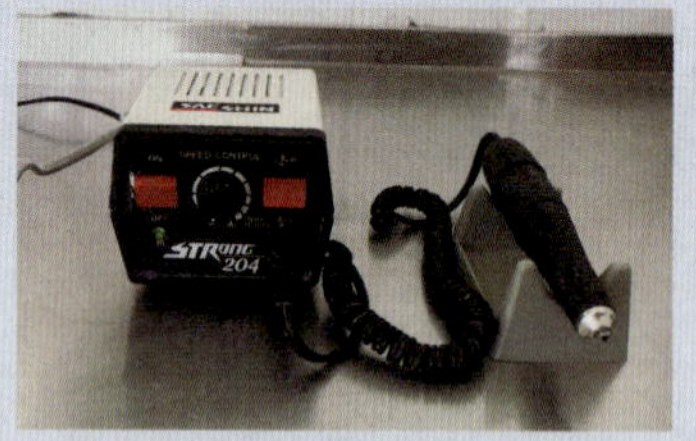	（1）将微型电动机电源插头插在控制器上； （2）接通电源； （3）按需要选择旋转方向； （4）选择合适车针并安装到打磨夹头上，确认安装是否正确； （5）将微型电机调速旋钮调至最低速； （6）启动电源开关； （7）根据需要调整转速； （8）工作结束后切断电源	（1）经常保持机头的清洁和干燥； （2）定期清扫微型电机内的碳粉，防止电机短路	（1）每次启动时要从低速开始，根据需要逐渐加大速度，并仔细检查车针有无抖动； （2）车针柄有弯曲时切勿使用，因为弯曲的车针在高速旋转下由于离心作用可能发生危险

2. 𬌗架

𬌗架是一种可以转移、测量、模拟人类颅颌结构和功能的器具，是医师与技师之间标准统一化的载体，亦是义齿制作中心各部门 / 员工之间进行工艺流程对接的工具。

（1）𬌗架的基本要求

1）能稳定、准确、可靠地重现下颌正中关系位。

2）能转移、重现铰链轴与上颌的位置关系。

3）能重现下颌对上颌的各种非正中颌位关系。

4）能重现模拟患者个体下颌运动特征。

5）能精确测量和转移颅颌结构与功能。

（2）𬌗架的种类

1）简单𬌗架：又称不可调节𬌗架（non adjustable articulator）仅能满足重现正中关系位的要求。简单𬌗架分为单向运动式𬌗架和多向运动式𬌗架（平均值𬌗架）。

2）半调节𬌗架：是具有部分可调节功能的𬌗架，多数𬌗架的可调节范围是前伸髁导斜度，而侧方髁导斜度、切导斜度等其他功能不可调节。

3）全调节𬌗架：是一种可以模拟人类颅颌结构和功能并可以进行调节的𬌗架系统。

名称		图片	特征与功能	注意事项
简单𬌗架	单向运动式𬌗架	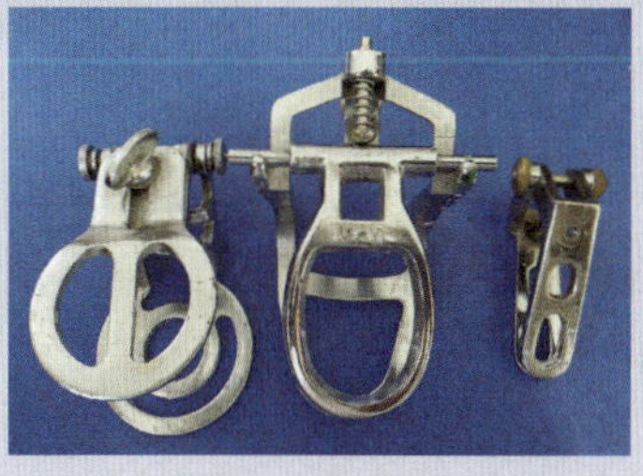	由上、下颌体架环和一个铰链轴组成。仅能保持上下模型的位置并以穿钉为轴作上下开闭运动。它能模拟下颌的开闭口运动	该铰链轴位置并非由患者转移过来，因此，其开闭弧与患者的铰链开闭口弧并不相同
	多向运动式𬌗架（平均值𬌗架）	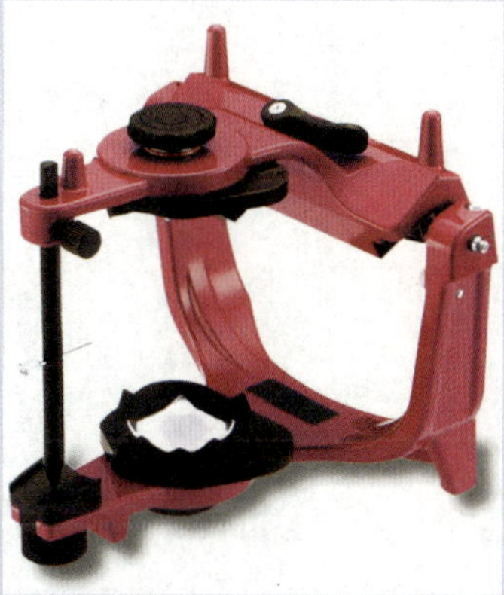	多向运动式𬌗架又称平均值𬌗架。按正常人平均值设置固定的前伸髁导斜度、侧向髁导斜度和切导斜度、Balkwill 角、Bonwill 三角、髁间距。可在一定程度上模拟下颌的前伸及侧方运动，但不能反映患者上颌与颞下颌关节的固有关系。 平均值𬌗架的平均值：髁间距 105±5 mm，前伸髁导平均值为 25°，侧方髁导平均值约为 15°，切导平均约为 10°，铰链轴是用面部表面标志确定“经验铰链轴”，通常取耳屏至外眦连线上，由耳屏向前 13 mm 处	该𬌗架同样未曾转移患者的铰链轴位置，其设定的髁导和切导与患者实际的髁导、切导之间也存在差异。使用时应对这些因素予以考虑。平均值𬌗架的角度、数值均采用了平均数据，不可否认其模拟重现性与人体的运动轨迹相比，类似性较差。简单𬌗架与平均值𬌗架，只能用于做嵌体、单个冠或对颌为天然牙的三单位固定桥，若制作全口义齿用平均值𬌗架，则全口义齿不能达到平衡𬌗，需在口内选磨调𬌗
半可调𬌗架		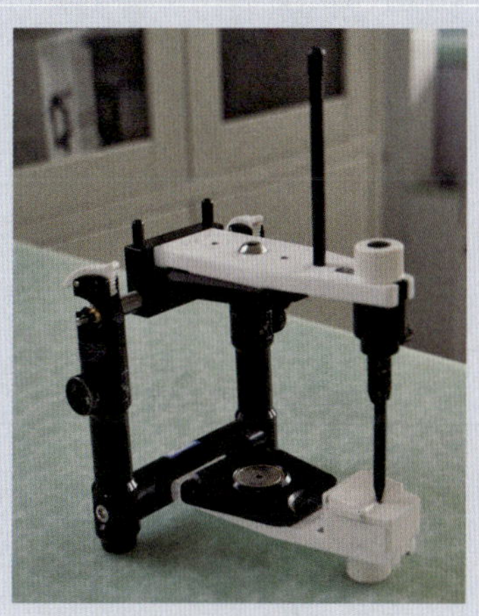	该𬌗架可根据患者的实际情况调节前伸髁导斜度，并可根据患者的情况或根据平均值调节侧方髁导斜度，需用面弓转移患者上颌对颞下颌关节的固有位置关系，能在很大程度上模拟患者的下颌前伸及侧方运动。可适用于全口义齿和复杂牙列缺损的修复	半可调𬌗架如果不配合面弓使用将产生前伸髁导斜约 10° 的误差，造成修复体与口腔显著不协调。该𬌗架不具备侧方髁导斜度及切导的数据，其误差更大

学习心得

学习心得

续表

名称	图片	特征与功能	注意事项
全可调𬌗架	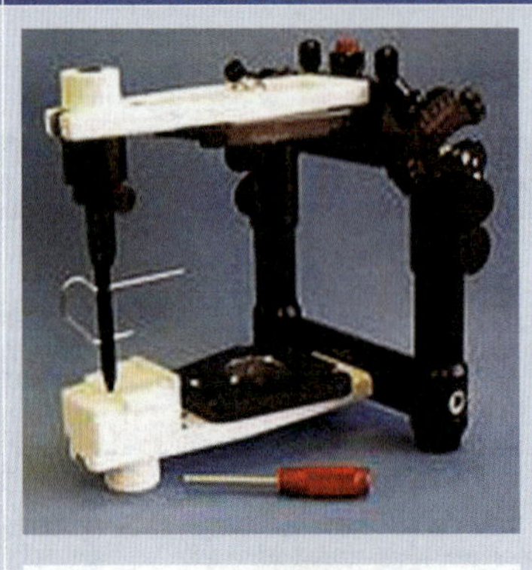 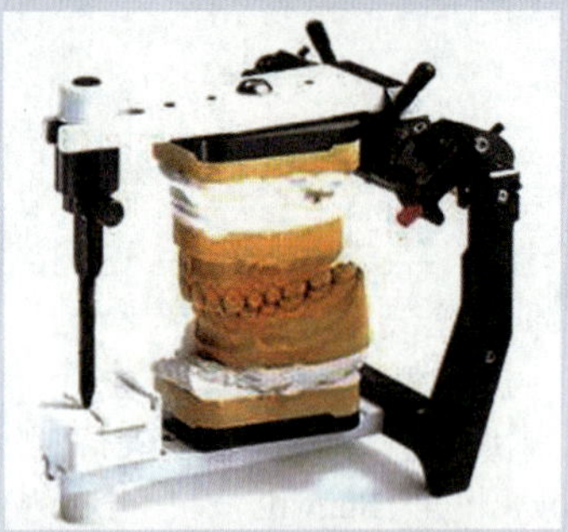	全可调𬌗架至少具备：(1)可以完全模拟人类颅颌结构和功能；(2)可以按照人类颅颌结构任意调节出不同数值的前伸髁导斜度、侧方髁导斜度及切导斜度；(3)可以精确的测量并转移出人类颅颌结构的不同数值并可指导进行人类的𬌗重建；(4)具备严格的标准统一性，可以作为医师与技师之间进行标准统一化的载体	这种𬌗架可将患者所有有关参数转移至𬌗架，仅适用于全口咬合重建或科研工作
面弓	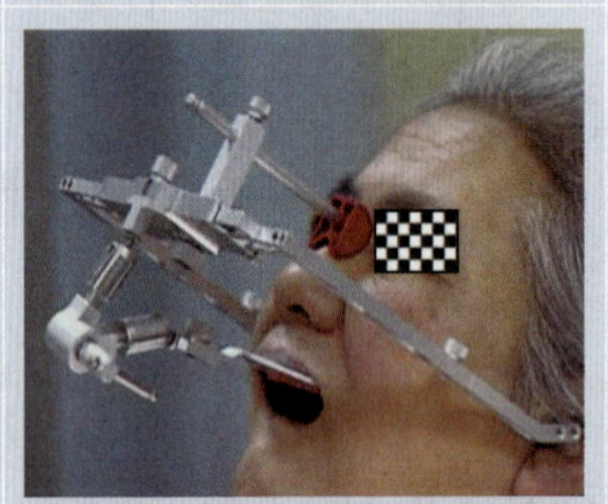 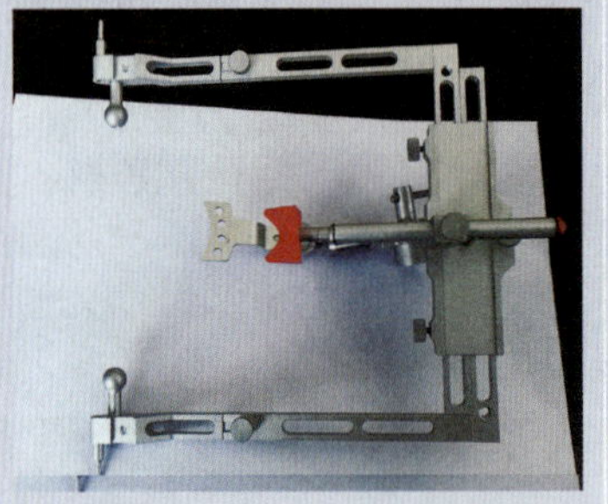		

基本训练

填一填

1. 模型浸水的目的是：______________。
2. 𬌗架的种类有______________、______________和______________。

练习

1. 调整𬌗架。
2. 运用思维整理学习笔记。

预习

上𬌗架的流程。

子任务 2 上𬌗架

任务实施

（一）上𬌗架（以 Hanau H 型半可调𬌗架为例）

序号	操作流程	图示	方法步骤	注意事项
1	确定并标记髁状突位置	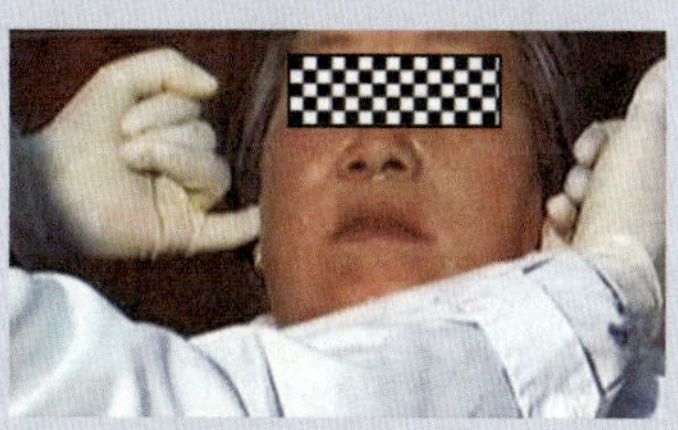	以两手小指分别抵触外耳道内，嘱患者做开闭口运动数次，髁突运动时撞击小指	双手小指触诊髁突位置，约位于外眦与耳屏中点连线上距耳屏约 13 mm 处，确定髁突外侧面中央部位置，并用记号笔标记
2	将𬌗叉插入𬌗堤	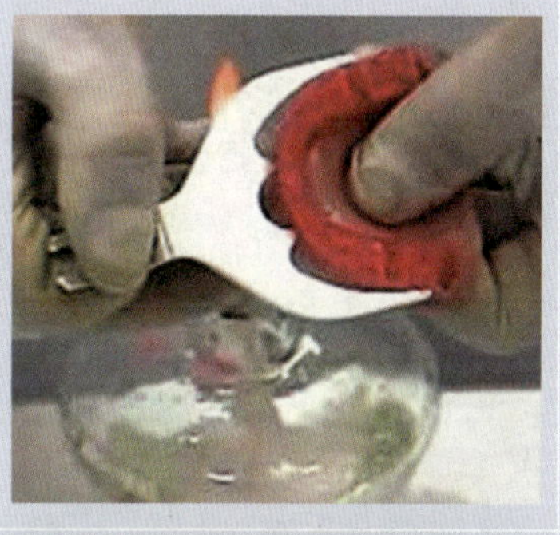	将𬌗叉尖烧热，使𬌗叉的叉尖与𬌗平面平行，在距𬌗平面约 5 mm 处将𬌗叉尖插入𬌗堤内，两小叉尖也要插入𬌗堤内少许，以增加固位及稳定性	𬌗叉柄上的中央刻线应对准上𬌗堤的中线，叉柄应垂直于面弓体的中段
3	𬌗托就位	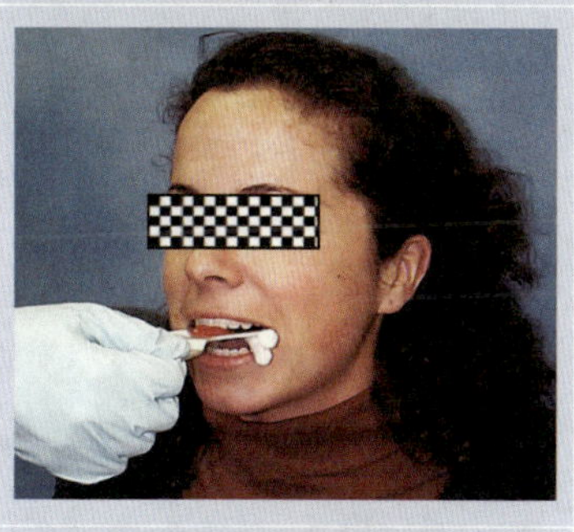	将下𬌗托和附有𬌗叉的上𬌗托分别就位于口中	按正中颌位记录使上下𬌗托咬合在一起
4	连接弓体	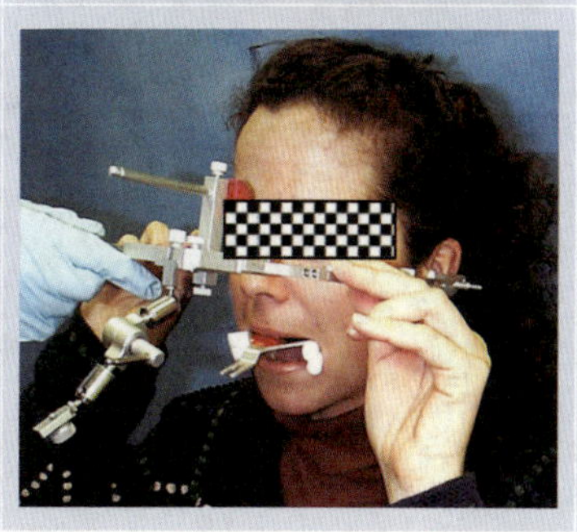	将𬌗叉柄套进定𬌗夹的穿孔，两髁梁内侧抵于髁突外侧面中央部的标记，调节两髁梁于相同的刻度上，扭动螺钉固定住髁梁	

学习心得

学习心得

续表

序号	操作流程	图示	方法步骤	注意事项
5	固定面弓与𬌗叉	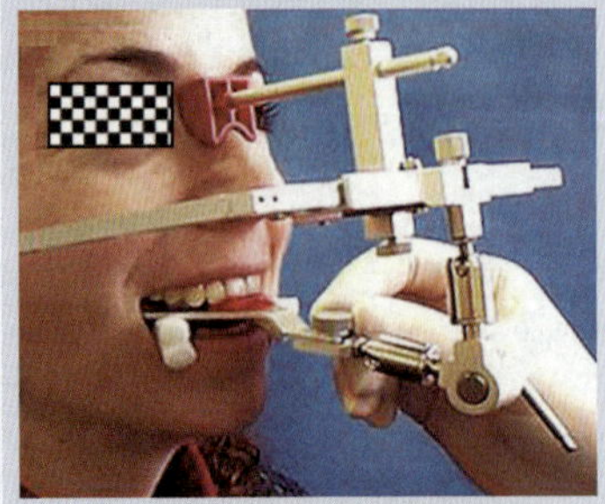	扭紧螺钉，将𬌗叉柄与定𬌗夹及弓体固定于一起	
6	取上𬌗托	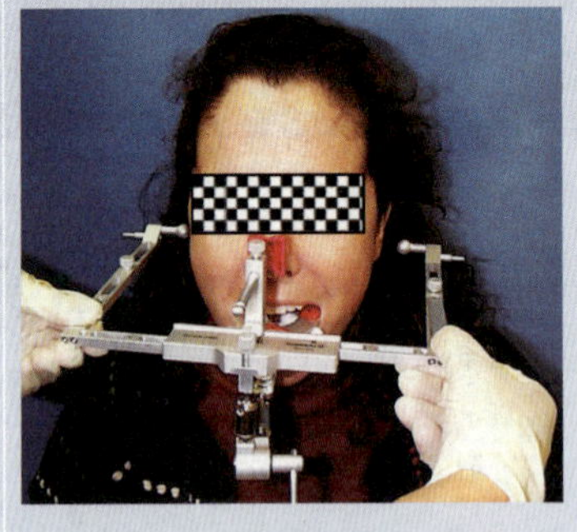	松开固定髁梁的螺钉，将连在一起的面弓、𬌗叉及上𬌗托从口内整体取出	上𬌗托借𬌗叉固定在弓体上
7	固定髁梁		将两髁梁的内侧端分别套在髁架的髁杆外侧端上，调节两髁梁于相同刻度后，拧紧螺钉，固定髁梁于髁杆上	
8	取下颌托	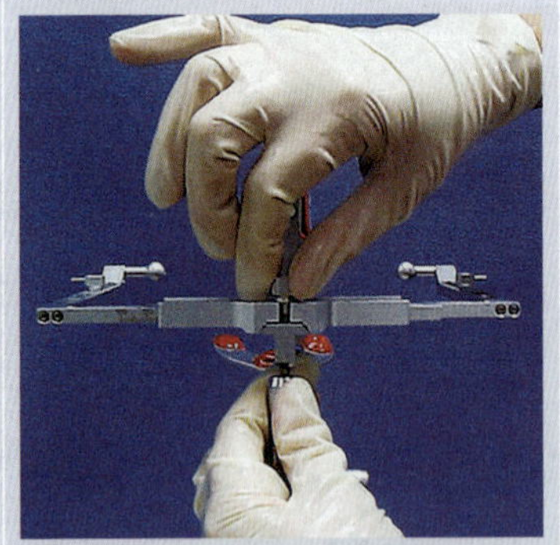	将固定万向节的螺栓从面弓上旋松，轻轻取下连带𬌗叉和𬌗托的万向节	注意要避免万向节变形
9	调和石膏	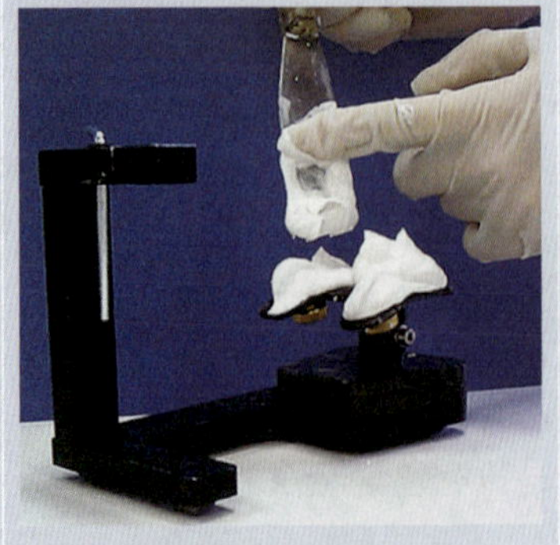	调和石膏放置在𬌗托转移平台上	

续表

序号	操作流程	图示	方法步骤	注意事项
10	将颌托固定于转移台上	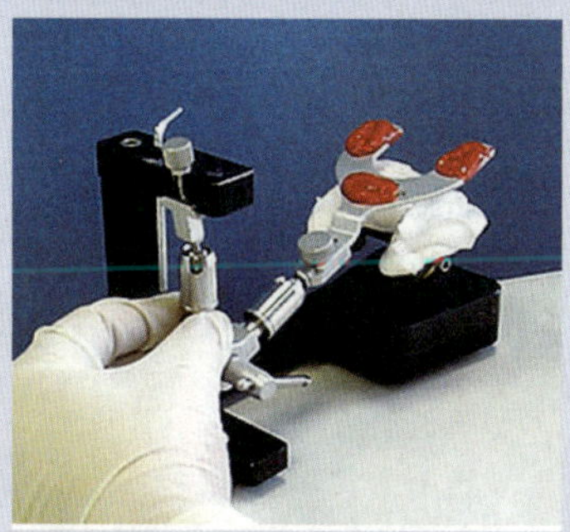 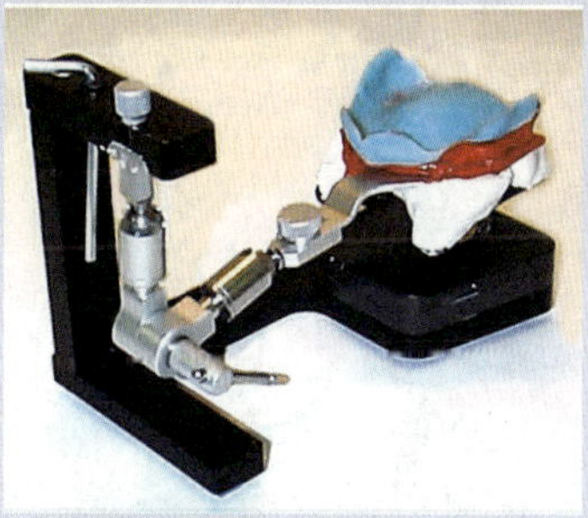	将连带𬌗托的万向节就位在转移台上并固定	调整𬌗托底座与万向节上的𬌗托轻轻接触，注意不要引起万向节变形移位
11	松开万向节螺丝	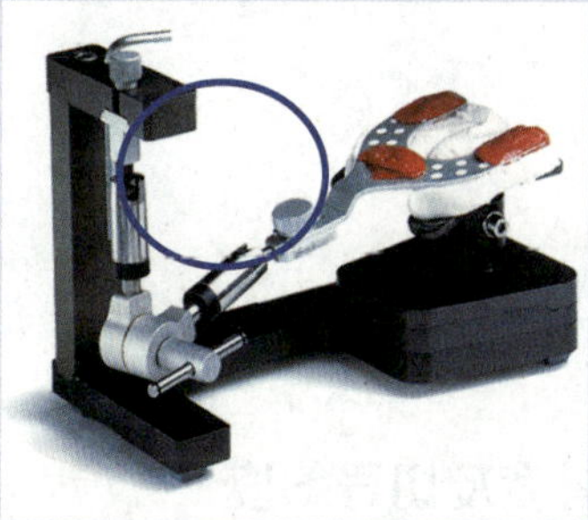 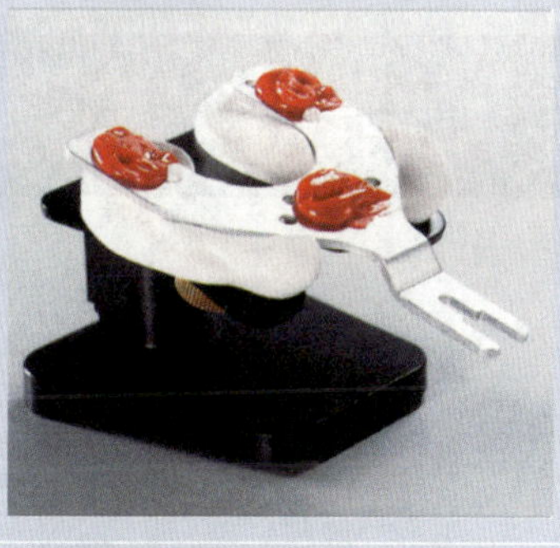	石膏凝固后，松开万向节固定螺丝，将万向节与𬌗托分离	注意不要改变𬌗托平台的高度和位置，准备转移到架上
12	将转移台固定到下颌体磁性底座上	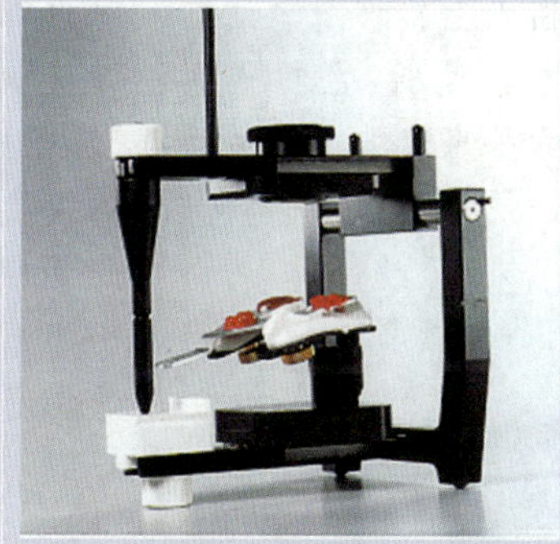	将连带𬌗托的磁性转移平台转移到𬌗架的磁性底座上	

学习心得

学习心得

续表

序号	操作流程	图示	方法步骤	注意事项
13	上颌模型就位固定	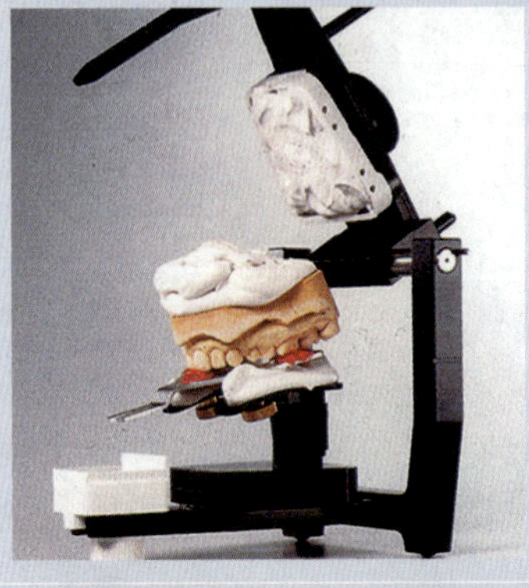	将上颌模型就位于上𬌗托上（或塑胶记录）并用石膏固定	不要引起转移台移位
14	倒置𬌗架固定下颌模型	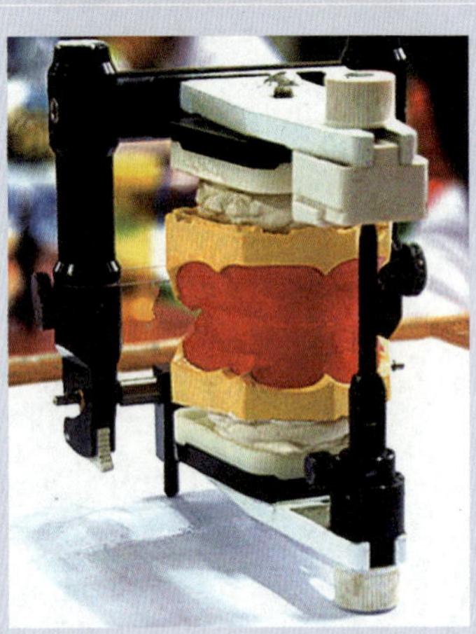	上颌石膏初凝后，将𬌗架倒置，按照颌位记录将颌关系对位后，用石膏将下颌模型与下颌体固定	

（二）确定前伸髁导斜度、侧方髁导斜度及切导斜度

序号	操作流程	图示	方法步骤	注意事项
1	取前伸𬌗关系记录	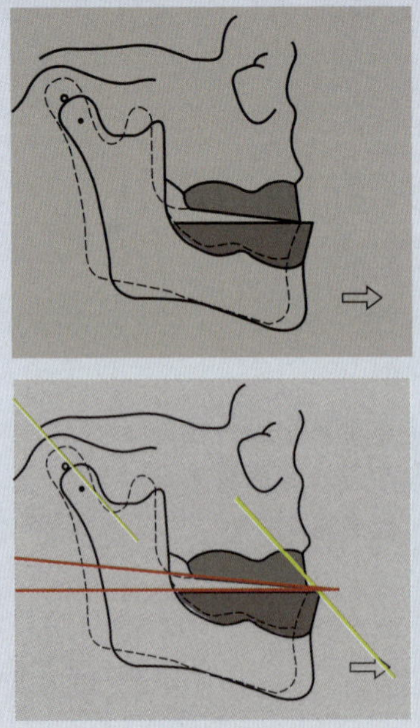	临床上转移患者的髁道斜度时，主要借用的是患者的前伸关系记录来完成的	当上下𬌗托戴入口内并下颌向前伸约 6 mm 咬合时，只有𬌗托前缘接触，后部（牙）出现一个不接触的楔状间隙，利用此间隙即可转移出患者的前伸髁导斜度

续表

序号	操作流程	图示	方法步骤	注意事项
1	取前伸𬌗关系记录	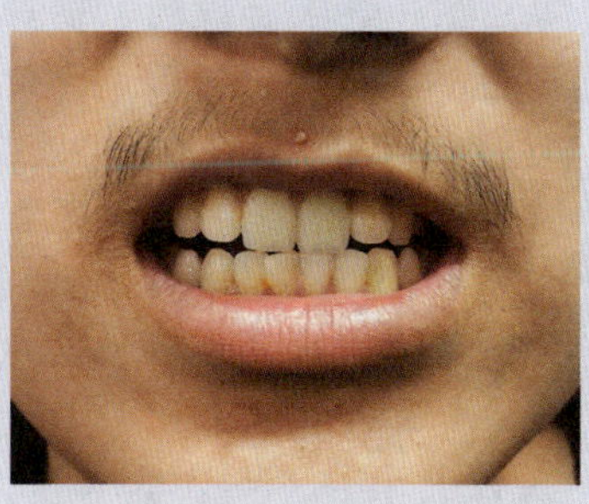	将上𬌗堤表面涂少许石蜡油，将上下𬌗托放入口内。将蜡片烤软并卷叠成宽 7~8 mm、厚 3~4 mm 的马蹄形，放在下颌蜡𬌗堤上面，嘱患者下颌前伸 6 mm 左右并轻轻咬住𬌗托，待蜡片变硬后取出洗净	此时在上下𬌗托间形成的三角形间隙已被软蜡占据，注意上、下𬌗堤中线应保持一致
2	在𬌗架上调节出前伸髁导斜度	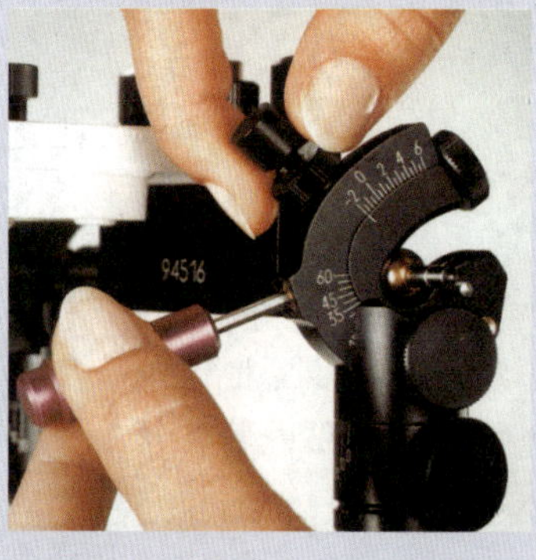	松开𬌗架上的两侧正中锁和固定髁槽的螺钉	
		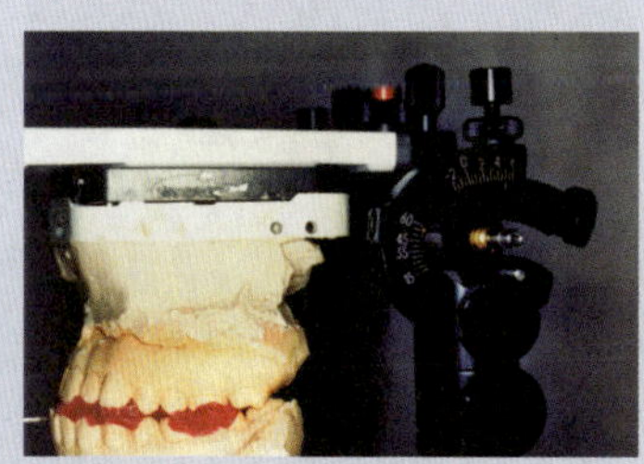	将上、下𬌗托放回模型上，并将前伸记录的蜡片放于下颌堤上	使上下托(牙列)与蜡记录接触紧密。这时在𬌗架上表现出的髁导斜度，就是患者的髁道斜度。将这一斜度固定下来，就完成了前伸髁导斜度的确定工作
		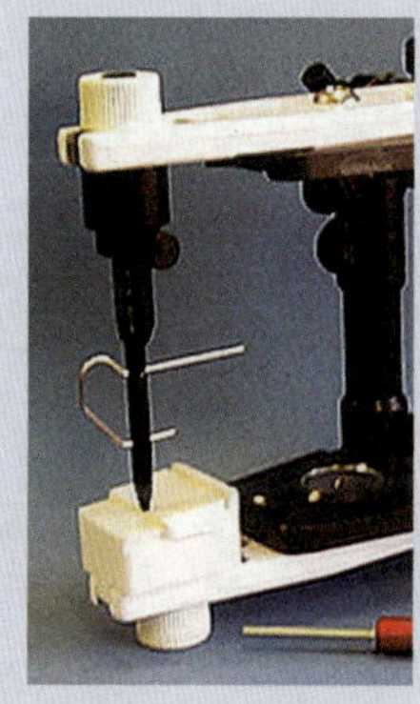	松开切导针，使其离开切导盘	

学习心得

学习心得

续表

序号	操作流程	图示	方法步骤	注意事项
2	在殆架上调节出前伸髁导斜度	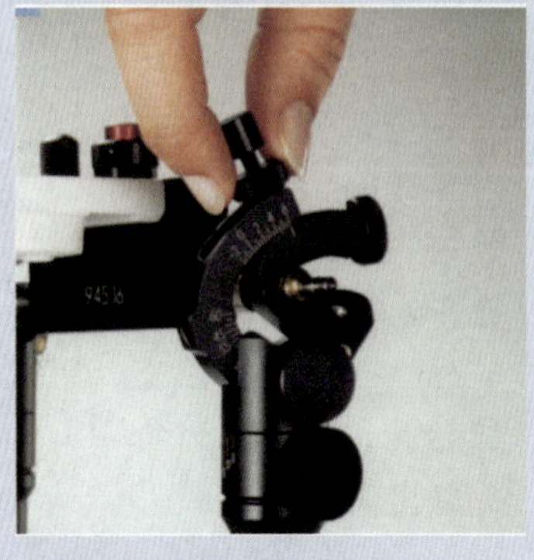	扳动固定髁槽的螺钉，推上颌体向后约6 mm，并前后来回移动，髁槽的倾斜角度便随之改变。当角度适中时，上殆堤殆平面与蜡记录表面完全接触，其组织面与上颌模型完全贴合时，此时髁槽倾斜的角度就是该患者的前伸髁道斜度	角度过大时，上殆堤后部与前伸蜡记录的后部不接触，前部接触。角度过小时，后部接触，前部不接触。当角度适中时，上殆堤殆平面与蜡记录表面完全接触。 同法调节另一侧的前伸髁导斜度
		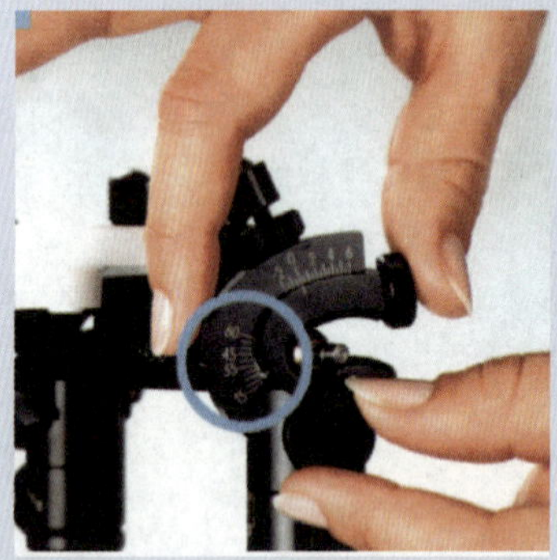	扭紧螺钉固定髁槽，取下蜡记录，将髁球固定在紧贴髁槽前壁的位置	上述方法的精确性受患者前伸距离的大小、蜡条的软硬程度、殆堤与蜡记录接触状况等多种因素的影响。因此为减少误差，通常做三次蜡记录，取最接近的两次的平均值
3	确定侧方髁导斜度	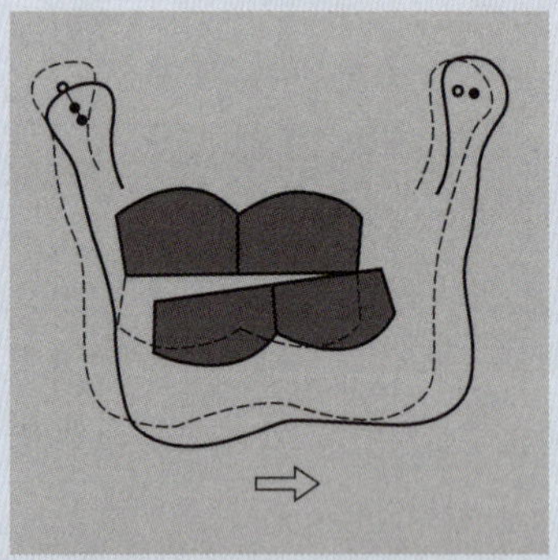 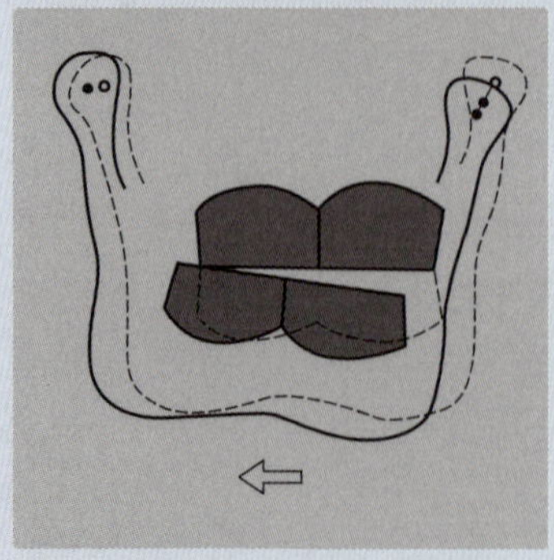	可以通过侧方运动时的蜡记录来求得，但一般是通过公式求得的。求出前伸髁导斜度（H）后，用Hanau公式计算得出侧方髁导斜度（L）。L=（H/8）+12。 如H=24°，则L=15°	下颌运动时，非工作侧髁突向前内方运动，与正中矢状面形成的夹角，将其转移到殆架上，则是调节侧柱与正中矢状面的夹角，即为侧方髁导斜度

续表

序号	操作流程	图示	方法步骤	注意事项
4	确定切导斜度	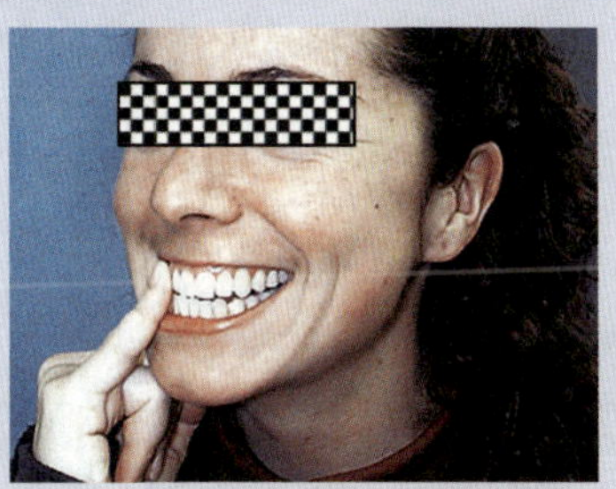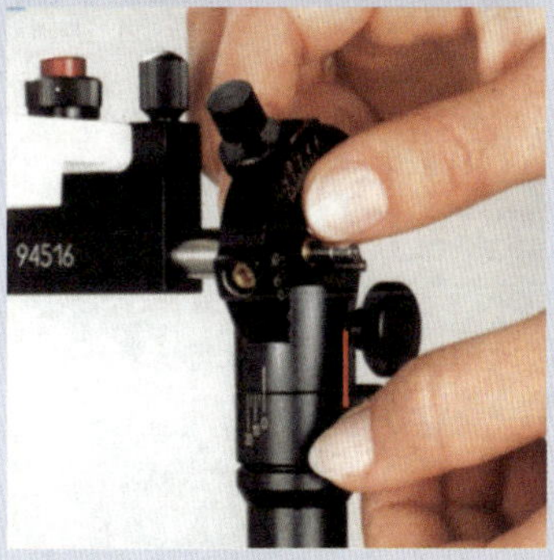	切导斜度是切导盘与水平面的夹角。当上下前牙排好，形成较小的切导斜度后，松开固定切导盘的螺钉，推切导针使上颌体后退至上下前牙切缘接触位。调节切导盘一直与切导针下端保持接触，此切导盘表面斜度就是所求的切导斜度	也可以先将切导盘固定在10°，当切导针顺切导盘面向后上方滑动时，使排列的前牙达到切缘接触。这是先定切导斜度，后使前牙切道斜度依之而定。前者是先定前牙的切道斜度，再使切导盘面依之而定切导斜度。上述两种方法都可以

(三) 不用面弓上𬌗架的方法

序号	操作流程	图示	方法步骤	注意事项
1	调拌石膏	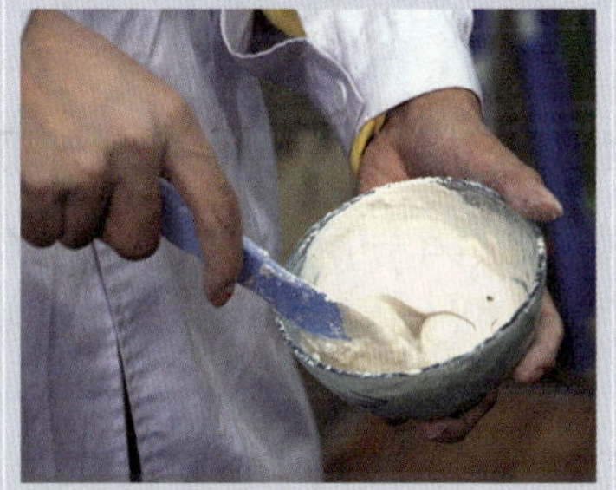	按照石膏材料的调拌比例在皮碗内进行调拌石膏	选择的是普通石膏，由于是下颌调拌得不宜过稀
2	固定下颌模型	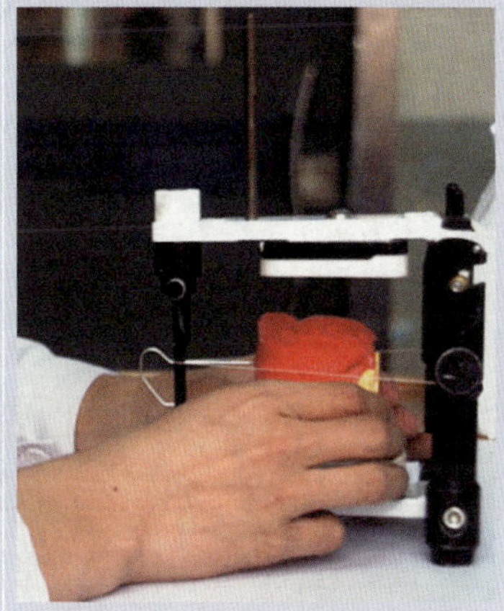	取适量石膏放入𬌗架的下颌托盘内，将下颌模型固定在𬌗架下颌体的架环上。使𬌗堤的中线正对切导针，𬌗堤的平面左右对称，并与下颌体平行，𬌗堤平面前缘与切导针下刻线平齐，𬌗堤左右居中	假想𬌗平面(皮筋)与上下𬌗堤𬌗平面重合，上下𬌗堤左右两侧距离皮筋相等，即𬌗托位于左右皮筋中间

学习心得

学习心得

续表

序号	操作流程	图示	方法步骤	注意事项
3	固定上颌模型	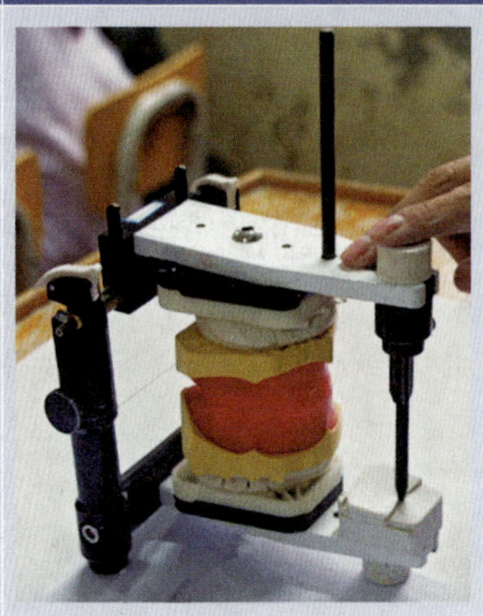	将调拌好的石膏材料取出放置在上颌模型底座上的上𬌗架环内，迅速闭合𬌗架	堆放石膏的量要适中，不可过多或过少

知识平台

（一）相关名词

𬌗平面：是一个假想平面，在解剖学研究中，为了准确记录与上、下颌牙咬合有关的下颌运动以及下颌骨或下牙列相对于上颌骨或上牙列的位置关系，常以下颌牙列为基准定义𬌗平面。

解剖学𬌗平面：从下颌中切牙近中邻接点到双侧下颌第二磨牙的远中颊尖所构成的假想平面。

修复学𬌗平面：在修复学中，𬌗平面还有另外的确定方法，即由上颌中切牙的近中切角（或近中邻接点）到双侧上颌第一磨牙的近中颊尖（或近中舌尖）顶所构成的假想平面。

（二）仿头模实验——转移颌位关系

将仿头模型上相当于髁突的位置作标记，将𬌗叉按要求插入𬌗堤。在两侧相当于髁突的位置按要求安放面弓，拧紧𬌗叉固定器的螺钉，取下连在一起的面弓，𬌗叉及上𬌗托。

（三）仿头模实验——上𬌗架

按要求将两侧髁梁内侧端套在𬌗架的髁杆外侧端上，调节两侧髁梁于相等刻度时固定。将𬌗叉固定器底面垫上石膏块或其他器物，使上𬌗托𬌗平面平行于水平面。将上颌模型平稳就位于上𬌗托上，用石膏固定上颌模型于上颌体架环上。取下面弓，𬌗叉加热并取下。将上、下𬌗托取下放回仿头模型上，咬在正中𬌗位，用热蜡刀将上下𬌗托烫在一起并整体取出，放在𬌗架倒置的上颌模型上。将下颌模型放在下𬌗托上，用石膏将下颌模型固定在下颌体架环上。

学习心得

（四）仿头模实验——确定前伸髁导斜度

从𬌗架上取下上下𬌗托分别就位于仿头模型的上下颌上，将烤软并折叠成三层的马蹄形蜡片放在下𬌗托的𬌗平面上，推下颌前伸约 6 mm，要求上下颌中线相对并闭合下颌，待蜡变硬后取下洗净，将上𬌗托撬离蜡记录。上下𬌗托分别就位于𬌗架上，松开正中锁和固定髁槽的螺钉，将上𬌗托就位于蜡记录上，前后扳动固定髁槽的螺钉，当上𬌗托𬌗平面与蜡记录完全接触，其组织面与上颌模型完全贴合时，此时的前伸髁导斜度就是患者的髁道斜度。扭紧螺钉固定髁槽，取下蜡记录，将髁球固定在紧贴髁槽前壁的位置。

（五）仿头模实验——确定侧方髁导斜度

当上下𬌗托戴入患者口中做侧方运动时，工作侧上下𬌗堤相互接触，而非工作侧的上下𬌗堤则相互离开，致使工作侧和非工作侧之间出现了一个三角形间隙，此现象是因为下颌在侧方运动过程中，非工作侧髁突在前后倾斜的关节凹内向前内方滑动所致，其非工作侧髁道与正中矢状面形成的夹角即为侧方髁导斜度。侧方髁道斜度当然也可以通过侧方运动时的蜡记录来求得，但一般是通过下面的公式求得的。

求出前伸髁导斜度（H）后，用 Hanau 公式计算得出侧方髁导斜度（L）。

$$L=\text{前伸髁导斜度}(H)/8+12$$

（六）仿头模实验——确定切导斜度

采用先定切导斜度为 10°的方法。

基本训练

选一选

1. 调整𬌗架时固定切导盘为（　　）。

A. 15°　　B. 20°　　C. 35°　　D. 40°　　E. 45°

2. 调整𬌗架时固定切导针为（　　）。

A. 15°　　B. 20°　　C. 35°　　D. 0°　　E. 45°

3. 髁导斜度为（　　）。

A. 15°　　B. 20°　　C. 35°　　D. 0°　　E. 45°

4. 侧柱度数为（　　）。

A. 15°　B. 20°　C. 35°　D. 0°　E. 45°

5. 上颌架前的准备为（　　）。

A. 打固位凹槽　B. 选择模型

C. 磨整模型　D. 以上都是

E. 以上都不是

练习

1. 上𬌗架操作技能。

2. 小组合作完成半可调𬌗架上𬌗架操作流程图。

预习

模型分析的目的。

上𬌗架

学习心得

任务八 模型分析

任务描述

模型分析是通过无牙颌模型上的一些解剖标志点，画出一些排牙辅助线，作为排牙时的重要参考依据。模型分析是全口义齿稳定性的基础，对于下一步指导人工牙的排列具有非常重要意义。每个无牙颌模型都关系到一个无牙的人的生活质量，良好的职业道德、高度的责任心，是为这些群体做出成功义齿的关键。因此，必须高度重视模型分析这一环节，尤其是对于初学者更为重要。模型中隐藏着许多信息，如中线、基托边缘封闭区等，只有通过这一环节的刻苦训练，才能逐步学会对模型中隐藏的信息进行揭示和处理。

任务目标

1. 掌握模型分析的目的、意义和方法。
2. 掌握无牙颌模型解剖标志点。
3. 锻炼学生独立分析问题、独立解决问题的能力。
4. 培养认真、严谨的工作作风。

子任务1 寻找上颌解剖标志点

任务实施

序号	名称	图示	解剖位置	临床意义
1	上颌唇系带	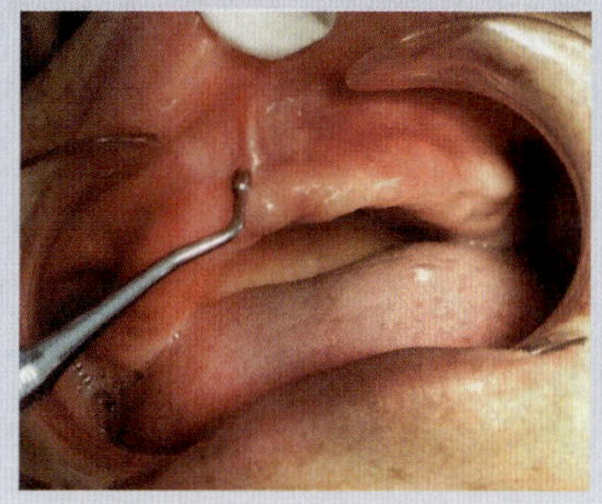	位于口腔前庭内上颌牙槽嵴唇侧正中矢状线上的一扇形或线形黏膜皱襞，是口轮匝肌在颌骨上的附着处	系带随着唇的功能活动而有较大的活动范围，对上颌全口义齿的固位有影响。因此，义齿基托边缘在此应形成“V”字形凹陷切迹，以适应系带的活动，有利于义齿的固位

学习心得

学习心得

续表

序号	名称	图示	解剖位置	临床意义
2	上颌颊系带	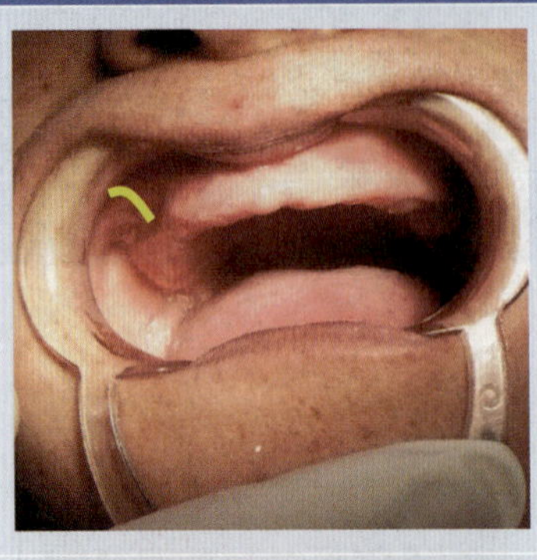	位于无牙颌相当前磨牙牙根处，呈扇形附着在牙槽嵴顶的颊侧黏膜皱襞，是提口角肌的附着处，数目不定	义齿基托边缘在此处应作切迹，以适应系带的活动，有利于义齿固位
3	上颌前弓区	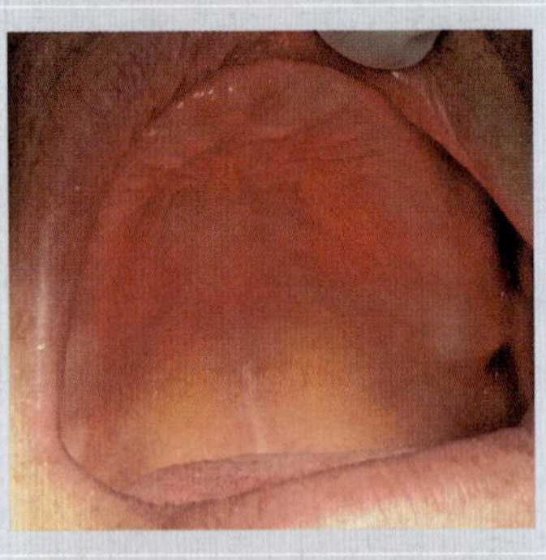	颊系带将口腔前庭分为前弓区和后弓区	前弓区的结缔组织疏松，无肌肉直接附着，在不影响上唇活动的情况下，应尽量将义齿唇侧基托伸展至黏膜皱襞，以获得良好的边缘封闭作用，利于义齿固位
4	上颌结节	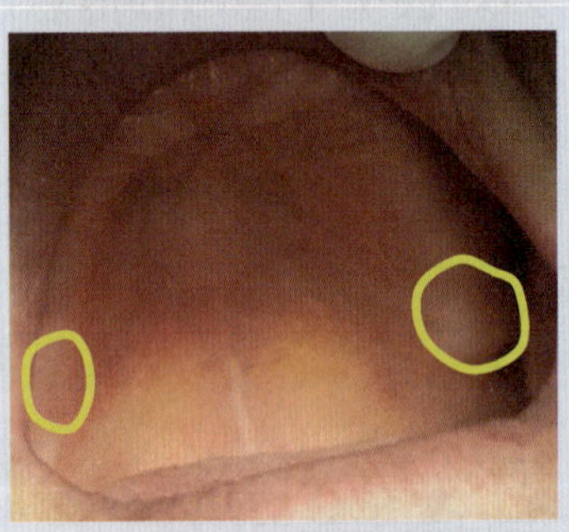	是上颌牙槽嵴两侧远端的球状骨突起，有颊肌附着，表面有黏膜覆盖。颊侧多有明显的倒凹，与颊黏膜之间形成颊间隙	上颌义齿基托的颊侧翼缘应充满此间隙，有利于义齿的固位和稳定
5	翼上颌切迹	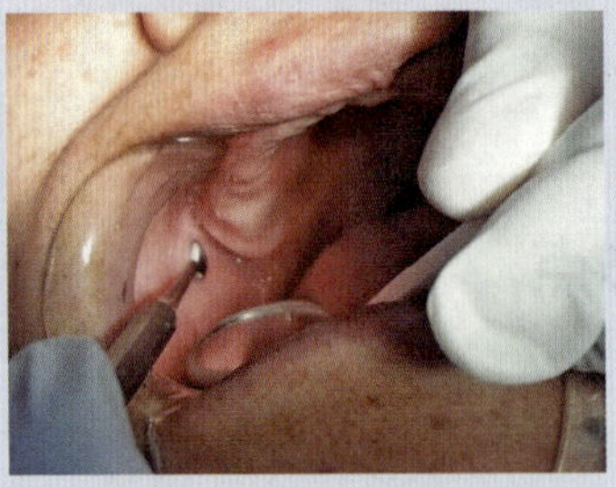	位于上颌结节之后，是蝶骨翼突与上颌结节后缘之间的骨间隙，表面覆盖黏膜，形成软组织凹陷	是上颌全口义齿两侧后缘的界限
6	切牙乳突	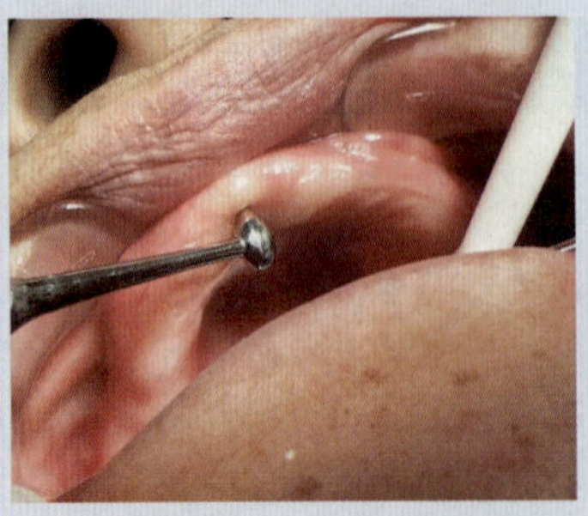	位于腭中缝的前端，上颌中切牙的腭侧。两个上颌中切牙的交界线应以切牙乳突尖端作为标准。对于上颌前部缺牙较多，唇侧骨板吸收明显者，上颌两侧尖牙牙尖顶连线应通过切牙乳突后缘	(1)覆盖该区的义齿基托组织面应做适当缓冲，以免压迫切牙乳突产生疼痛；(2)切牙乳突是上颌重要和稳定的解剖标志，它与上颌中切牙之间的距离是相对稳定的，因此可作为排列上颌中切牙的参考标志

续表

序号	名称	图示	解剖位置	临床意义
7	腭皱	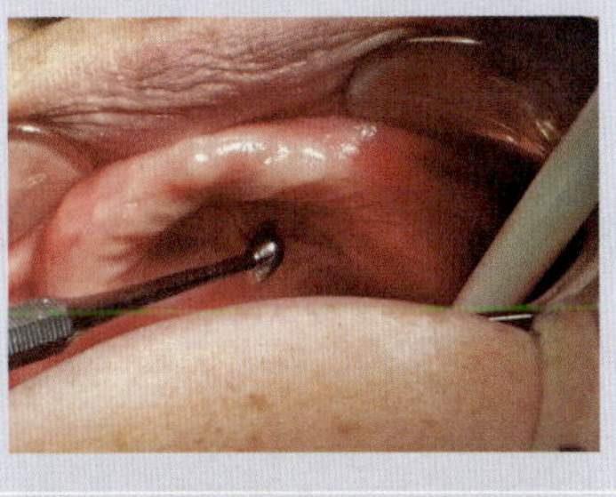	位于上颌腭侧前部腭中缝的两侧，为不规则的波浪形软组织横嵴	有辅助发音的功能
8	腭穹窿	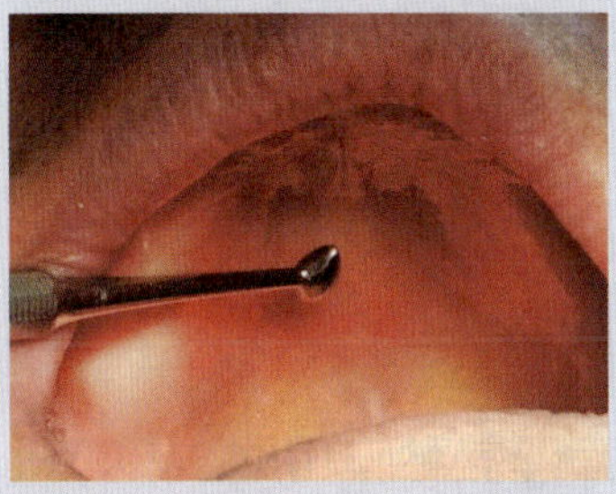	呈拱形，由软、硬腭组成，硬腭在前部	腭穹窿的形态可以分为高拱形、中拱形和平坦形三种
9	腭小凹	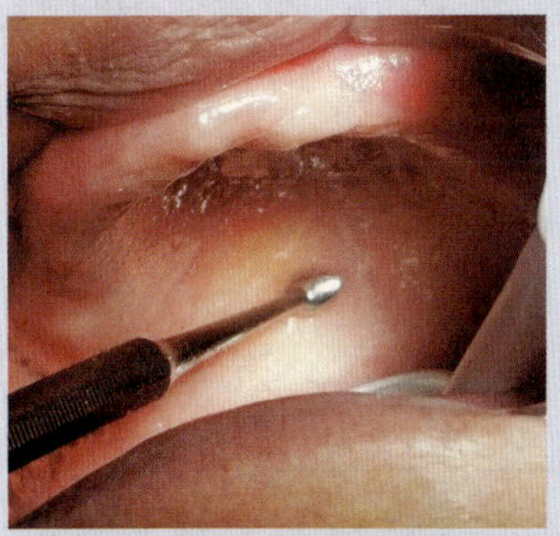	是口内黏液腺导管的开口，位于腭中缝后部两侧，软硬腭连接处的稍后方，为并列的两个小凹，左右各一个	上颌全口义齿的后缘一般应在腭小凹后方 2 mm 处
10	颤动线	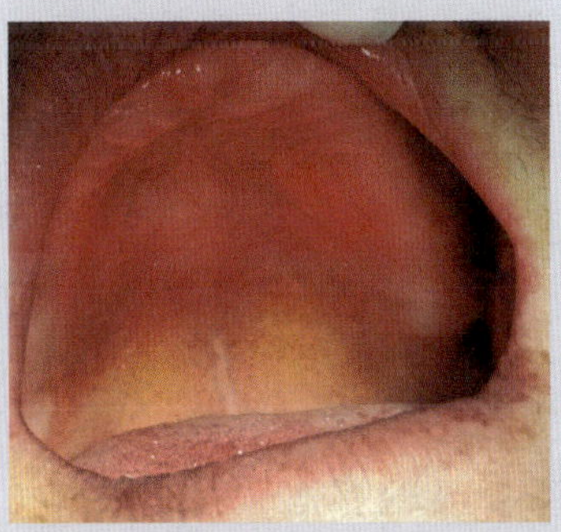	位于硬腭与软腭的交界部位。颤动线可分为前颤动线和后颤动线	在制取印模时，前后颤动线之间的区域可稍加压力，作为上颌全口义齿后缘的封闭区，称为后堤区。此区宽 2~12 mm，平均 8.2 mm，有一定的弹性
11	上颌牙槽嵴	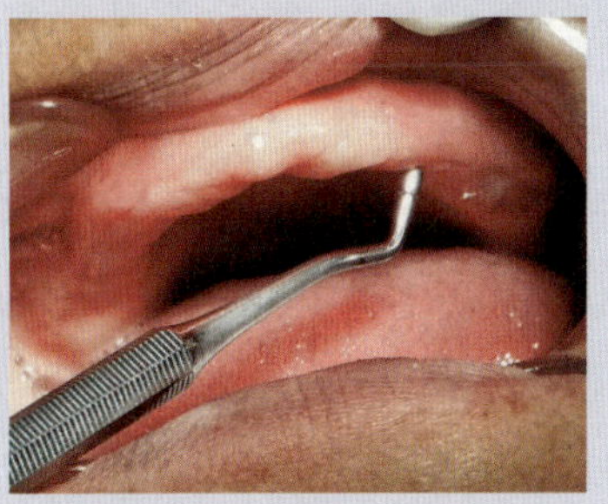	呈弓形，为上牙缺失后牙槽骨逐渐吸收而形成。其上覆盖黏膜，表层为高度角化的鳞状上皮，黏膜下层与骨膜紧密结合，是承受义齿咀嚼压力的主要区域	承力能力的大小与牙槽嵴的丰满度以及黏膜的弹性、厚度和可移动性等相关

学习心得

学习心得

续表

序号	名称	图示	解剖位置	临床意义
12	牙槽嵴顶线	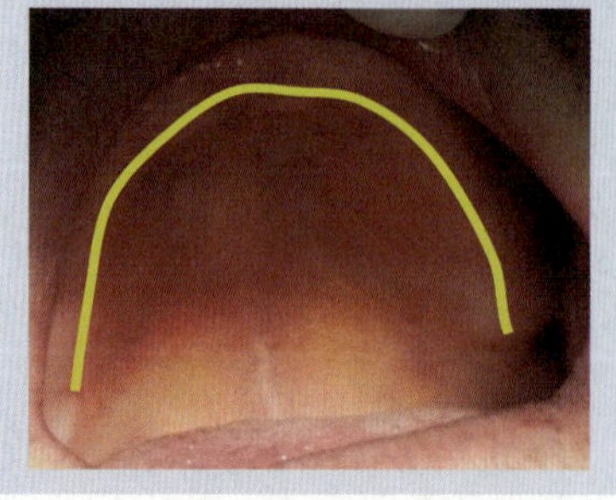	即正中点、左右尖牙及上颌结节(下颌为磨牙后垫)所连接的直线	

知识平台

相关名词

硬腭：呈穹窿状，是以骨为基础，表面覆盖黏膜构成。

软腭：为一能动的肌性膜样膈，厚约 1 cm，附着于硬腭后缘并向后延伸。

基本训练

填一填

1. 颊系带将口腔前庭分为__________和__________。

2. ____________________是上颌全口义齿两侧后缘的界限。

3. 腭皱的功能是________________。

4. 上颌全口义齿的后缘一般应在__________处。

5. 颤动线位于__________与__________的交界部位。颤动线可分为__________和__________。

练习

1. 在上颌无牙颌模型上描记解剖标志点。

2. 整理学习笔记。

预习

上颌无牙颌模型分析。

子任务 2 上颌模型分析（画上颌排牙辅助线）

任务实施

序号	操作流程	图示	方法步骤	临床意义
1	标记解剖标志点	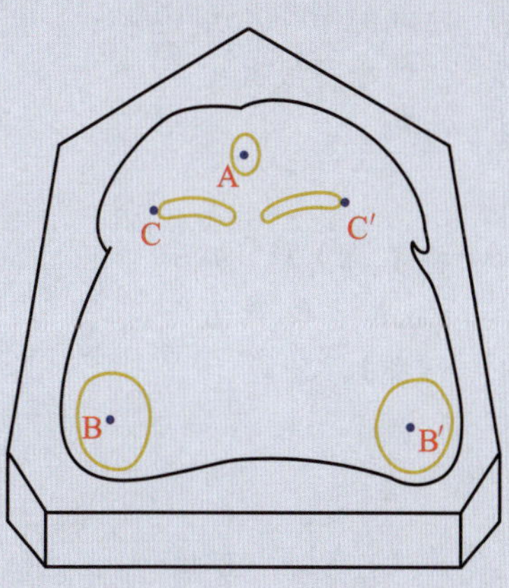	用铅笔在上颌模型上： (1)描记切牙乳突范围，并标记中心点 A； (2)描记上颌结节范围，并标记中心点 B、B′； (3)描记最大腭皱襞范围，并标记最外缘点 C、C′	以切牙乳突尖端作为确定人工牙列中线的依据，也作为上颌中切牙唇舌向位置的参考标志；上颌中切牙唇面距切牙乳突中点 8~10 mm；上颌两侧尖牙牙尖顶的连线应在切牙乳突中点前后 1 mm 范围内，或位于切牙乳突后缘
2	描记牙槽嵴顶线	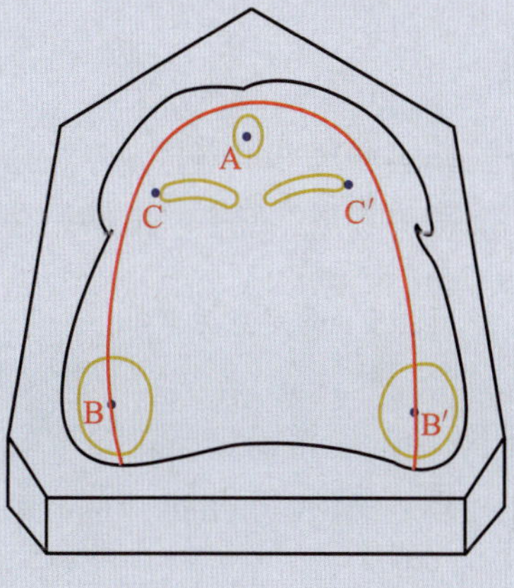	用铅笔描记牙槽嵴最高点连线，为牙槽嵴顶线	牙槽嵴顶线为排牙时确定人工牙唇(颊)舌向位置的参考
3	画前后牙槽嵴顶线	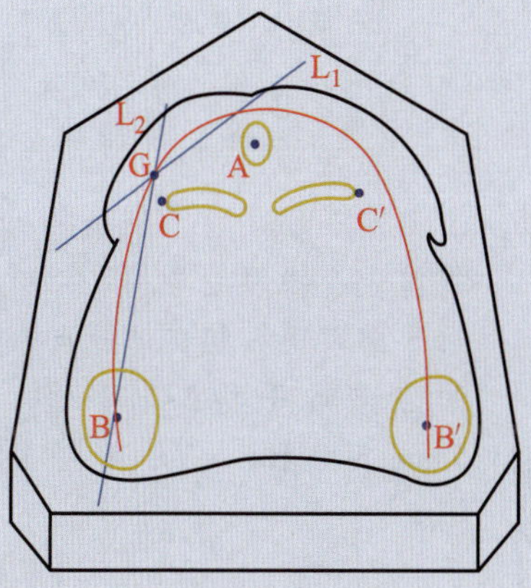	(1)画前牙槽嵴顶线 L_1，后牙槽嵴顶线 L_2； (2) L_1 和 L_2 相交于 G 点，该点为上颌尖牙的位置	正常情况下，后牙中央沟正对后牙牙槽嵴顶线，前牙位于前牙牙槽嵴顶线唇侧

学习心得

学习心得

续表

序号	操作流程	图示	方法步骤	临床意义
4	画 3|3 排牙辅助线	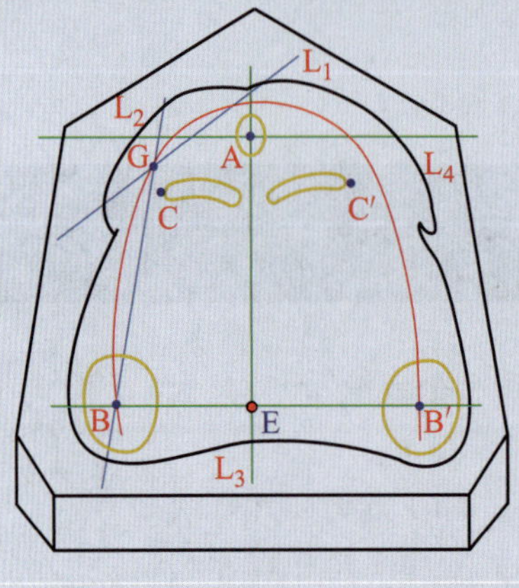	连接上颌结节中心点B和B′，并过切牙乳突中心点做垂直平分线L_3，通过切牙乳突中心点做上颌结节中心点连线的平行线L_4	L_4与L_1交点作为上颌尖牙排牙位置的参考
5	画 1|1 排牙辅助线	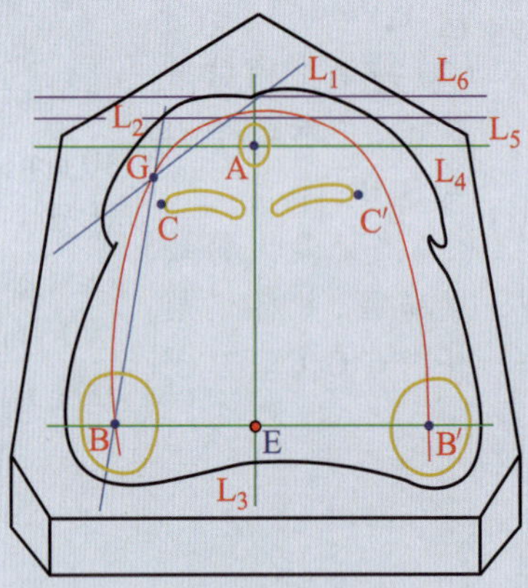	将L_4向唇方6~8 mm的位置做平行线L_5	此线为中切牙的位置
			将L_4向唇方8~10 mm的位置做平行线L_6	此线为中切牙唇面排列的界限
6	画 3|3 舌侧排牙辅助线	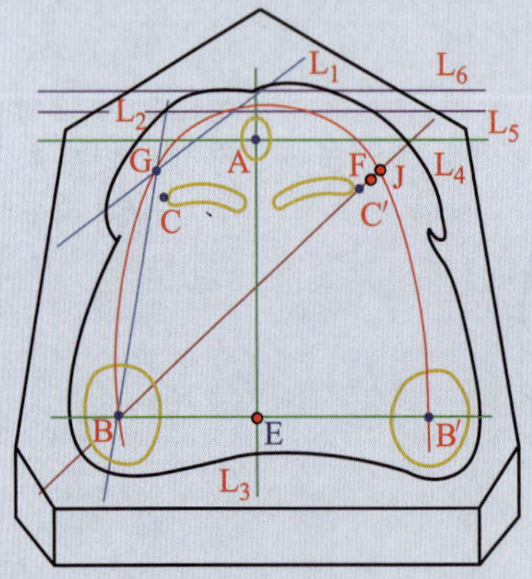	作上颌结节中心点与对侧最大腭皱襞点两点连线，并向外延伸2 mm定点为F	此点为尖牙舌侧颈缘点
			再向外延伸3 mm定点J	此点为上颌尖牙的中心点
7	画 4|4 排牙辅助线	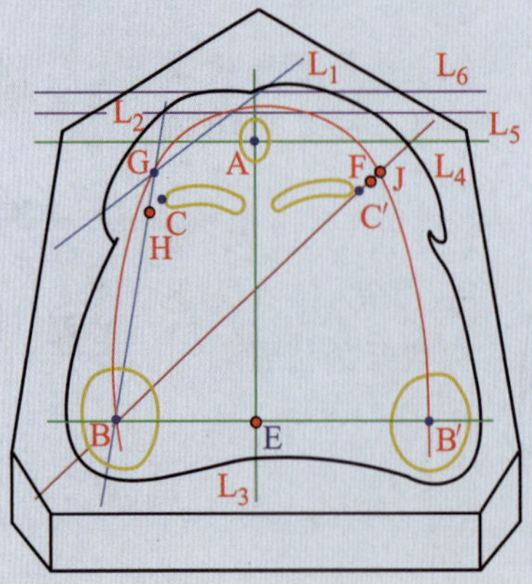	将前牙槽嵴顶线与后牙槽嵴顶线相交的点向后平移3~5 mm定点H	此点为上颌第一前磨牙的位置

续表

序号	操作流程	图示	方法步骤	临床意义
8	画上颌后牙排牙辅助线	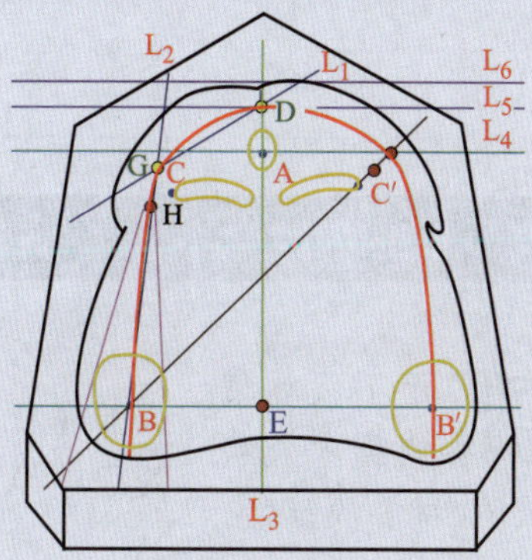	将上颌第一前磨牙的点与上颌结节内外缘相连	此区域为上颌后牙的排列区域
9	转移排牙辅助线	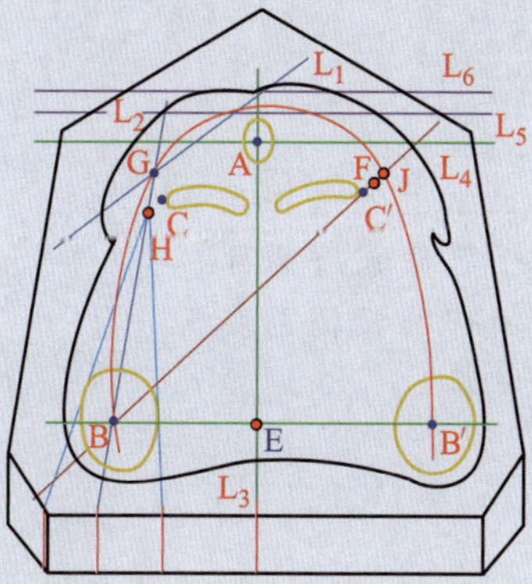	将之前所画排牙辅助线转移至模型侧壁	由于𬌗托盖住了排牙辅助线，因而将其转移至模型侧壁

基本训练

填一填

1. 将前牙槽嵴顶线与后牙槽嵴顶线相交的点向后________为上颌第一前磨牙的位置。

2. 将上颌第一前磨牙的点与上颌结节内外缘相连，此区域为________。

3. 连接上颌结节与对侧最大腭皱襞并向外延伸 2 mm，为________的位置；再向外延伸 3 mm，为________的位置。

搜索

还有哪些方法可以准确地确定各牙的位置？

练习

1. 上颌无牙颌模型分析。

2. 整理学习笔记。

预习

下颌模型的解剖标志点有哪些？

学习心得

上颌模型分析

学习心得

子任务3　寻找下颌解剖标志点

任务实施

序号	名称	图示	解剖位置	临床意义
1	下颌唇系带	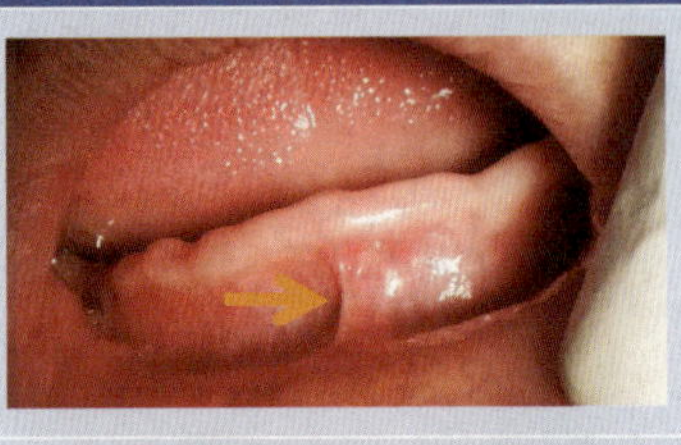	是位于下颌牙槽嵴唇侧正中矢状线上的黏膜皱襞	义齿基托边缘应在此处形成“V”字形切迹
2	下颌颊系带	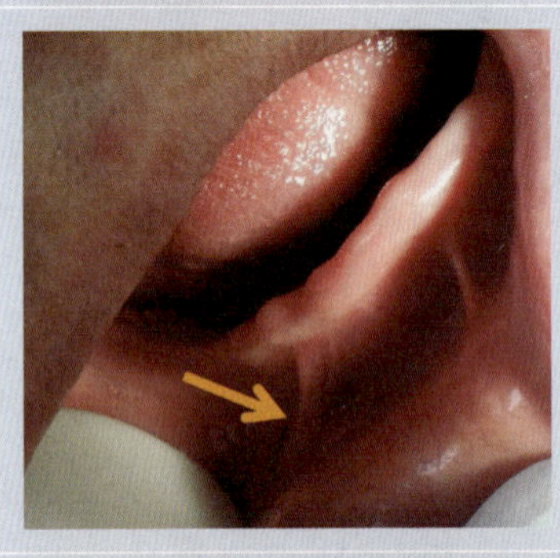	位于无牙颌相当于下颌前磨牙牙根部的颊侧黏膜皱襞	下颌全口义齿基托边缘在此处应形成“V”字形切迹
3	磨牙后垫	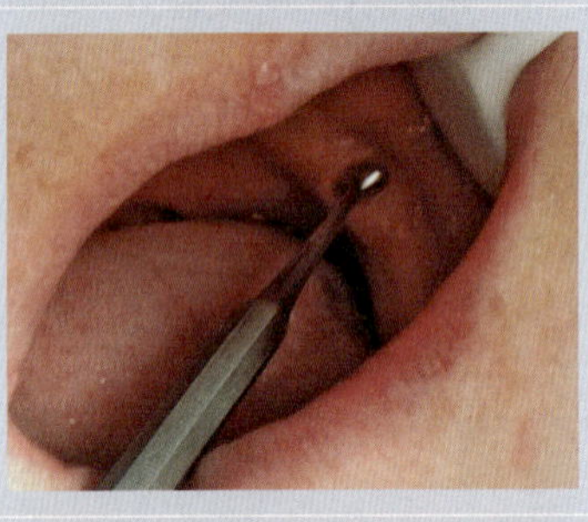	位于下颌第三磨牙远中牙槽嵴远端的黏膜软垫，呈梨形、圆形或卵圆形，覆盖在磨牙后三角上	是下颌全口义齿的后界封闭区
4	舌系带	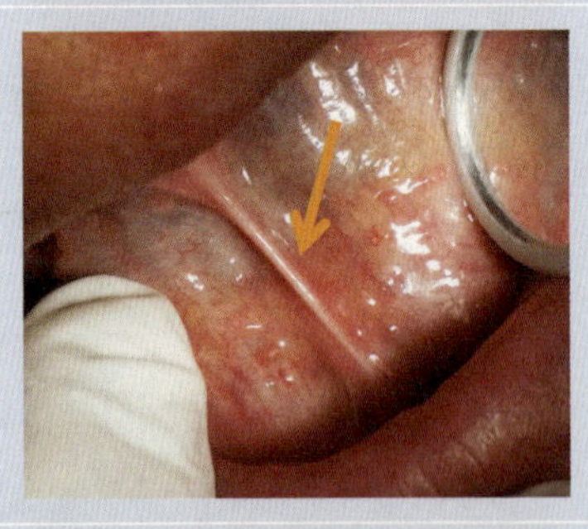	位于口底的中线部，是连接口底和舌腹的黏膜皱襞，动度较大	下颌全口义齿舌侧基托边缘应在此处形成“V”字形切迹，以免影响和限制舌活动，压伤舌系带或造成义齿脱位
5	下颌隆突	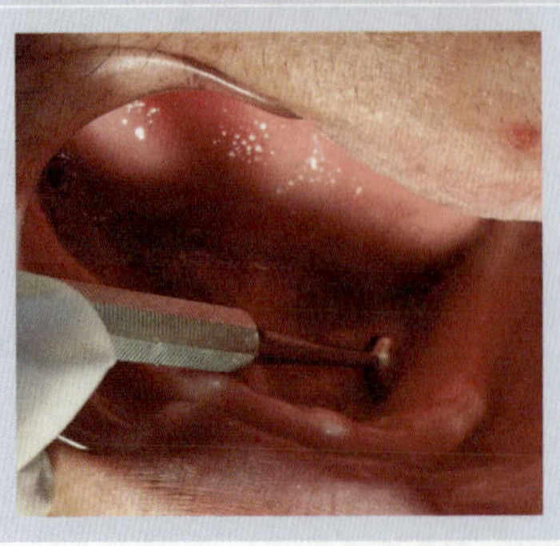	位于下颌前磨牙区舌侧的骨突。下颌隆突个体差异显著，可见于单侧或双侧，形状和大小不一	表面覆盖黏膜较薄，受压易产生疼痛，与之相应的基托组织面应适当缓冲。过分突出的下颌隆突，可形成影响义齿就位的倒凹，需施行手术铲除后，再合理制作全口义齿修复

续表

序号	名称	图示	解剖位置	临床意义
6	下颌舌骨嵴	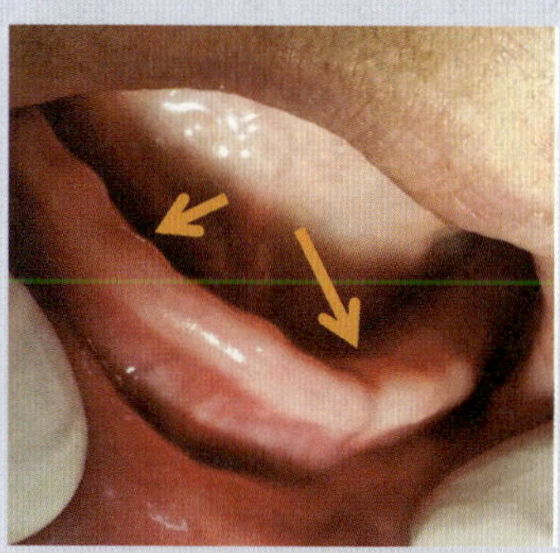	位于下颌后部的舌面，从第三磨牙斜向前磨牙区，由宽变窄	下颌舌骨嵴表面覆盖的黏膜较薄，其下方有不同程度的倒凹。覆盖此区的基托组织面应适当缓冲，以免产生压痛
7	『P』切迹	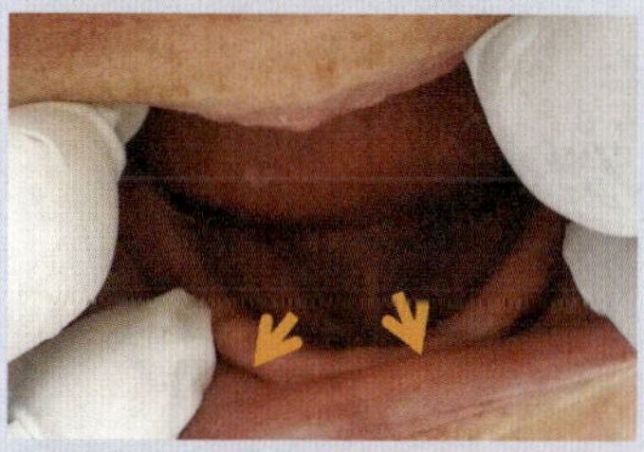	位于下颌骨内缘，下颌舌骨嵴前方，是舌前伸上抬时，口底上升的最高点	基托边缘在此处应有相应的切迹
8	舌侧翼缘区	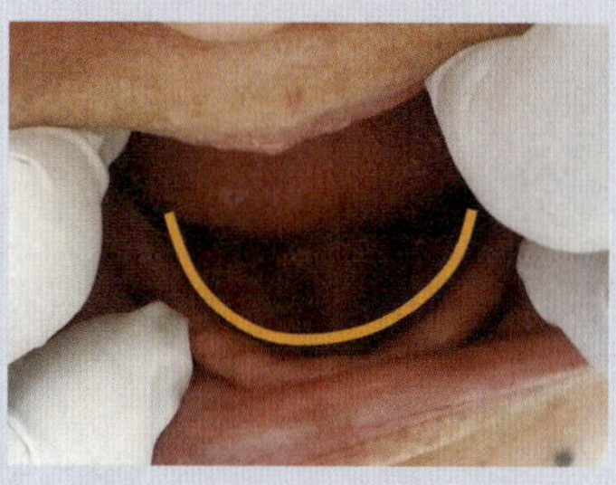	是与下颌全口义齿舌侧基托接触部位的解剖标志，从前向后有很多软组织	舌侧翼缘区后部是下颌全口义齿固位的重要部位，此区基托应有足够的伸展
9	下颌牙槽嵴	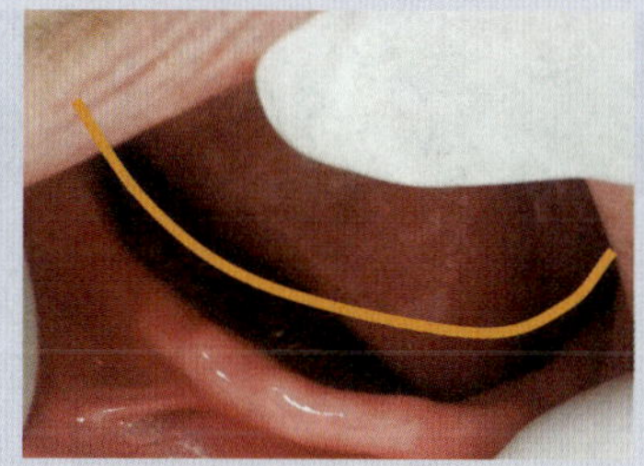	下颌牙槽嵴呈弓形，结构和功能与上颌相似。但由于下颌支持咀嚼压力的面积较上颌小，单位面积所承受的𬌗力较上颌大	下颌牙槽骨易发生严重吸收呈现刃状或低平状，造成下颌全口义齿固位和稳定性差，容易出现局部压痛
10	远中颊角区	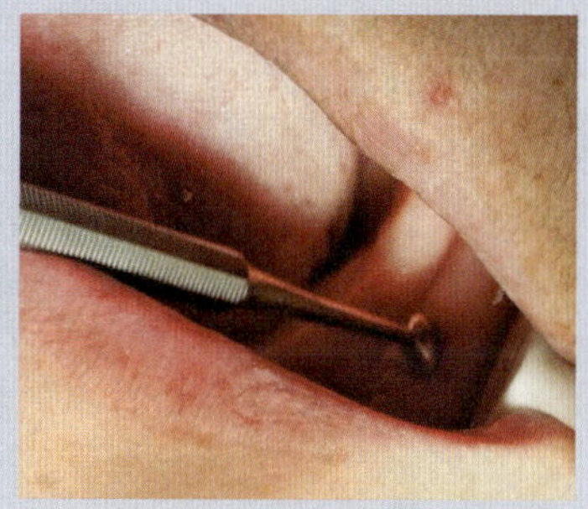	位于下颌骨嚼肌前缘颊侧翼缘区之后方	因受嚼肌前缘活动的影响，义齿基托边缘不能较多伸展，否则会因嚼肌活动引起义齿脱位和压痛

学习心得

学习心得

知识拓展

下颌全口义齿后缘应止于磨牙后垫的前 1/3~1/2 处。磨牙后垫很少出现吸收,可作为指导排列人工牙的标志。

基本训练

填一填

1. 磨牙后垫位于________牙槽嵴远端的黏膜软垫,呈________、__________或__________,覆盖在磨牙后三角上。

2. __________是下颌全口义齿的后界封闭区。

搜索

在什么样的情况下下颌解剖标志点会出现移位的情况?

练习

1. 在下颌无牙颌模型上描记解剖标志点。

2. 整理学习笔记。

预习

下颌无牙颌模型分析?

子任务 4 下颌模型分析(画下颌排牙辅助线)

任务实施

序号	操作流程	图示	方法步骤	临床意义
1	标记解剖标志点	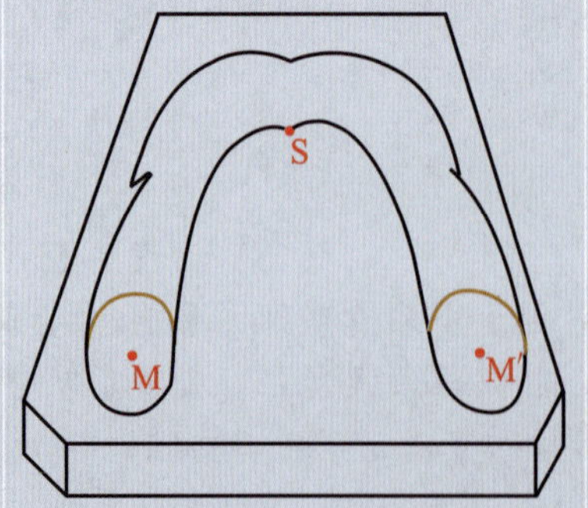	用铅笔在下颌模型上: (1)找出舌系带,并标记为 S 点; (2)描记出磨牙后垫范围,并标记出中心点为 M、M′	磨牙后垫很少出现吸收,可作为指导排列人工牙的标志。下颌全口义齿后缘应止于磨牙后垫的前 1/3~1/2 处。从垂直向看,磨牙后垫可决定下颌𬌗平面的位置:下颌第一磨牙的𬌗面应与磨牙后垫 1/2 等高;从前后向看,下颌第二磨牙应排在磨牙后垫前缘;从颊舌向看,磨牙后垫颊面、舌面向前与下颌尖牙的近中面形成一个三角形,一般情况下,下颌后牙的舌尖应位于此三角形内

续表

序号	操作流程	图示	方法步骤	临床意义
2	描记牙槽嵴顶线	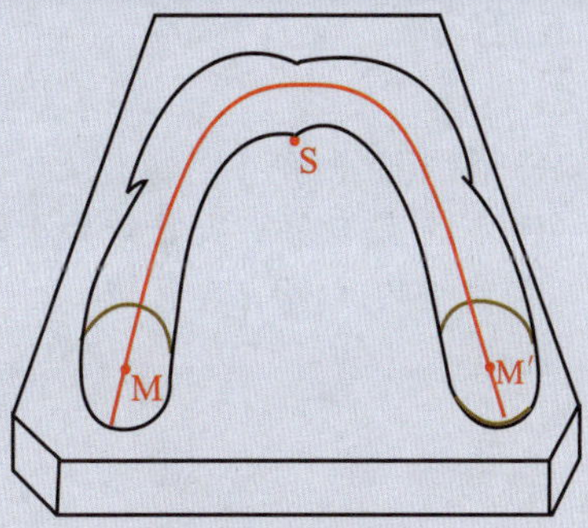	用铅笔描记将牙槽嵴最高点连线，为牙槽嵴顶线	牙槽嵴顶线为排牙时确定人工牙唇（颊）舌向位置的参考
3	画前后牙槽嵴顶线	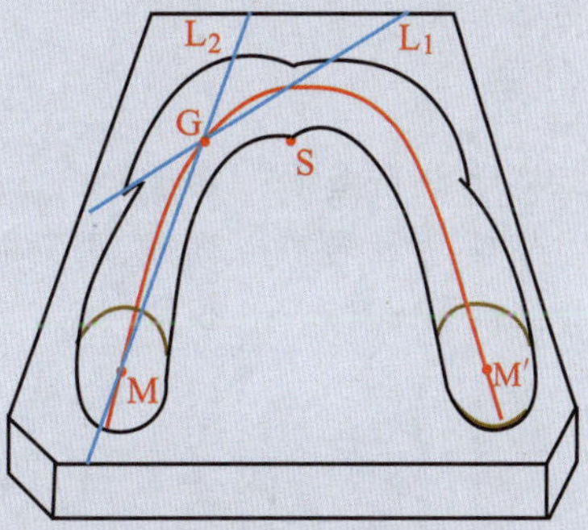	（1）画前牙槽嵴顶线 L_1 和后牙槽嵴顶线 L_2； （2）L_1 和 L_2 相交于 G 点，为下颌尖牙的位置	正常情况下，后牙中央沟正对后牙牙槽嵴顶线，前牙位于前牙牙槽嵴顶线唇侧
4	画下颌平分线	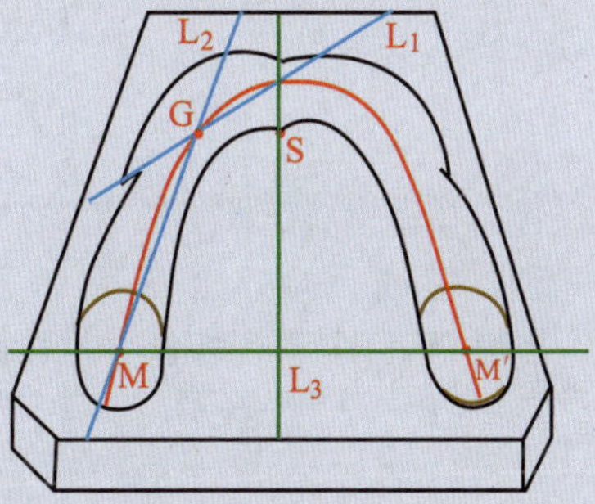	连接磨牙后垫中心点，并过舌系带作垂直平分线 L_3	此线用于检查下颌牙排列对称
5	画下颌第一前磨牙排牙辅助线	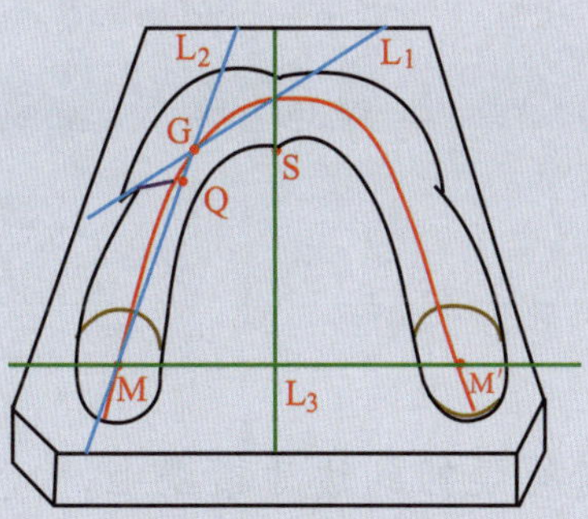	将颊系带沿其近中伸展方向进行延伸到达牙槽嵴顶线上，为 Q 点	此点为下颌第一前磨牙的位置
6	画下颌中切切牙排牙辅助线	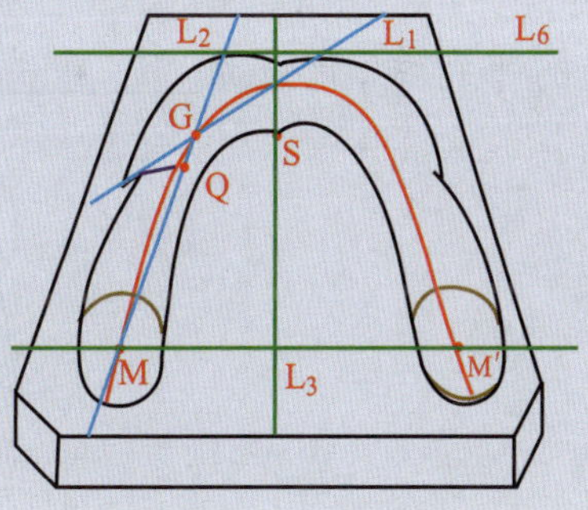	在前庭沟底处画磨牙后垫连线的平行线 L_6	此线为下颌中切牙唇面排列的界限

学习心得

学习心得

续表

序号	操作流程	图示	方法步骤	临床意义
7	画下颌后牙排列辅助线	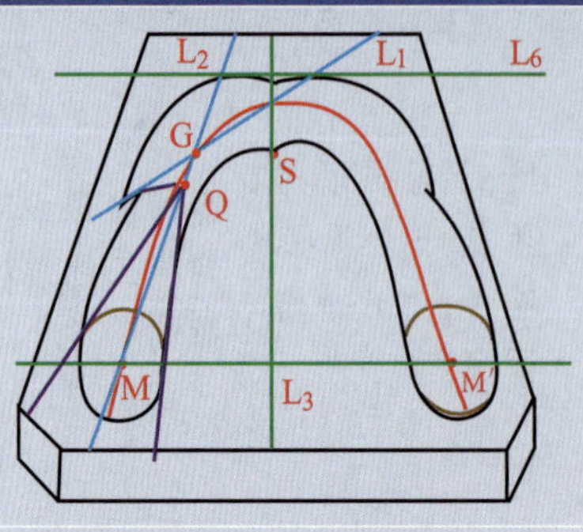	将下颌第一前磨牙的点与磨牙后垫内外缘相连	此区域为下颌后牙的排列区域
8	转移排牙辅助线	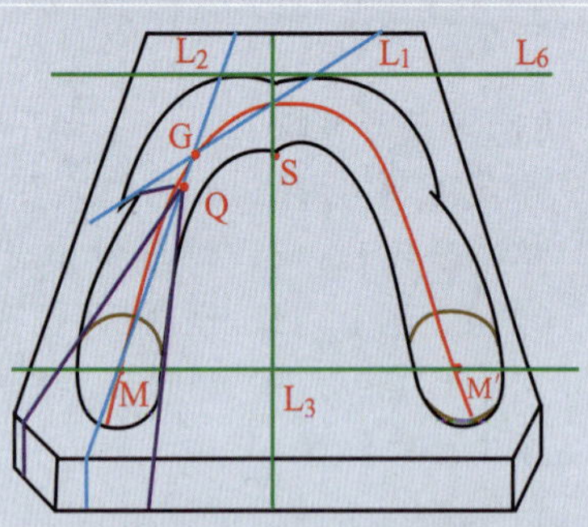	将之前所画排牙辅助线转移至模型侧壁	由于𬌗托盖住了排牙辅助线，因而将其转移至模型侧壁
9	最佳排牙区域	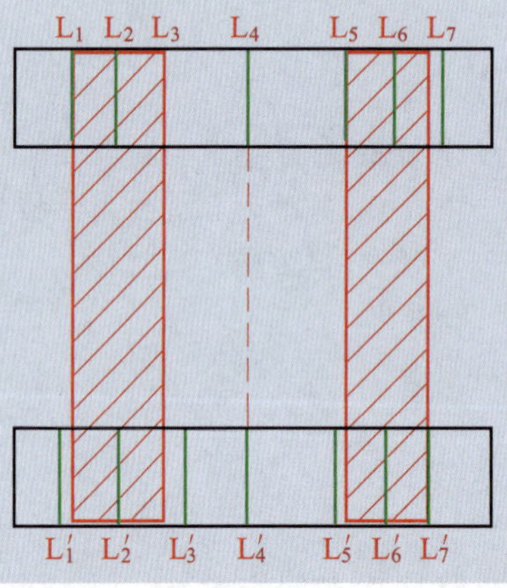	上、下颌内外缘重合区域为后牙的最佳排牙区域	上、下颌后牙中央沟或功能尖均在此区域内

基本训练

填一填

1. 将颊系带沿其近中伸展方向进行延伸到达牙槽嵴上，为__________的位置。

2. 在前庭沟底处画磨牙后垫连线的平行线，此线为________的位置。

搜索

模型分析还有哪些方法？

练习

1. 下颌无牙颌模型分析。

2. 整理学习笔记。

预习

何为咀嚼中心？

下颌模型分析

子任务 5 标志咀嚼中心位置

学习心得

任务实施

序号	操作流程	图示	方法步骤	临床意义
1	转移牙槽嵴顶线	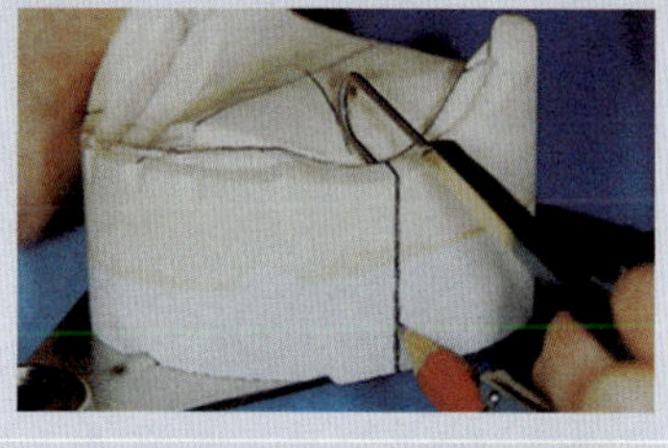	用轮廓圆规将上下颌牙槽嵴顶线转移至工作模型的侧壁	与牙槽嵴要紧密接触
2	标记最低点	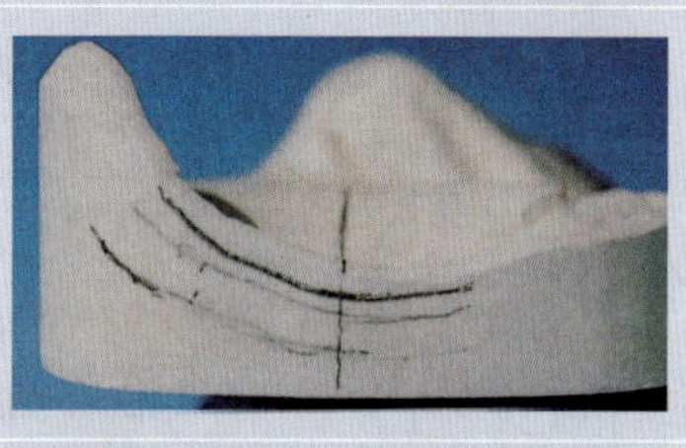	下颌标志线的最低点垂直延伸至下牙槽嵴顶	为下颌的咀嚼中心
3	确定排牙后界	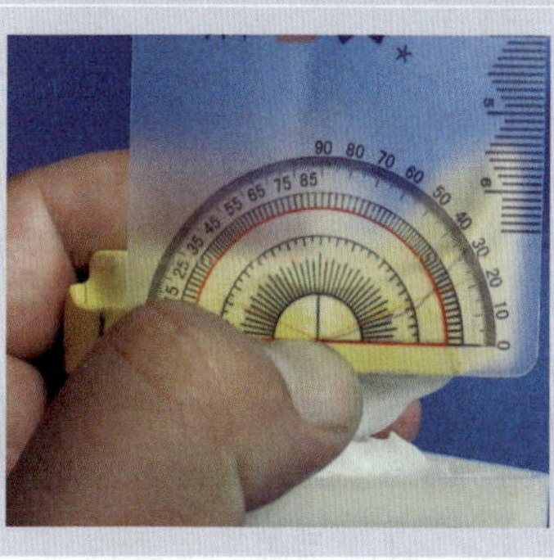	过工作模型侧壁上的牙槽嵴顶标志线最低点与水平面成22.5°做一射线，与上述标志线交于一点，过该点做垂直线，并延伸至牙槽嵴顶上	此线为下颌后牙排牙的最后界限

基本训练

填一填

1. 标记咀嚼中心所使用的工具为__________。
2. 在前庭沟底处画磨牙后垫连线的平行线，此线为__________的位置。

练习

在各种临床模型上练习标记咀嚼中心位置。

预习

如何选择人工牙？

学习心得

综合实训

利用前期学习获得的经验，小组合作制作项目三流程图，按照流程图完成模型修整及上𬌗架实训项目。按照评分标准进行自我评价及小组间评价，找出不足及改进办法，总结经验与技巧，并整理学习笔记。

实训内容

(1) 准备物品：皮碗、调刀、石膏、打磨车针、技工打磨机、红蜡片、雕刻刀、酒精喷灯等。

(2) 模型修整。

(3) 制作𬌗托及颌位记录。

(4) 上𬌗架。

(5) 模型分析。

实训要求

(1) 模型修整：对临床终模型进行大体修整，并对缓冲区及后堤区进行处理。

(2) 制作𬌗托：在标准模型上制作𬌗托。

(3) 上𬌗架：分别用简单𬌗架、平均值𬌗架及半可调𬌗架练习上𬌗架。

(4) 模型分析：分别标对准模型及各种临床模型进行模型分析，找出排牙的位置。

评分标准及评分表

1. 评分标准

内容		分值	评分标准	得分	合计
模型处理	模型修整	10 分	(1)上颌模型底座修整为七边形，下颌模型底座修整为六边形(2 分) (2)模型底座平整(2 分) (3)模型底座厚度不少于 10 mm(2 分) (4)模型侧壁平直(2 分) (5)模型侧壁边缘呈 10°(2 分)		
	后堤区处理	10 分	(1)描记后堤沟后缘(2 分) (2)描记后堤区弓形(2 分) (3)后堤区深度为 1~1.5 mm(3 分) (4)下颌后堤区雕刻，深、宽度各 0.5~1 mm(3 分)		

续表

内容		分值	评分标准	得分	合计
模型处理	缓冲区处理	10 分	(1)上颌硬区缓冲处理(2 分) (2)切牙乳突缓冲区处理(2 分) (3)颧突区缓冲区处理(1 分) (4)上颌结节缓冲区处理(1 分) (5)下颌降突缓冲区处理(2 分) (6)下颌舌骨嵴缓冲区处理(1 分) (7)牙槽嵴骨尖骨棱缓冲区处理(1 分)		
制作𬌗托	制作基托	10 分	(1)基托表面光滑,无气泡(2 分) (2)基托边缘圆钝(1 分) (3)基托边缘无分层(1 分) (4)基托边缘长度足够(1 分) (5)系带充分避让(2 分) (6)基托厚度为 2.0 mm,边缘为 2.5 mm,上颌基托的上腭部分稍薄,低于 2.0 mm(3 分)		
	制作𬌗堤	18 分	(1)上颌𬌗堤高度到达沟底为 20~22 mm;下颌𬌗堤高度到达沟底为 18~20 mm(4 分) (2)上颌后缘高度到达翼上颌切迹为 10 mm;下颌到达磨牙后垫 1/2 高度(4 分) (3)𬌗堤宽度为前牙区 5 mm;前磨牙区 7 mm;磨牙区 10 mm(6 分) (4)上颌𬌗堤为"U"形;下颌为抛物线形(2 分) (5)上颌唇倾度为 85°;下颌唇倾度为 80°(2 分)		
	固定颌托	4 分	(1)上下颌边缘呈锐边(1 分) (2)上下颌𬌗堤完全密合(2 分) (3)上下颌𬌗堤在内部用蜡进行固定(1 分)		
上𬌗架	检查𬌗架	8 分	(1)调紧所有的开关、螺旋,上端横梁(居中)(1 分) (2)侧方髁导调 15° 前方切导针调 0°,切导斜度调整为 10°(3 分) (3)𬌗平面指针推进到最大限度(1 分) (4)橡皮筋套于侧柱及切导针的凹槽内(1 分) (5)取 2 个塑料底盘,分别就位于上下颌体的底座上(1 分) (6)模型底面浸水 5~10 min 并打固位凹槽(1 分)		
	固定模型,确定𬌗平面	6 分	(1)关闭𬌗架,套上橡皮筋,皮筋三角平面代表𬌗平面,注意调整至正确位置(1 分) (2)调取适量普通石膏置于𬌗架底盘及下颌模型底面凹槽内,再将下颌模型连同𬌗托置于下颌底盘的石膏上(2 分) (3)调整模型的精确位置:𬌗平面指针对准蜡堤外边缘线与基托中线的交点,同时,皮筋𬌗平面与左右磨牙后垫 1/2 线重合,注意使目光与两条皮筋线重合,并使模型位于皮筋三角左右居中的位置(2 分) (4)待下颌石膏初凝后,按咬合记录将上颌石膏模型固定于上颌底盘上(1 分)		

续表

内容		分值	评分标准	得分	合计
模型分析	上颌模型分析	10分	(1)标记解剖标志点(2分) (2)确定上颌尖牙的位置(3分) (3)确定上颌第一前磨牙位置(1分) (4)确定前牙排列位置(2分) (5)确定后牙排列区域(2分)		
	下颌模型分析	10分	(1)标记解剖标志点(2分) (2)确定上颌尖牙的位置(2分) (3)确定上颌第一前磨牙位置(2分) (4)确定前牙排列位置(2分) (5)确定后牙排列区域(2分)		
	确定有效区域	4分	(1)模型分析线转移到侧壁(2分) (2)确定上、下颌的有效区域(2分)		
总分		100分			

2. 评分表

(1)模型修整

内容	评分							得分	签字
	素质要求10分	模型底座修整15分	模型侧壁修整10分	解剖点的描记15分	后堤区的描记20分	后堤区的处理15分	缓冲区的处理15分		
学生自评									
小组评分									
教师评分									

(2)制作𬌗托

内容	评分							得分	签字
	素质要求10分	无牙颌模型处理15分	增力丝弯制10分	基托制作20分	𬌗堤制作20分	增力丝放置10分	𬌗平面15分		
学生自评									
小组评分									
教师评分									

（3）上殆架

内容	评分							得分	签字
	素质要求 10 分	固位沟 5 分	底座加厚 5 分	石膏调拌效果 15 分	下颌模型固位 20 分	殆平面位置 25 分	上颌模型固位 20 分		
学生自评									
小组评分									
教师评分									

（4）上颌模型分析

内容	评分							得分	签字
	素质要求 10 分	牙槽嵴 10 分	解剖标志 25 分	模型分析 25 分	后牙区域 10 分	转移 10 分	模型干净 10 分		
学生自评									
小组评分									
教师评分									

（5）下颌模型分析

内容	评分							得分	签字
	素质要求 10 分	牙槽嵴 10 分	解剖标志 25 分	模型分析 25 分	后牙区域 10 分	转移 10 分	模型干净 10 分		
学生自评									
小组评分									
教师评分									

学习心得

项目四 排列人工牙及牙龈雕刻

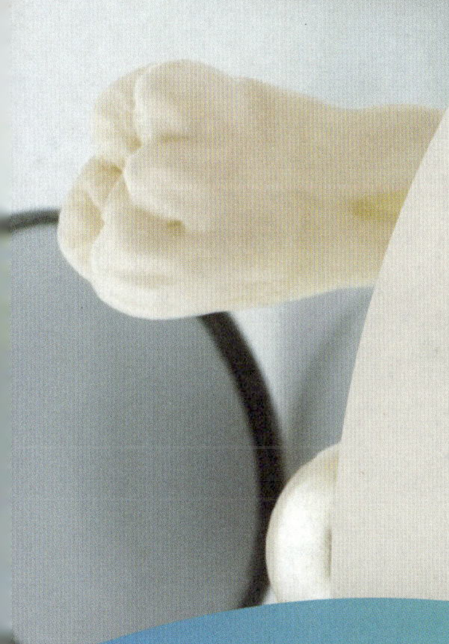

项目导入

排列人工牙及牙龈雕刻是全口义齿恢复功能和美观的重要部分。对于全口义齿的制作来说，排牙要达到的基本目的是：尽可能恢复患者具有个体特征的自然外观；保护牙槽嵴和黏膜组织；部分恢复咀嚼和发音的功能。牙龈雕刻是用蜡恢复基托磨光面（人工牙的牙颈缘至基托边缘）所需的形态。基托磨光面的形态不仅关系到咀嚼、发音、美观及舌感，对义齿的固位、稳定也有很大的影响。

学习目标

1. 熟练掌握排列人工牙及牙龈雕刻的方法步骤
2. 掌握平衡𬌗的调整方法。

学习情境

☆ 采取练习型学习情境与合作型学习情境相结合。

☆ 排列人工牙：在半可调𬌗架上排列人工牙。

☆ 牙龈雕刻：用蜡进行牙龈雕刻，恢复磨光面形态。

☆ 全口义齿检查：对照全口义齿评分标准检查人工牙的排列及牙龈雕刻情况。

学习任务

排列人工牙及牙龈雕刻

- 1. 排列人工牙
  - 1 人工牙的选择
  - 2 排列上下颌前牙
  - 3 排列上下颌后牙
  - 4 平衡𬌗的调整
  - 5 整体检查
- 2. 牙龈雕刻
  - 1 基托边缘处理
  - 2 塑形技术
  - 3 雕刻
  - 4 光滑蜡型
- 3. 𬌗架上检查全口义齿排牙及蜡型
  - 1 全貌检查
  - 2 前牙美学检查
  - 3 牙齿曲线检查
  - 4 正中𬌗检查
  - 5 功能检查
  - 6 基托检查

学习心得

任务一 排列人工牙

任务描述

在全口义齿的制作步骤中，人工牙的排列是最能体现技师技术水平的一个步骤，它不仅要求技师掌握足够的专业知识，还需要具有娴熟的操作技巧。人工牙是全口义齿中恢复无牙颌患者美观和生理功能的部分，合理选择并排列人工牙是全口义齿修复成败的关键之一。选牙时应考虑牙的种类、形态、色泽、大小及价格等方面的因素，根据患者的口腔情况，如牙槽嵴丰满者可兼顾美观和功能，牙槽嵴低平者应多考虑组织保健，同时结合患者的经济条件等，做具体分析，一般是在临床完成。排牙是技师根据临床已确定的颌位关系、面部标志和口内无牙颌的解剖标志与模型分析，在上下颌工作模型上进行操作。选择与排列人工牙要尽可能恢复牙齿的咀嚼和发音功能，从而达到保护牙槽嵴和黏膜组织，促进患者全身健康的目的。前牙的选择关系到患者的面部形态和外观，恢复面部下 1/3 的生理形态，达到面下 1/3 与整个面部比的和谐，尽量模仿天然牙，给人以真实的感觉，特别要注意笑线。后牙的选择主要作用在于完成咀嚼功能，还要重视义齿承托组织的保健，后牙选择与排列要与牙槽嵴状况相适应。总之，排列人工牙要符合美观、功能与保健三方面的要求。

任务目标

1. 掌握人工牙的选择方法。
2. 掌握全口义齿排牙原则。
3. 熟练掌握人工牙排列的方法步骤及检查标准。
4. 掌握牙龈雕刻方法步骤与标准。
5. 掌握平衡𬌗的调整方法。
6. 掌握全口义齿的检查方法。

学习心得

子任务 1　人工牙的选择

任务实施

序号	操作流程		图示	方法步骤	注意事项
1	材质选择	树脂牙	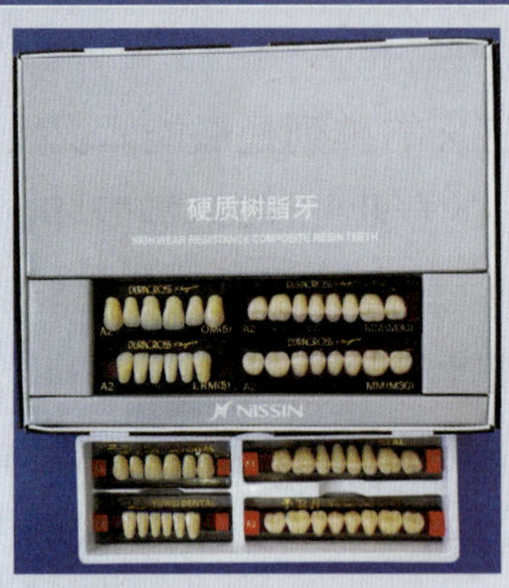	人工牙材质选择由医师在临床完成。 (1)以图片等直观展示形式，为患者介绍人工牙的种类、优缺点、价格等； (2)根据患者口腔牙槽嵴情况及经济状况推荐几款人工牙材质，供患者选择，并征得患者同意	树脂牙与基托为同种材质制成结合力好，但塑料牙硬度小，易磨损、咀嚼功能较差。 瓷牙硬度好，耐磨、不易着色，能较长时间维持稳定的垂直距离，咀嚼效率高，但瓷牙与树脂基托连接靠机械式嵌合，因此，结合力差。其前牙舌面有固位钉，后牙底面和邻面有固位孔，排牙时有一定困难
		瓷牙	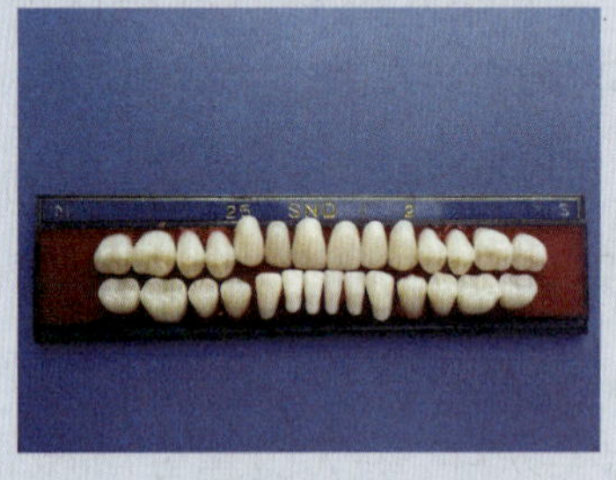		
2	形态选择	前牙形态		通常根据患者面型来选择牙型。面型的构成主要根据两侧颊线的位置关系决定。颊线为面部两侧髁突到下颌角外侧面的连线，两线的距离大致可构成三种主要面型，为方形面、尖形面、卵圆形面	前牙影响到患者的面部形态和外观，选择前牙时不仅要考虑人工牙的质地、大小、形态和颜色；同时患者的面型、口唇协调、皮肤颜色、性别、年龄以及个性等也是选牙时要考虑的因素
			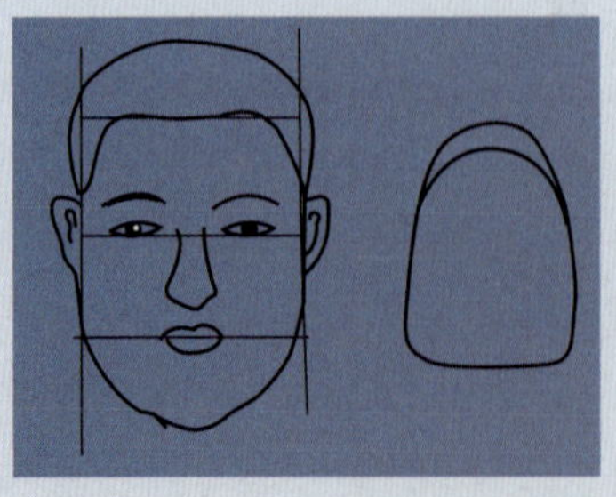	方形面：方形面的上中切牙牙颈较宽，唇面切 1/3 和切 1/2 处的近中、远中边缘几乎平行，唇面平坦，切角近于直角	两条颊线接近平行，此型的额部较宽，颌部方圆

续表

序号	操作流程		图示	方法步骤	注意事项
2	形态选择	前牙形态	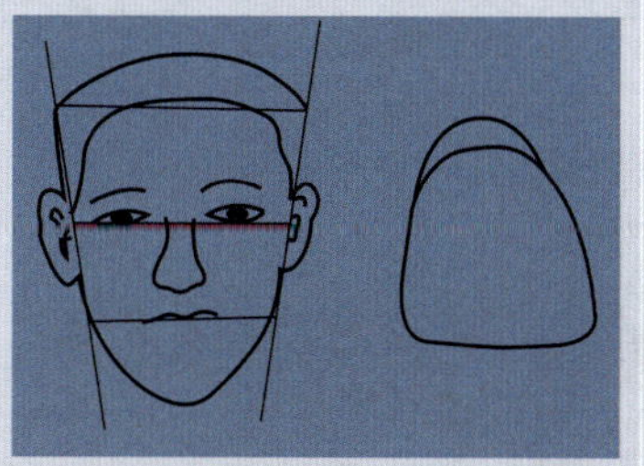	尖形面：尖形面的上中切牙牙颈呈中等宽度，近中、远中面几乎成直线，但不平行，唇面平坦，唇面宽度自切缘到颈部逐渐变窄，近中线角较锐	两条颊线自上而下地明显内聚，面型约呈三角形
			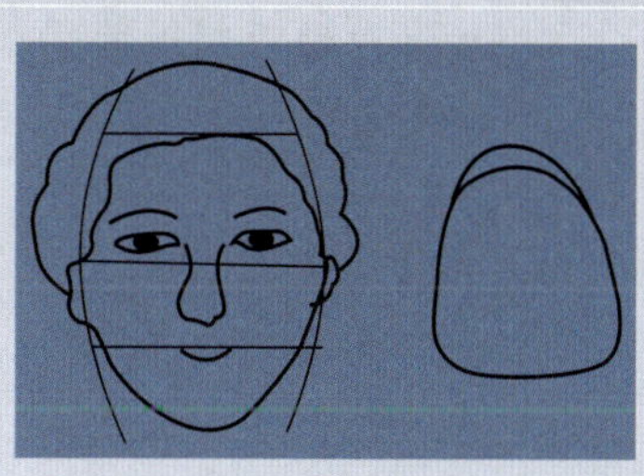	卵圆形面：卵圆形面的上中切牙牙颈部略宽，近中面微凸，远中面的切 1/2 较凸，唇面较圆凸，两切角较圆	两侧颊线自颧骨起呈向外凸形，面型圆胖，颌部略尖，下颌下缘呈圆曲线式
		后牙形态	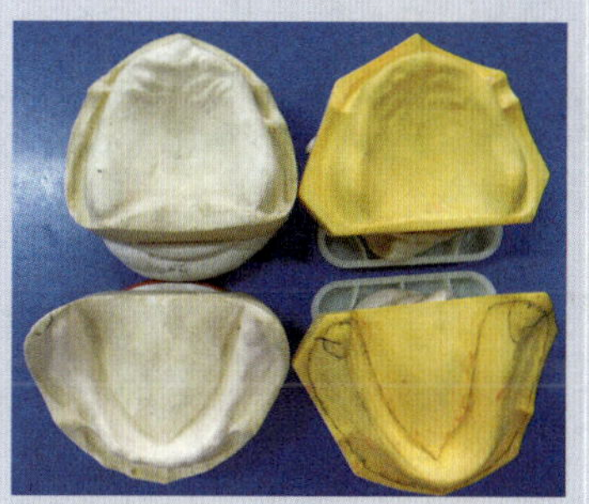	牙槽嵴窄且低平者，选择牙尖低的半解剖式人工牙（约 20° 牙尖斜度）或非解剖式人工牙（约 0° 牙尖斜度），并要减小颊舌径。牙槽嵴高而宽者，可选择解剖式牙尖（约 30° 牙尖斜度）的后牙	一般根据牙槽嵴宽窄和高低来选择后牙的牙尖高低和颊舌径宽窄。有尖牙能使上下颌牙齿之间形成良好的尖窝锁结关系，咀嚼效率高，但产生的侧向力大。牙尖斜度越大，产生的侧向力越大，不利于全口义齿的固位
			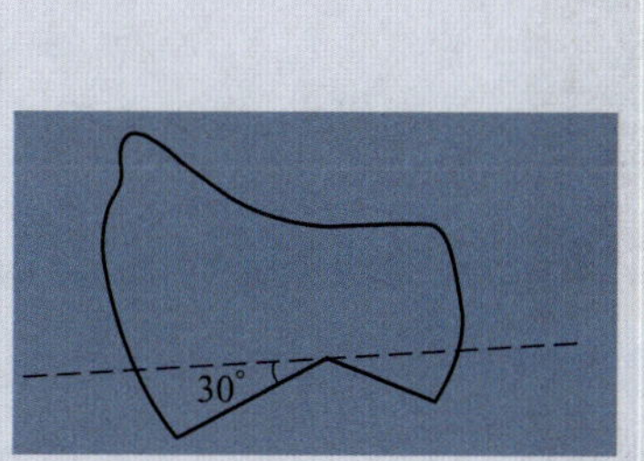	解剖式人工牙：人工牙的𬌗面形态与未磨耗的天然牙相似，模仿天然牙的标准形态制作的人工牙，有明显的牙尖和斜面，具有解剖式尖、窝，牙尖斜度为 30° 以上	在牙尖交错有尖窝交错的广泛接触关系，在非牙尖交错可以实现平衡咬合。适用于牙槽嵴高而宽的患者。解剖式人工牙咀嚼效率高、美观效果好，至今仍是多数医师和患者的选择

学习心得

学习心得

续表

序号	操作流程		图示	方法步骤	注意事项
2	形态选择	后牙形态	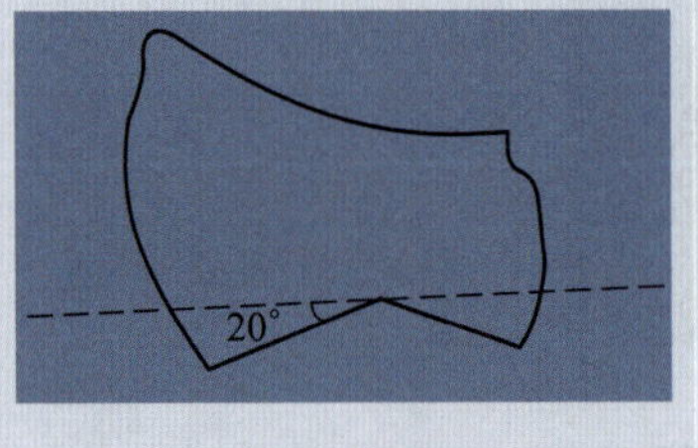	半解剖式人工牙：其解剖形态是为了使义齿能够进行圆滑的下颌运动，具有良好的稳定性和较高的咀嚼效率，在标准解剖形态的基础上加以改动而制造的。牙尖倾斜一般为20°	适用于牙槽嵴窄且低的患者，但支持作用尚可时选用，并要求适当减小其颊舌径的宽度
			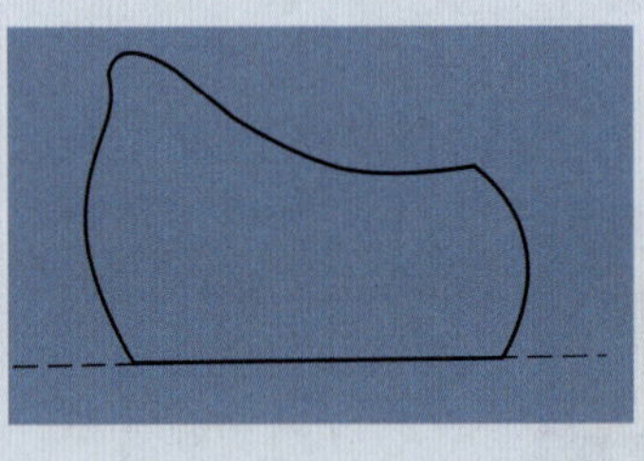	非解剖式人工牙：是一种着重功能的发挥而制作的人工牙，𬌗面无凸起的牙尖，𬌗面仅有沟窝、排溢沟等，上下颌后牙𬌗面间是平面接触。牙尖斜度为0°，也称之为无尖牙。其优点是：可减小侧向力，无尖牙使𬌗力主要以垂直方向向牙槽嵴传导，可减少由侧向力造成的义齿不稳定，另外排牙时操作较简单，不要求平衡	非解剖式牙的全口义齿在正中𬌗时，有较宽的自由度，适用于颌骨关系为2类或3类或者不易闭合在一个稳定的正中𬌗的患者
3	大小选择	前牙大小选择	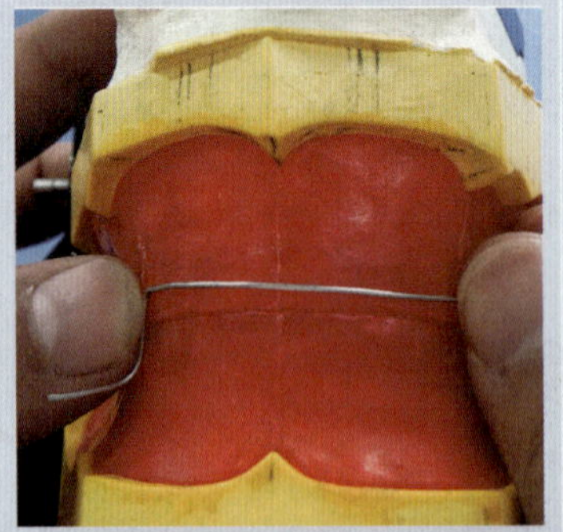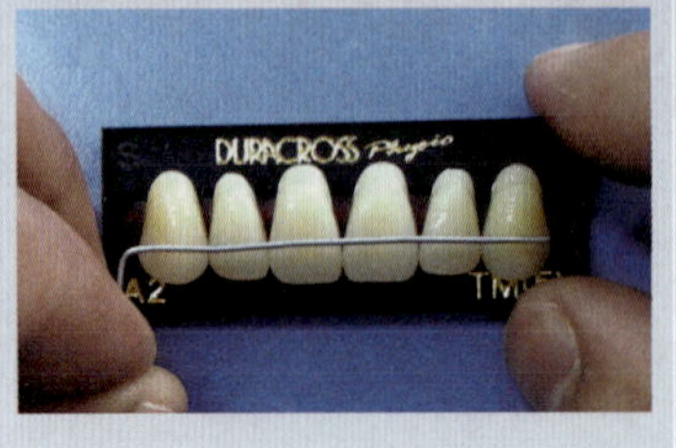	牙冠宽度：两侧口角线之间𬌗堤唇面弧度为上前牙的总宽度	嘴唇闭合时在口角的位置上向𬌗托画标志线，表示上颌尖牙远中的位置

学习心得

续表

序号	操作流程		图示	方法步骤	注意事项
3	大小选择	前牙大小选择	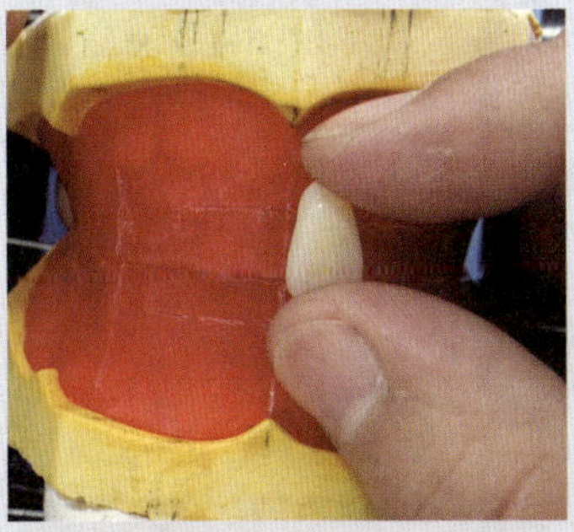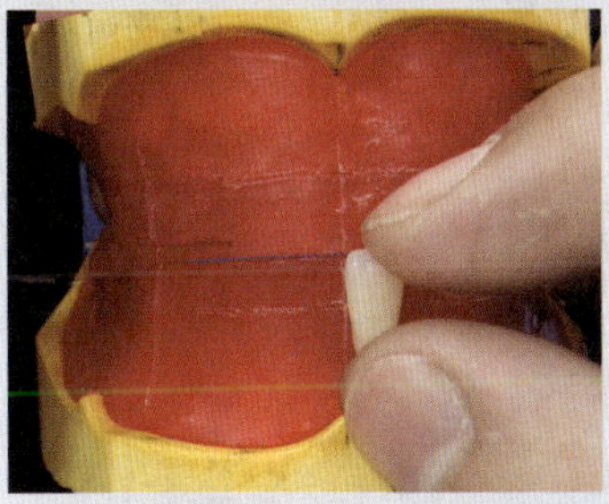	牙冠高度：参照唇高线至殆平面的距离为上中切牙切2/3的长度。由此推算出上前牙长度。唇低线至殆平面的距离确定下中切牙的切1/2长度	上、下殆托在口内就位后，嘱患者微笑时，以蜡刀在殆托上标记的上唇下缘和下唇上缘的位置，也称笑线
		后牙大小选择	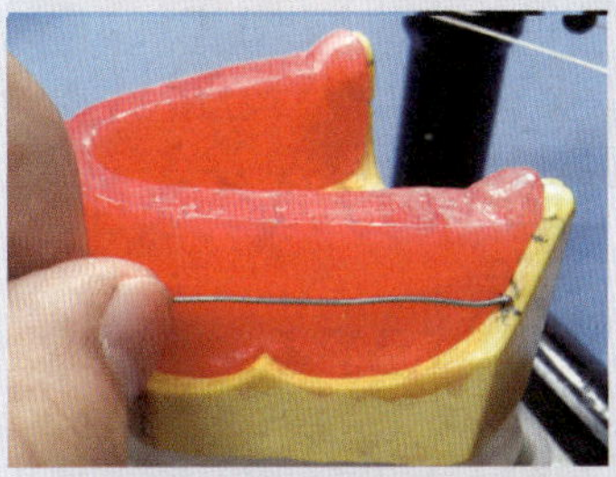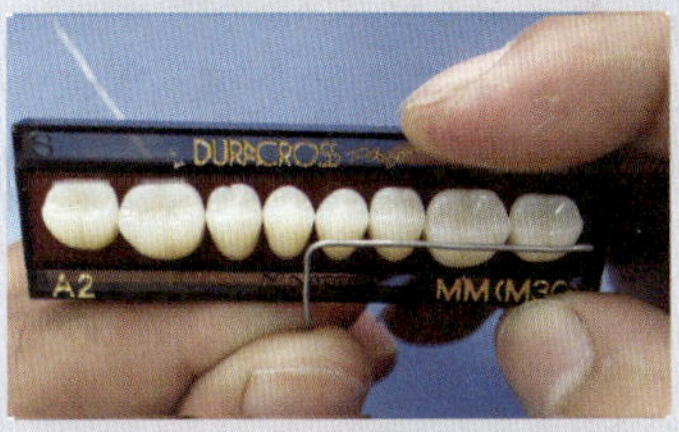	选择后牙的近远中长度：将下颌尖牙远中面到磨牙后垫前缘作为下颌人工牙7–4|4–7近远中径的总长度。上颌的近远中宽度与下颌相匹配	选择时应考虑牙槽嵴近远中长度、牙槽骨吸收程度等因素
			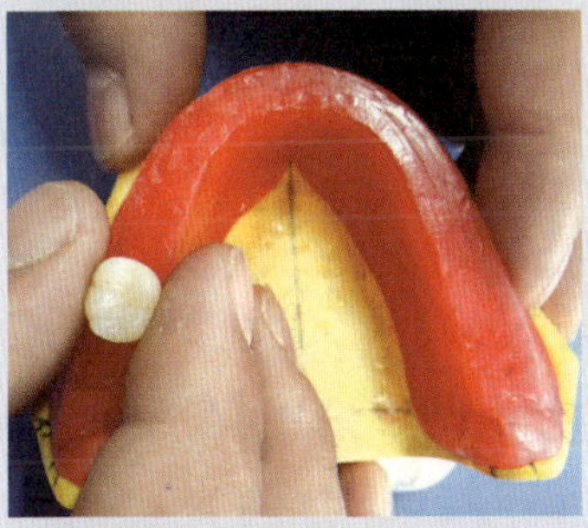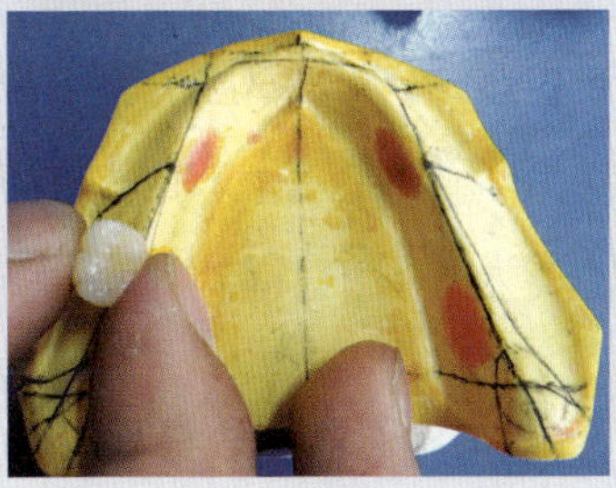	选择后牙的颊舌宽度：通常为了减轻义齿下牙槽嵴所承受殆力和保证义齿的稳定，人工牙颊舌宽应比天然牙小，以减轻支持组织所承受的咀嚼压力	减小人工牙颊舌宽度，可以减小咀嚼面积而减轻牙槽嵴的负担，使牙槽骨不致吸收过快。对牙槽嵴较差者，更应特别注意

学习心得

续表

序号	操作流程		图示	方法步骤	注意事项
3	大小选择	后牙大小选择	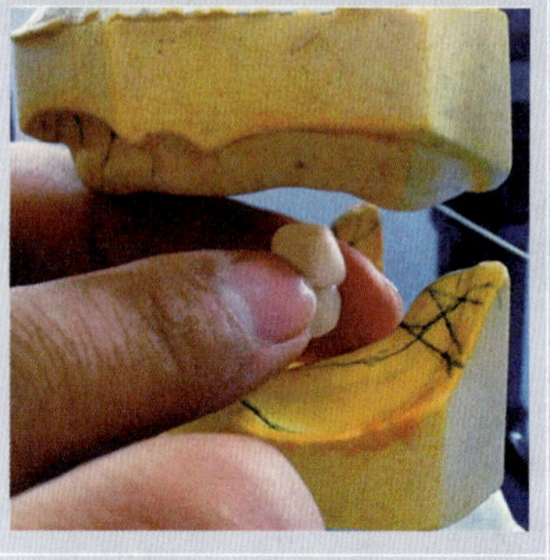	选择后牙的殆龈高度：上下后牙的殆龈向高度应明显小于上下颌弓后牙区的颌间距离	牙槽嵴低且平者选择半解剖式牙或非解剖式牙，并要减小颊舌宽度。牙槽嵴高而宽者可选择解剖式牙的后牙
4	牙色选择	前牙牙色	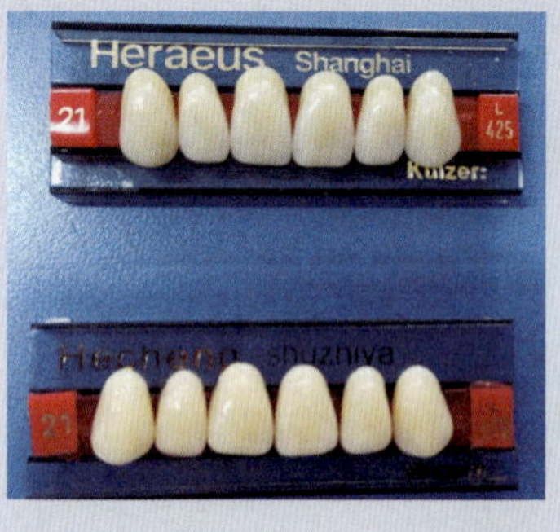	征求患者意见，面色黑黄者可选用较黄、色暗的前牙，女性患者多选择稍白的前牙，年轻者前牙颜色较浅，透明度大，而年老者颜色较深，透明度小	牙色的选择要参考患者的皮肤颜色、性别和年龄，以及患者的自身要求。选牙时还可借助人工牙比色板、电子比色系统，以及患者对牙色的选择意见而定
		后牙牙色	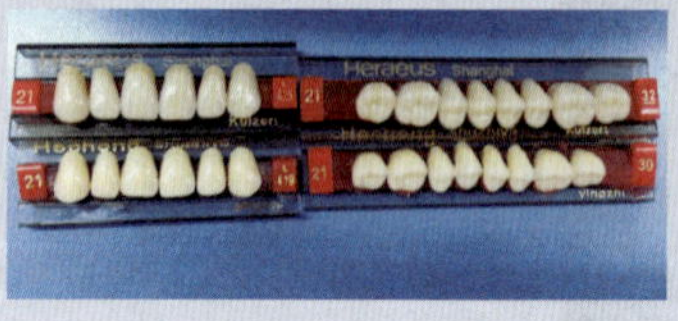	在选择后牙人工牙时，除了注意其功能外，要尽量选择与前牙匹配的色调，最好选择厂家预成的同一型号人工牙	后牙的主要功能是咀嚼，其次才是美观

知识平台

（一）人工牙

人工牙又称人造牙，模仿天然牙冠，用于义齿修复的预制件，是义齿代替缺失牙建立咬合关系，恢复咀嚼功能和外形的部分。有瓷牙、复合树脂牙、金属塑料结合牙和金属牙等。

种类：临床上常用的人工牙根据材质可分为树脂牙和瓷牙两类。树脂牙与瓷牙相比有质轻、韧性好的优点，但耐磨性差，树脂牙与基托为同种树脂制成，连接牢固。目前国内临床上较为多用的是树脂牙。

名称	韧性	耐磨性	与基托结合效果	硬度	咀嚼效率
树脂牙	好	易磨改、易磨损	属同种材料结合力好	弱	咀嚼功能较差
瓷牙	差，易崩损	耐磨	属不同材料结合力差	强	能较长时间维持稳定的垂直距离，咀嚼效率高

用途：用于全口义齿的排牙，代替患者已缺失牙的位置，而恢复咀嚼功能及颜面的美观。

（二）排牙刀

图示	用途	使用方法	注意事项
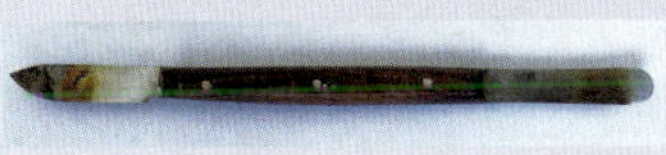	用于制作全口义齿蜡型工具	主要使用执笔式，使用过程中要找到支点，这样在操作过程中才能更加准确	加热时间不宜过长；烫蜡的过程中不要烫伤邻牙

子任务 2 排列上下颌前牙

任务实施

序号	操作流程	图示	方法步骤	要求
1	排列下颌中切牙	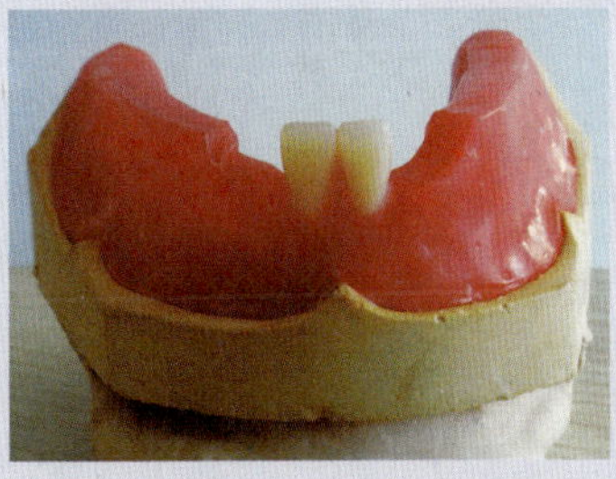	（1）去蜡：舌侧留有一定的高度，防止牙齿在排列的过程中移位； （2）烫蜡：将蜡烫软，但不流动； （3）插入人工牙及调整：将人工牙插入烫软位置，按照𬌗平面调整人工牙的高度、倾斜、扭转方向； （4）去除多余蜡液	（1）邻接关系：近中邻面接触点与中线接触； （2）高度：与𬌗平面等高； （3）唇舌向：颈部微向舌侧（88°）； （4）近远中向：颈部直立（90°）； （5）扭转度：不扭转； （6）参与的关系：与上颌中切牙之间形成浅覆𬌗、浅覆盖； （7）参与的运动：在𬌗架上做前伸、侧方运动时，有𬌗接触

学习心得

学习心得

续表

序号	操作流程	图示	方法步骤	要求
2	排列下颌侧切牙	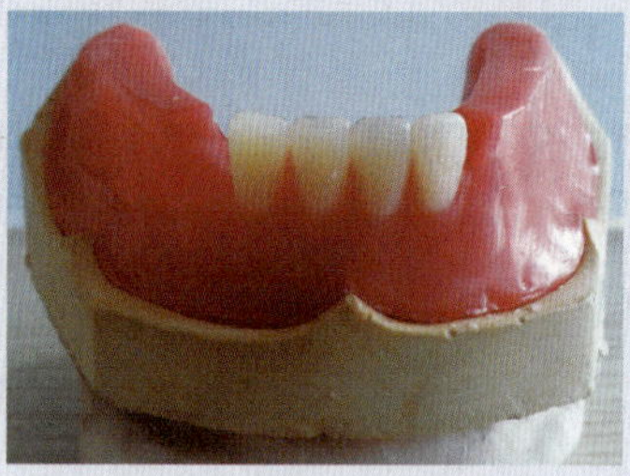	(1)去蜡:舌侧留有一定的高度,防止牙齿在排列的过程中移位; (2)烫蜡:将蜡烫软,但不流动; (3)插入人工牙及调整:将人工牙紧贴下颌中切牙的远中接触区,插入烫软位置,按照𬌗平面调整人工牙的高度、倾斜、扭转方向。交替进行排列; (4)去除多余蜡液	(1)邻接关系:近中面接触区与中切牙远中面接触区接触; (2)高度:与𬌗平面等高; (3)唇舌向:颈部微向舌侧(87°); (4)近远中向:比中切牙颈部向远中倾斜稍大(88°); (5)扭转度:可根据上弓弧度来决定。①方圆形:不扭转。②卵圆形:侧切牙远中扭转。③尖圆形:侧切牙的近中切角扭转; (6)参与的关系:与上颌中切牙、侧切牙之间形成浅覆𬌗、覆盖; (7)参与的运动:在𬌗架上做前伸、侧方运动时,有𬌗接触
3	排列下颌尖牙	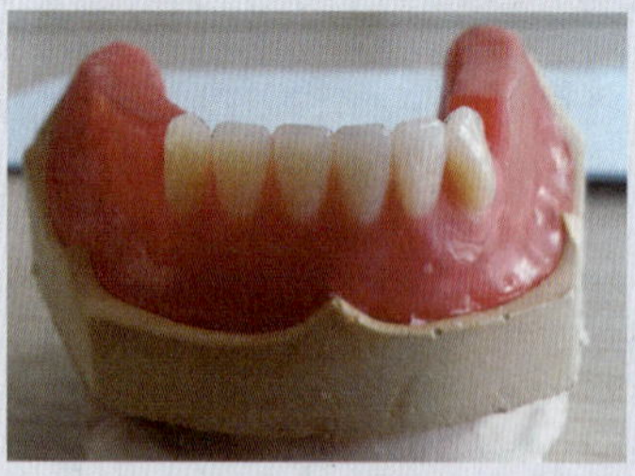	(1)去蜡:舌侧留有一定的高度,防止牙齿在排列的过程中移位; (2)烫蜡:将蜡烫软,但不流动; (3)插入人工牙及调整:将人工牙紧贴下颌侧切牙的远中接触区,插入烫软位置,按照𬌗平面调整人工牙的高度、倾斜、扭转方向。交替进行排列; (4)去除多余蜡液:将舌侧多余蜡去除,清理唇舌面的蜡液	(1)邻接关系:近中面接触区与侧切牙远中面接触区接触; (2)高度:与𬌗平面等高; (3)唇舌向:颈部明显向唇部(87°); (4)近远中向:颈部明显向远中倾斜(86°); (5)扭转度:近远中旋转度大形成牙弓前、后牙之间的转角; (6)参与的关系:与上颌中切牙、侧切牙之间形成浅覆𬌗、浅覆盖; (7)参与的运动:在𬌗架上做前伸、侧方运动时,有𬌗接触

续表

序号	操作流程	图示	方法步骤	要求
4	排列上颌中切牙	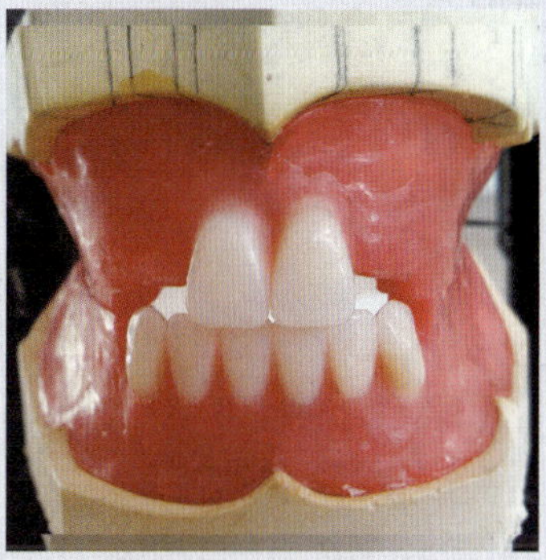	(1)去蜡：舌侧留有一定的高度，防止牙齿在排列的过程中移位； (2)烫蜡：将蜡烫软，但不流动； (3)插入人工牙及调整：根据下颌弓的位置，结合浅覆殆、浅覆盖及中线的位置关系调整上颌中切牙牙弓形态； (4)去除多余蜡液	(1)邻接关系：近中面接触区与中线接触，该中线与下颌中线一致； (2)高度：切缘超出殆平面 1 mm； (3)唇舌向：颈部微向舌侧倾斜(80°~87°)； (4)近远中向：颈部微向远中倾斜(87°~90°)； (5)扭转度：旋转角度根据患者的下颌牙弓形态进行调整，注意覆盖关系
5	排列上颌侧切牙	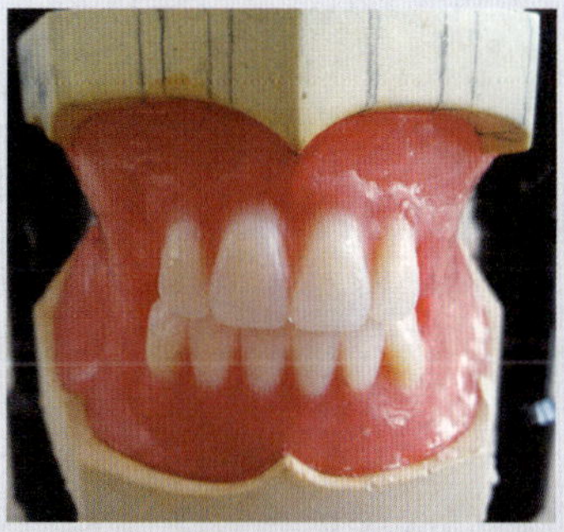	(1)去蜡：舌侧留有一定的高度，防止牙齿在排列的过程中移位； (2)烫蜡：将蜡烫软，但不流动； (3)插入人工牙及调整：将人工牙紧贴上颌中切牙的远中接触区，插入烫软位置，按照殆平面调整人工牙的高度、倾斜、扭转方向； (4)去除多余蜡液	(1)邻接关系：近中面与上颌中切牙远中面接触； (2)高度：切缘在殆平面上或超出殆平面 0.5 mm； (3)唇舌向：颈部倾斜大于中切牙(75°~85°)； (4)近远中向：向远中倾斜最大(80°~85°)； (5)扭转度：从蜡堤唇面并自然延续上颌中切牙，与下颌弓弧度相一致，注意覆盖与中切牙一致
6	排列上颌尖牙	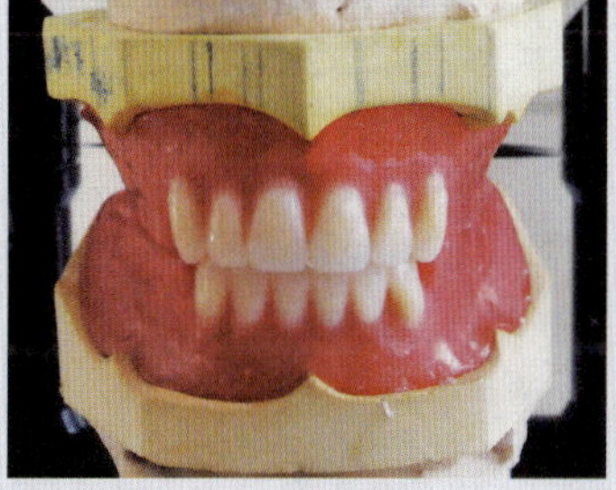	(1)去蜡：舌侧留有一定的高度，防止牙齿在排列的过程中移位； (2)烫蜡：将蜡烫软，但不流动； (3)插入人工牙及调整：将人工牙紧贴上颌侧切牙的远中接触区，插入烫软位置，按照殆平面调整人工牙	(1)邻接关系：近中面与侧切牙远中面接触； (2)高度：牙尖超出殆面 1 mm； (3)唇舌向：与切牙相反颈部向唇侧微突(90°)； (4)近远中向：向远中倾斜的角度在中切牙与侧切牙之间(80°~90°)； (5)扭转度：旋转度与

学习心得

学习心得

续表

序号	操作流程	图示	方法步骤	要求
6	排列上颌尖牙		的高度、倾斜、扭转方向； (4)去除多余蜡液	牙弓弧度相一致，此牙位于牙弓前后转角之间，起到承前启后的作用，注意覆盖与中切牙、侧切牙一致
7	调整覆𬌗及覆盖	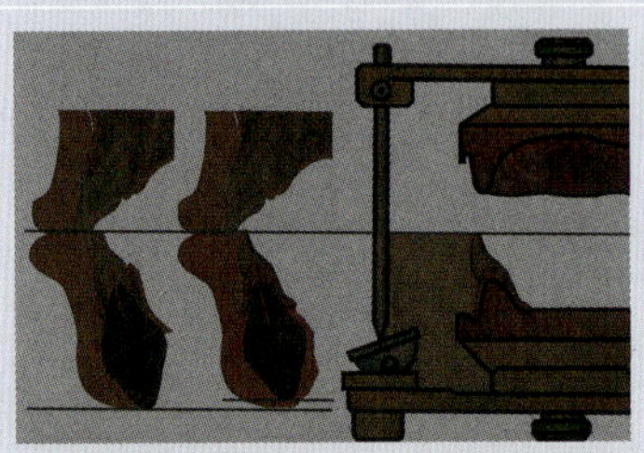 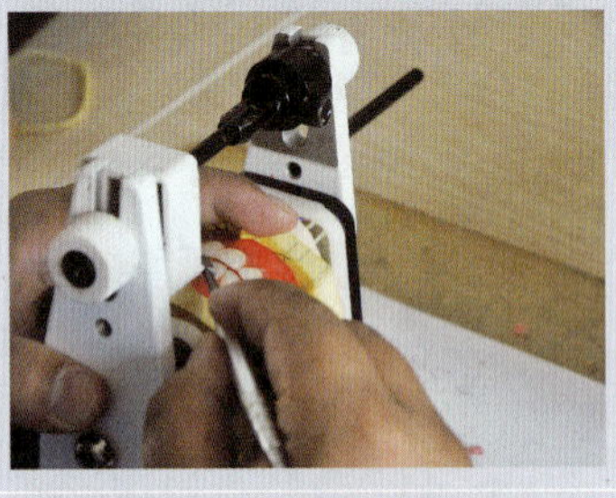	(1)调整覆𬌗：将人工牙颈部蜡烫软，调整人工牙的长度，或调整人工牙的唇舌向倾斜角度； (2)调整覆盖：将人工牙颈部蜡烫软，调整人工牙的扭转度	(1)调整上颌前牙与下颌前牙之间的水平距离相等，都为1~1.5 mm； (2)调整上颌前牙与下颌前牙的垂直距离相等，都为1~1.5 mm (3)使覆𬌗与覆盖保持一致
8	前伸𬌗颌位	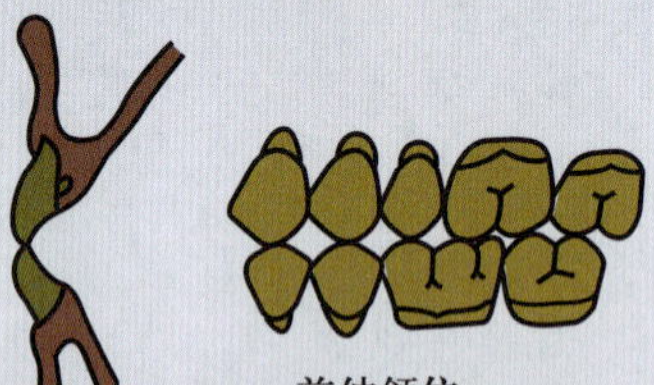 前伸颌位 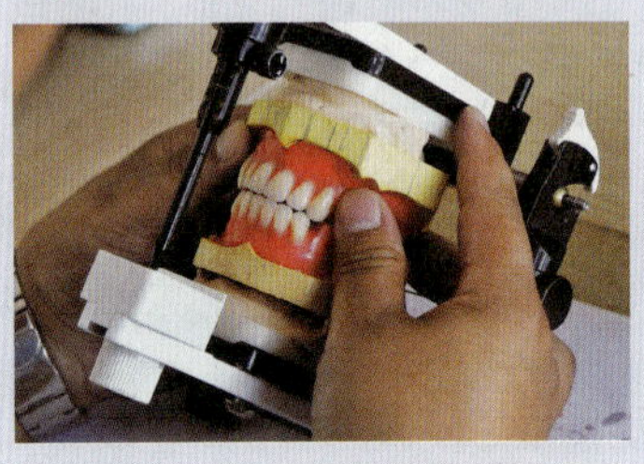	(1)打开双侧髁导开关，将切导针向后轻推，检查上下颌前牙切缘是否达到轻接触； (2)将人工牙颈部蜡烫软，调整人工牙的覆𬌗和覆盖	下颌在保持上、下牙接触的同时向前运动，运动过程中下颌所有的位置即为前伸𬌗颌位
9	侧方𬌗颌位	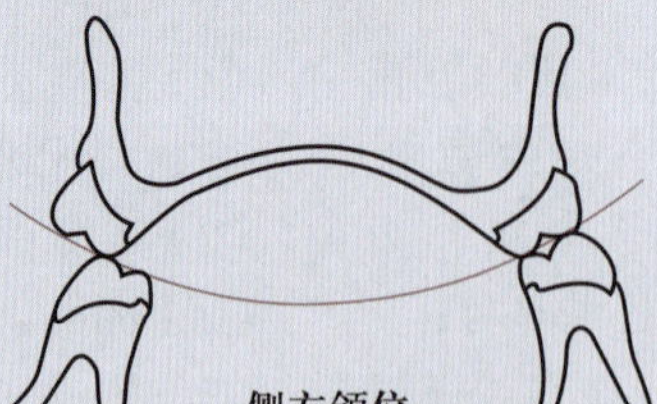 侧方颌位 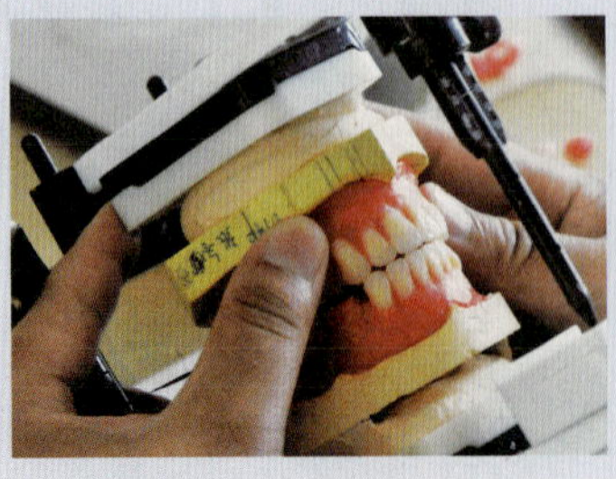	(1)打开单侧髁导开关，将切导针向髁导打开侧轻推，达到上下颌前牙切缘或切嵴轻接触；使上颌尖牙的近中牙尖嵴与下颌尖牙的远中牙尖峭接触 (2)若侧方𬌗运动的过程中，尖牙接触而中切牙无接触时，根据具体的情况，调整尖牙的	下颌在保持一侧上、下牙接触的同时向该侧运动，运动过程中下颌所有位置即为侧方𬌗颌位

续表

序号	操作流程	图示	方法步骤	要求
9	侧方聆颌位		长度，或是中切牙的长度； （3）若侧方聆运动的过程中，中切牙接触而尖牙无接触时，调整尖牙的唇舌向，或尖牙的近远中倾斜角度，或是中切牙的长度	

学习心得

知识平台

（一）相关名词

牙尖交错聆（intercuspal occlusion，ICO）：是指上、下颌牙牙尖相互交错，聆面接触最广泛的咬合接触关系。

全口义齿的平衡聆：是指下颌在正中聆及前伸、侧方运动时，上下颌相关的牙齿都是能同时接触的一种咬合关系。

（二）小技巧

1. 在排牙的过程中，为了检查前牙切缘排列位置的连续性，可用铅笔将前牙切缘排列一颗描记一颗，方便观察。

2. 为了两侧前牙唇舌向倾斜度一致，可在中切牙的近远中位置观察，看是否完全遮住对侧同名牙。

3. 在排牙过程中，不要将蜡完全去掉，舌侧可多留一部分蜡，防止舌向移位。

4. 在排牙过程中，可少去蜡，再用排牙刀将剩余蜡烫软，准备将人工牙插入，便于操作。

5. 在排牙的过程中最好采用左右交替的形式进行排牙，防止在使用一侧同时排牙会出现人工牙移位。

6. 在检查覆盖时可选择将上下颌模型进行咬合，在上颌切缘的方向进行观察，看上颌切缘与下颌切缘的距离。

7. 在进行覆聆的检查时，可以将上下颌模型进行咬合，用铅笔贴着上颌前牙的切缘在下颌前牙的唇面进行画线，看线与下颌切缘之间的距离。

学习心得

8. 下前牙唇舌向倾斜度 3>2>1,近远中向倾斜度 3>2>1。

9. 上前牙唇舌向倾斜度 2>1>3,近远中向倾斜度 2>3>1。

(三) 注意事项

1. 上、下颌中线在一条直线上,且上颌中线要以下颌为准。

2. 根据患者的面型、弓形进行排列。

3. 在排牙的过程中,烫蜡时不要将蜡烫得过软,防止四处流动,或是出现排好的牙出现移位现象。

4. 上下颌前牙之间的覆𬌗与覆盖相等。

5. 在进行前伸𬌗颌位运动的时候,两侧上颌中切牙要同时与下颌中切牙的切缘接触。

6. 在进行侧方𬌗颌位运动的时候,单侧上颌切牙与下颌中切牙的切缘接触,同时上颌尖牙的近中牙尖嵴与下颌尖牙的远中牙尖嵴轻接触。

(四) 排牙原则

一般来说前牙着重考虑美观与发音功能,而后牙则着重考虑咀嚼功能。通常人工牙的排列必须遵循下述基本原则。

1. 美观原则

一副良好的全口义齿可以恢复患者面部下 1/3 的生理形态,使面下 1/3 与整个面部比例协调,同时还能恢复颜面部的丰满度,使人表现出健康的容颜,显得年轻,给人以美感。全口义齿的美观主要体现在前牙的排列上,当然后牙的排列也在一定程度上影响着美观。人种不同,侧面轮廓线的形状也不同,亚洲人的侧面轮廓线多为直面型,人工牙的形状及排列亦应与此相适应。

上颌前牙的切缘连线通常与下唇的微笑线一致,形成向下突起的圆弧。口角与牙齿的位置关系也与颜面部的审美密切相关,颈缘线的一部分过于突出或高低不平也会破坏左右的平衡,影响美观,排列前牙时应注意这一点。

2. 组织保健原则

义齿在功能状态下的稳定,是组织保健的重要方面,而人工牙的排列与义齿在功能状态下的稳定有很大关系。

(1)人工牙的排列要不妨碍舌、唇、颊肌的活动,应处于肌肉平衡位置。

(2)𬌗平面与鼻翼耳屏线平行,其高度位于舌侧外缘最突出处或略低,便于将食物送至后牙𬌗面,利于义齿在功能状态下的稳定。

(3)后牙功能尖要尽量排在牙槽嵴顶上,使𬌗力沿垂直方向传至牙槽嵴。排列人工牙时,上下前牙可排在牙槽嵴的唇侧。

（4）如果牙槽嵴吸收较多，要根据牙槽嵴斜坡倾斜方向调整后牙倾斜度，使殆力尽可能以垂直方向传至牙槽嵴。如果牙槽嵴严重吸收，则要注意将殆力最大处放在牙槽嵴最低处，减少义齿在功能状态下的翘动。

（5）前牙要排列成浅覆殆，浅覆盖。前牙的咬合关系有两种：一种是正中殆时不接触，非正中殆时接触。另一种是正中殆和非正中殆都保持接触。当上下颌弓关系正常时，上下前牙一般排列成轻度覆殆覆盖（为 1~3 mm）。多数情况下采用第一种方法。

（6）后牙如果选用解剖式牙，在上下牙间自由滑动时，要有平衡殆接触，即前牙对刃接触时，后牙每侧至少一点接触；后牙一侧咬合时，工作侧为组牙接触（尖牙保护殆不适于全口义齿），非工作侧至少有一点接触，且前牙也有一点接触。

（7）减少功能状态下的不稳定因素，要适当降低非功能尖，如上磨牙颊尖和下磨牙舌尖，减少研磨食物时义齿的摆动。

排列人工牙时，上下前牙可排在牙槽嵴的唇侧，上颌后牙可排在牙槽嵴的颊侧少许，下颌后牙可排在牙槽嵴舌侧少许，而前磨牙则不能偏颊也不能偏舌。

3. 功能原则

在人工牙排列上要将发挥良好的咀嚼功能放在首位，有效的咀嚼和满意的咬合是人工后牙的主要原则。如果口腔情况允许，后牙的排列要有最广泛的牙尖接触，尖窝关系要稳定，尽量选择解剖式或半解剖式人工牙，以增加切割能力，扩大接触面积，提高咀嚼效能。同时还要尽量使殆力垂直传递到牙槽嵴顶上，不影响周围的肌肉运动，以保证义齿的稳定。无尖牙虽然有广泛的平衡接触，减少侧向力，但咀嚼效能差于有尖牙。

（五）前牙排牙原则

前牙的排列要着重美观，同时兼顾功能。

1. 牙弓弧度要与殆堤弓一致

上颌殆托的殆堤部分，是临床医生在患者口腔内取得的，它包含了患者本身的审美及功能等诸因素，人工前牙的排列必须以此为基准。而下颌前牙的排列则应以上颌前牙为基准，形成适当的覆盖覆殆关系。

2. 上前牙的位置要衬托出上唇丰满度

要达到此要求有以下几点可做参考：

（1）上前牙唇面至切牙乳头中心点一般为 8~10 mm。

（2）年轻人，上尖牙顶连线通过切牙乳突中心点，而老年人上尖牙顶连

学习心得

学习心得

线与切牙乳突后缘平齐。

（3）上尖牙的唇面通常与腭皱的侧面相距 10.5 mm ± 1 mm。

（4）上前牙切缘在唇下露出 2 mm，老年人露得较少。

3. 上下前牙间不宜排列成过深的覆盖覆殆关系

其覆盖的程度受到前伸髁导斜度的影响，在不妨碍美观及发音的情况下，可根据前伸髁导斜度的大小决定覆盖的大小。前牙的咬合关系有两种，一种是非正中殆时接触，正中殆时不接触，并在前伸及侧方运动时至少在 1 mm 的范围内，下牙沿上牙舌斜面自由滑动；另一种是正中殆和非正中殆都保持接触。但多半采用前一种排列方法。当上下颌弓关系正常时，上下前牙一般排成轻度覆殆和覆盖（为 1~3 mm）。若上下颌弓关系异常，必须排成深覆殆时，则应加大覆盖。

4. 牙排列要体现患者的个性

除前述选牙时要根据患者面型、年龄、肤色和颌弓大小选牙外，在排牙时要注意：

（1）尽可能模仿患者原有真牙排列，如患者有照片或拔牙前记录，或满意的旧义齿牙型，尽可能作为排列上前牙的参考。

（2）处理切缘和颈缘时要考虑年龄差异，不同年龄的人群，其前牙的形态、色泽、颈部暴露情况都不同。一般老年人较年轻人的色泽深、牙齿磨耗重、颈部暴露更多。老年人其人工牙的切端及尖牙牙尖可略磨平，可模仿天然牙的磨耗情况，颈部也可外露得多些，以模仿真牙的牙龈萎缩，必要时还可模仿天然牙的某些着色。

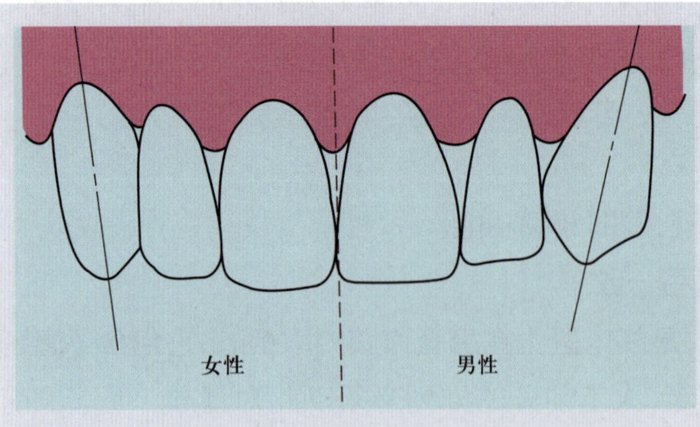

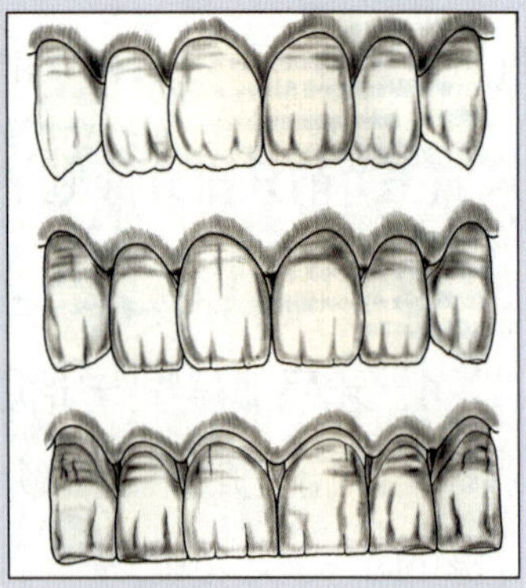

（3）另外，可模仿真牙的轻度拥挤和扭转，不要排列过齐，以免给人以“义齿面容”的感觉。

（4）根据上下颌骨的位置关系排列上下前牙的覆殆覆盖，一般要求浅覆殆，浅覆盖，切导与殆平面的交角接近 15° 为宜。

学习心得

（5）患者有面部缺陷或面部中轴偏斜等情况时，要利用排牙弥补患者的缺陷而不要使其更明显，如面部中轴偏斜时人工牙中线也可略偏等。

（6）上前牙的排列要参考患者的意见，一般情况下，上前牙排列要在患者参与下完成。

知识拓展

有效医技沟通之五

随着人们对口腔修复体在功能和审美方面的要求不断提高，修复体的质量和管理问题引起了口腔修复医师和技师的高度重视。为了能更好地制作出完美的修复体，医师与技师之间要进行一定深入地沟通。首先医师要对其技工室有深入的了解，让医师能将其传递给患者，让患者能够安心地将自己的修复体由医师交代给技师进行制作，其中医师和技师之间的主要沟通内容和方式有：

1. 介绍技工室的技术力量、产品质量、加工项目、收费标准、管理层次、器械设备、瓷粉品牌以及相应的比色系统，材料品质与匹配情况以及服务承诺和费用等。

2. 查看模型的准确性，查对技工加工单的每个设计项目。

3. 了解患者的复诊时间和次数，明确修复体试戴的时间。

4. 检查咬合关系和颌位记录的正确性，了解诊断性或治疗性蜡型试戴情况。

5. 出现技术问题或在制作过程中有疑问应及时向医师征询。

6. 及时将符合设计要求和质量标准的修复体交给医师。

7. 征求试戴和戴牙意见，检验修复体是否存在问题以及问题的原因分析和对策。

8. 了解患者戴牙后的反馈信息，以便技师改进工作。

基本训练

填一填

1. 下颌中切牙的邻接关系________；高度________；唇舌向________；近远中向________；扭转度________。

2. 下颌侧切牙的邻接关系________；高度________；唇舌向________；近远中向________；扭转度________。

3. 下颌尖牙的邻接关系________；高度________；唇舌向________；

学习心得

近远中向________;扭转度________。

4. 下颌前牙与上颌前牙形成的关系是________。

5. 牙尖交错𬌗(ICO),是指上、下颌牙________,𬌗面接触________关系。

6. 上颌中切牙的邻接关系________;高度________;唇舌向________;近远中向________;扭转度________。

7. 上颌侧切牙的邻接关系________;高度________;唇舌向________;近远中向________;扭转度________。

8. 上颌尖牙的邻接关系________;高度________;唇舌向________;近远中向________;扭转度________。

9. 在排牙的过程中采取同下颌一样的方法____________进行描记切缘,检查练习性。

10. 排列上颌前牙的原则:________、________、________、________、________、________。

11. 由于上颌牙列比下颌牙列宽大,因而在牙尖交错𬌗时上牙列________下牙列。

12. 调整上颌前牙与下颌前牙之间的水平距离相等,都为______mm。

13. 调整上颌前牙与下颌前牙的垂直距离相等,都为______mm。

14. 打开双侧髁导开关,将切导针向后轻推,达到____________为检查前伸𬌗运动。

15. 打开单侧髁导开关,将切导针向髁导打开侧轻推,达到________为检查侧方𬌗运动。

搜索

1. 下颌起排法的优缺点是什么?

2. 下颌前牙如果在排列过程中超出𬌗平面,会为患者带来怎样的问题?

3. 上颌起排法的优缺点是什么?

4. 上颌前牙如果在排列过程中超出𬌗平面,会为患者带来怎样的问题?

5. 覆𬌗与覆盖之间的关系是什么?对于全口义齿的运动有哪些影响?

练习

1. 排列上下颌前牙并调整覆𬌗覆盖。

2. 运用流程图整理学习笔记。

预习

上下颌后牙排列要求。

排列上下颌前牙

子任务 3 排列上下颌后牙

学习心得

任务实施

序号	操作流程	图示	方法步骤	要求
1	排列下颌第一前磨牙	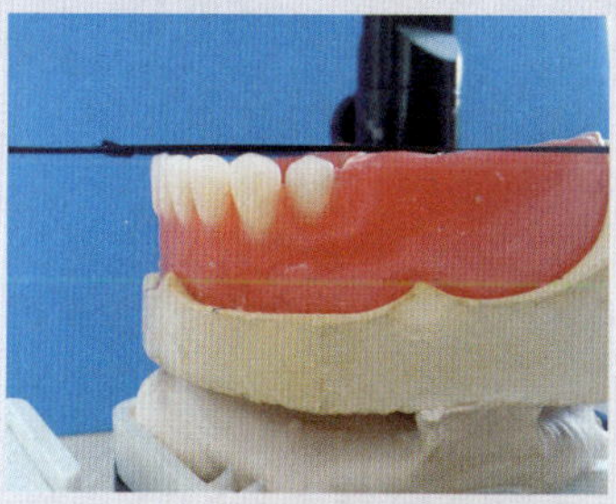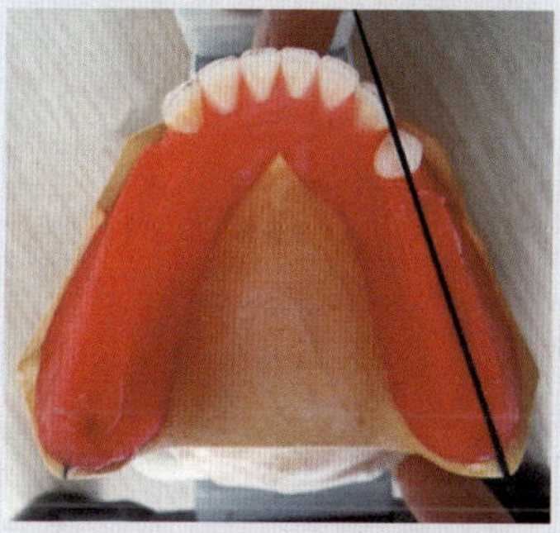	(1) 画牙槽嵴顶线：将牙槽嵴顶线转移到𬌗堤上； (2) 去蜡：将𬌗堤上多余的蜡去掉，舌侧保留一定的𬌗堤； (3) 烫蜡：使用排牙刀将蜡烫染，但不流动； (4) 插入人工牙及调整：将人工牙插入𬌗堤中，调整高度和倾斜方向；最后调整中央沟的连线	(1) 颊舌向：颈部稍向颊侧； (2) 近远中向：颈部稍向远中倾斜； (3) 牙尖高度：颊尖低于𬌗平面 0.2 mm；舌尖低于𬌗平面 1.6 mm； (4) 扭转度：旋转到与颌弓后部的曲度一致
2	排列下颌第二前磨牙	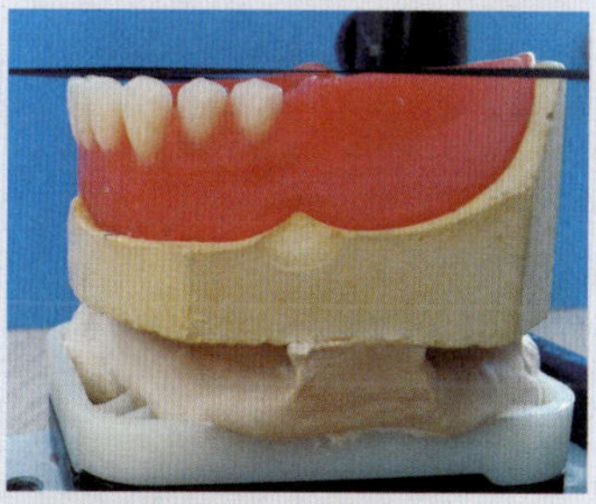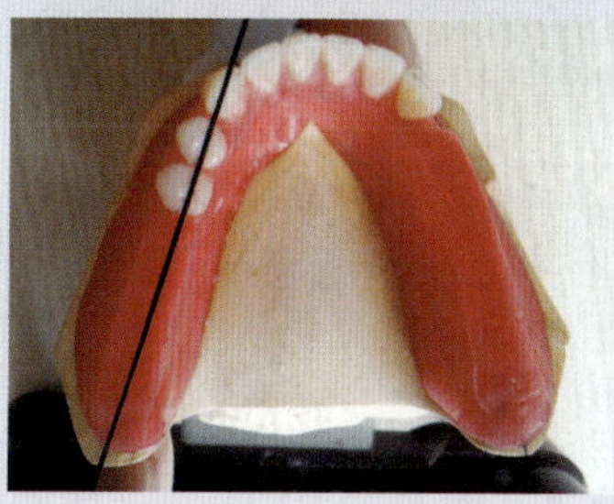	(1) 去蜡：将𬌗堤上多余的蜡去掉，舌侧保留一定的𬌗堤； (2) 烫蜡：使用排牙刀将蜡烫软，但不流动； (3) 插入人工牙及调整：将人工牙插入𬌗堤中，调整高度和倾斜方向；最后调整中央沟的连线	(1) 颊舌向：颈部稍向颊侧； (2) 近远中向：颈部稍向远中倾斜； (3) 牙尖高度：颊尖低于𬌗平面 0.8 mm；舌尖低于𬌗平面 0.9 mm； (4) 扭转度：旋转到与颌弓后部的曲度一致

学习心得

续表

序号	操作流程	图示	方法步骤	要求
3	排列下颌第一磨牙	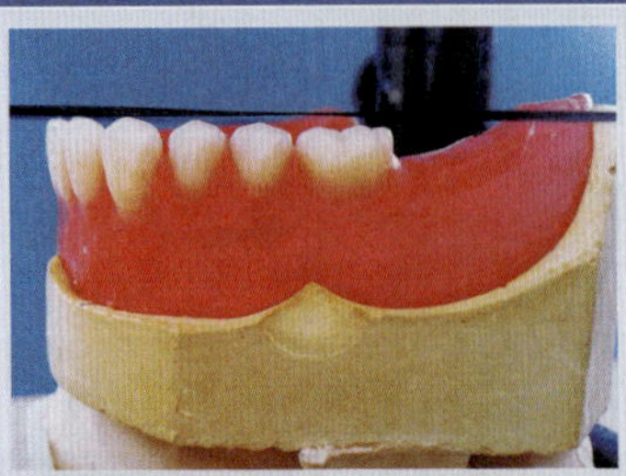 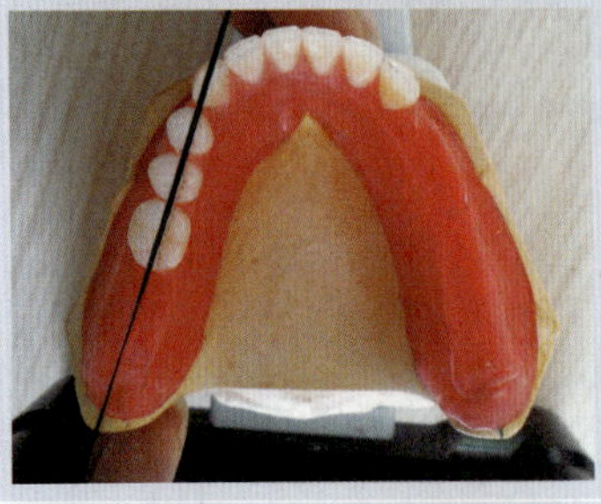	(1)去蜡:将𬌗堤上多余的蜡去掉,舌侧保留一定的𬌗堤; (2)烫蜡:使用排牙刀将蜡烫软,但不流动; (3)插入人工牙及调整:将人工牙插入𬌗堤中,调整高度和倾斜方向;最后调整中央沟的连线	(1)颊舌向:颈部稍向颊侧; (2)近远中向:颈部稍向远中倾斜; (3)牙尖高度;近中颊尖低于𬌗平面1.2 mm;远中颊尖低于𬌗平面1.0 mm;舌尖低于𬌗平面2 mm; (4)扭转度:旋转到与颌弓后部的曲度一致
4	排列下颌第二磨牙	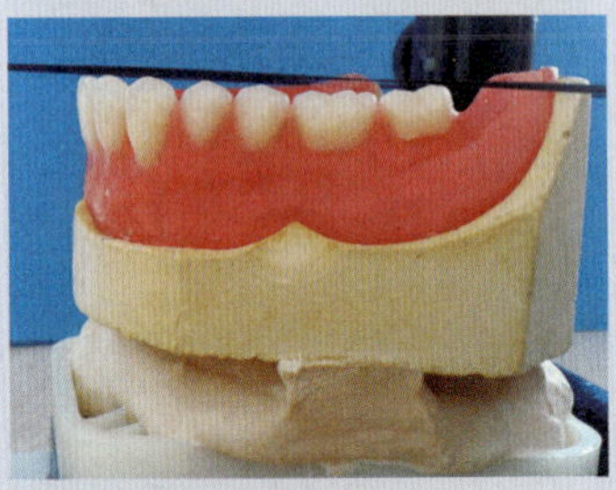 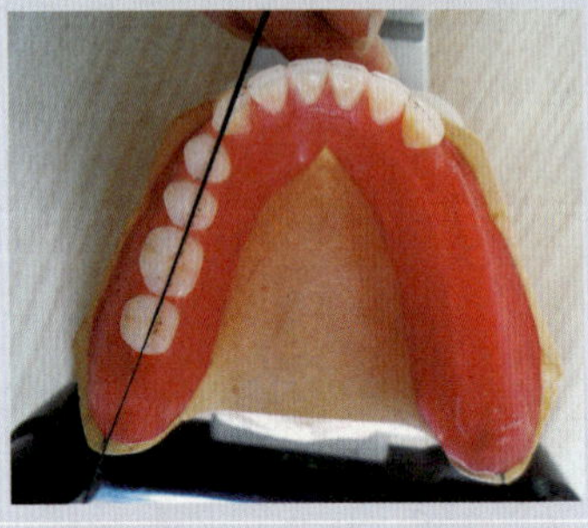	(1)去蜡:将𬌗堤上多余的蜡去掉,舌侧保留一定的𬌗堤; (2)烫蜡:使用排牙刀将蜡烫软,但不流动; (3)插入人工牙及调整:将人工牙插入𬌗堤中,调整高度和倾斜方向;最后调整中央沟的连线	(1)颊舌向:颈部稍向颊侧; (2)近远中向:颈部稍向远中倾斜; (3)牙尖高度:近中颊尖低于𬌗平面0.6 mm;远中颊尖在𬌗平面上;舌尖低于𬌗平面1.8 mm; (4)扭转度:旋转到与颌弓后部的曲度一致
5	排列上颌第一磨牙	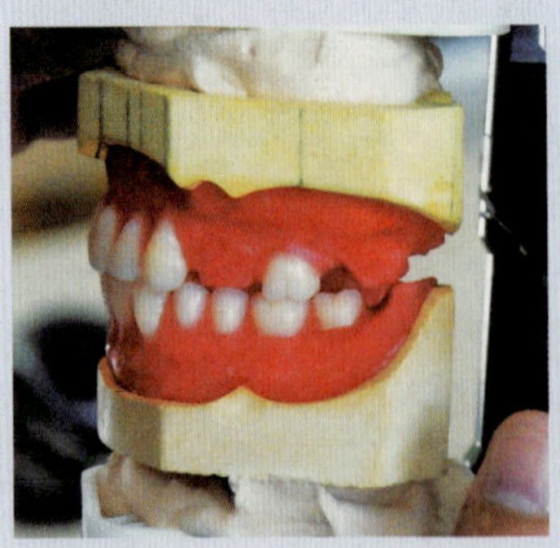	(1)寻找位置:按照正中𬌗的关系,寻找上颌第一磨牙的位置,用雕刻刀在𬌗堤上制作记号; (2)去蜡:将𬌗堤上多余的蜡去掉,舌侧保留一定的𬌗堤; (3)烫蜡:使用排牙刀将蜡烫软,但不流动; (4)插入人工牙及调整:将人工牙插入𬌗堤中,按照咬合关系进行调整	(1)颊舌向:偏向舌侧; (2)近远中向:偏向近中; (3)咬合关系:近中舌尖咬在下颌第一磨牙的中央窝内;远中舌尖咬在下颌第一磨牙远中边缘嵴与下颌第二磨牙近中边缘嵴之间。 (4)颊尖对位关系:①近中颊尖正对下颌第一磨牙颊沟;远中颊尖正对下颌第一磨牙远中颊沟;②颊侧有正常的覆𬌗覆盖关系

续表

学习心得

序号	操作流程	图示	方法步骤	要求
6	排列上颌第一前磨牙	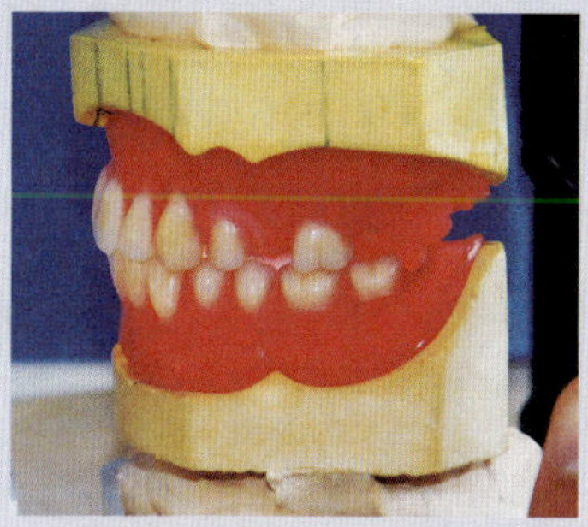	(1)去蜡:将𬌗堤上多余的蜡去掉,舌侧保留一定的𬌗堤; (2)烫蜡:使用排牙刀将蜡烫软,但不流动; (3)插入人工牙及调整:将人工牙插入𬌗堤中,按照咬合关系进行调整	(1)颊舌向:偏向舌侧; (2)近远中向:直立; (3)咬合关系:舌尖咬合在下颌第一、第二前磨牙之间。 (4)颊尖对位关系:①颊尖正对下颌第一前磨牙的远中颊斜面;②颊侧有正常的覆𬌗覆盖关系
7	排列上颌第二前磨牙	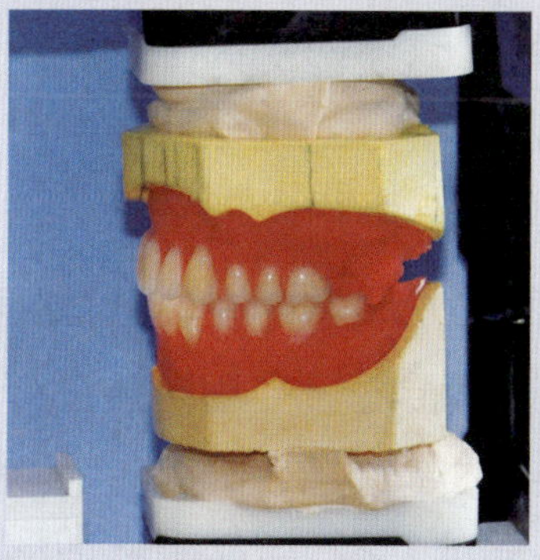	(1)去蜡:将𬌗堤上多余的蜡去掉,舌侧保留一定的𬌗堤; (2)烫蜡:使用排牙刀将蜡烫软,但不流动; (3)插入人工牙及调整:将人工牙插入𬌗堤中,按照咬合关系进行调整	(1)颊舌向:偏向舌侧; (2)近远中向:直立或稍偏近中; (3)咬合关系:舌尖咬合在下颌第二前磨牙与第一磨牙之间 (4)颊尖对位关系:①颊尖正对下颌第二前磨牙的远中颊斜面;②颊侧有正常的覆𬌗覆盖关系
8	排列上颌第二磨牙	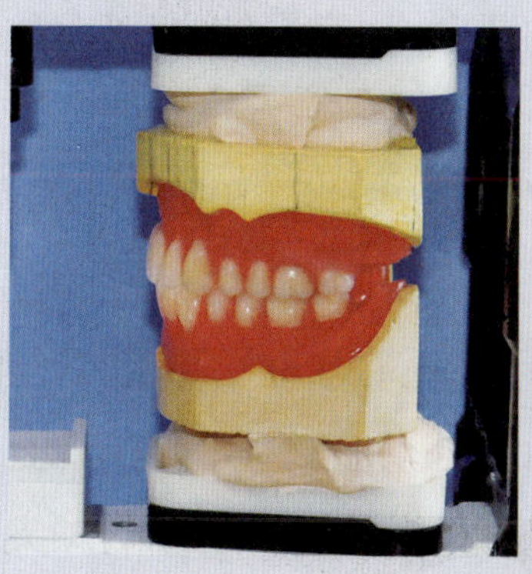	(1)去蜡:将𬌗堤上多余的蜡去掉,舌侧保留一定的𬌗堤; (2)烫蜡:使用排牙刀将蜡烫软,但不流动; (3)插入人工牙及调整:将人工牙插入𬌗堤中,按照咬合关系进行调整	(1)颊舌向:偏向舌侧; (2)近远中向:偏向近中; (3)咬合关系:近中舌尖咬在下颌第二磨牙的中央窝内,远中舌尖咬在下颌第二磨牙的远中边缘嵴上 (4)颊尖对位关系:①近中颊尖正对下颌第二磨牙的颊沟,远中颊尖正对下颌第二磨牙的远颊沟;②颊侧有正常的覆𬌗覆盖关系

知识平台

(一) 相关名词

正常的尖牙关系:即上颌尖牙的牙尖正对下颌尖牙的远中唇斜面。

上颌弓宽于下颌弓:是指上颌弓后部位于下颌弓的颊侧,即上颌牙槽嵴顶位于下颌牙槽嵴顶的颊侧。

下颌弓宽于上颌弓:是指下颌弓的后部位于上颌弓的颊侧,即下颌牙槽

学习心得

嵴顶位于上颌牙槽嵴顶的颊侧。

（二）排牙原则

有效的咀嚼和满意的咬合是人工后牙的主要功能，同时人工后牙的排列也必须保证全口义齿在行使功能时具有良好的固位效果和稳定性，因此人工后牙排列时应遵循一定的原则。只有很好地掌握这些原则，才能制作出发挥良好咀嚼功能，恢复和维持口颌系统的平衡及正常运转，且外观自然和谐的全口义齿。

后牙的排列要尽量选择解剖式或半解剖式人工牙，以增加切割能力、扩大接触面积、提高咀嚼效能，同时应有最广泛的牙尖接触和稳定的尖窝关系。还要尽量使船力垂直传递到牙槽嵴顶上，不影响周围的肌肉运动，以保证义齿的稳定。

1. 牙槽嵴顶线原则

上颌后牙的中央窝或舌尖和下颌后牙的颊尖或中央窝，尽可能排在各自的牙槽嵴顶上，才能使船力通过牙槽嵴顶传导。当用一侧进行咀嚼时，另一侧基托才不会发生翘动，这样就能保证义齿的单侧平衡。如果后牙过于排向牙槽嵴顶的颊侧，咀嚼时由于船力加于颊侧，而牙槽嵴顶形成支点，对侧基托就会发生翘动，这在下颌表现特别明显。如后牙过于偏向牙槽嵴的舌侧，虽对义齿稳定有利，但是妨碍舌的活动，也容易使义齿脱位。

2. 牙槽嵴顶间线原则

上下牙槽嵴顶间的连线称为牙槽嵴顶间线。上下颌后牙的人工牙应排列在牙槽嵴顶间线上，这样可以使全口义齿在咀嚼食物时船力直接传递到牙槽嵴顶上，而不偏向舌侧或颊侧，从而保证义齿的稳定。但过于拘泥于这一原则的话，则往往会影响义齿修复后的外观或妨碍舌的运动。牙槽嵴顶间线，在前磨牙区通过上颌前磨牙的中央窝和下颌前磨牙的颊尖；在磨牙区通过上颌磨牙的舌侧尖颊斜面中央和下颌磨牙颊尖舌斜面中央。另外，一般来说下颌牙槽嵴较上颌牙槽嵴狭窄，不利于义齿的固位，因此在排列下颌人工后牙时，应优先考虑这一原则。

3. “中性区”原则

天然牙在萌出过程中受到唇颊肌向内的压力和舌肌向外的推力，使天然牙在完全萌出后的位置恰好位于向内和向外的力的平衡区域内。当牙列缺失后，牙列原来所占据的空间便形成了一个潜在的间隙，此间隙为唇颊肌和舌肌内外作用力的“中性区”。如果将人工牙排列在中性区内，仍可受到唇颊肌向内和舌肌向外基本处于平衡状态的力，则有利于全口义齿的固位。

因此全口义齿应按“中性区”位置排牙。中性区（或潜在间隙）的具体位置可以根据临床经验或口腔肌功能活动成形法来确定，其基本原则如下：由于无牙颌口腔内的上颌弓前牙区唇侧、后牙区颊侧、下颌弓前牙区唇侧和后牙区舌侧骨吸收较多，而前牙区唇、舌侧骨吸收的量相差不多，因此排列人工牙时，上下前牙可排在牙槽嵴的唇侧，上颌后牙可排在牙槽嵴的颊侧少许，下后牙可排在牙槽嵴舌侧少许，而前磨牙则不能偏颊，也不能偏舌，这样才能使人工牙排在原来天然牙所占据的位置，即处于“中性区”内，可受到唇颊舌侧较均衡的肌力，有利于义齿的固位。人工牙偏颊、偏舌的距离不能过大，偏离的具体距离常常要视唇颊的松弛程度、前庭沟的宽窄和舌体的大小而定。由于全口义齿的支持和固位与天然牙完全不同，故在排列人工牙时，要求能符合口腔的解剖生理特点，以达到恢复功能、增进美观，并能保护口腔组织的健康的目的。

学习心得

4. 咬合平衡原则

在非正中𬌗运动中，天然牙的上下牙列间只是一部分牙有咬合接触，而这种咬合关系不会损害整个牙列及口颌系统的健康。但全口义齿则不同，非正中𬌗运动中如只有一部分牙齿的接触，则会破坏义齿的稳定，使义齿不能发挥良好的功能。因此全口义齿的咬合关系与天然牙列不同，应当具有其独特的特点。这种咬合关系是通过调整人工牙的𬌗面，使义齿行使功能时，伴随前伸及左右侧方运动时的牙列位置变化，上下颌的双侧磨牙仍能保持同时接触，使义齿获得稳定。即在侧方运动时，工作侧下颌磨牙颊尖的颊斜面和上颌磨牙舌尖的舌斜面相接触，非工作侧（平衡侧）下颌磨牙颊尖的舌斜面和上颌磨牙舌尖的颊斜面相接触。在前伸运动时，上颌各人工牙牙尖的远中斜面和下颌各人工牙牙尖的近中斜面相接触。前伸𬌗位时，只有上下颌前牙的切缘和两侧最后磨牙牙尖的三点具有接触关系。

5. 其他原则

（1）𬌗平面尽量平分颌间距离：𬌗平面是指人工牙上颌中切牙的切缘与两侧第一磨牙的近中舌尖三点所形成的假想平面。在实际操作中，蜡𬌗堤平面即代表此𬌗平面。在一般情况下，人工牙所形成的𬌗平面应平分颌间距离，而且还应与牙槽嵴接近平行。若𬌗平面与牙槽嵴不平行，且前部低后部高，则在咀嚼时，上颌义齿可被推向前。若前部高而后部低，则下颌义齿有被推向前的可能。若遇上颌或下颌牙槽嵴过度吸收时，为了义齿的稳定，可适当调节𬌗平面的上下位置，使人工牙排列的𬌗平面稍向吸收严重的颌骨靠近。

（2）𬌗平面尽量低于舌侧缘 1~2 mm，以免妨碍舌的运动。

（3）下颌后牙功能尖应尽量位于磨牙后垫颊舌缘与下尖牙近中面构成

学习心得

的三角区内。

（4）𬌗力应集中在颌弓后段的中份：一般来说，牙槽嵴是承受𬌗力的主要区域。但前牙区牙槽嵴较为窄小，下颌磨牙后垫区的组织又较为松软，都不宜支持较大的𬌗力。故在排牙时，应将承受和𬌗力较大的第二前磨牙和第一磨牙集中在颌弓后段的中份，因为此区的牙槽嵴最适于支持较大的𬌗力。

（5）按照颌弓形状和上下颌骨关系排牙：排列人工牙时，应使排列成的牙弓形状尽可能与颌弓的形状协调一致，如颌弓为尖圆形，则人工牙所形成的牙弓亦应为尖圆形。上下颌人工牙的颌关系，亦应根据上下颌骨的关系排列。若上下颌骨关系正常，则按正常颌关系排列人工牙，即前牙排成轻度覆𬌗和覆盖，后牙按中性𬌗关系排列，即上颌第一磨牙近中颊尖正对下颌第一磨牙近中颊沟，上颌第一磨牙近中舌尖咬在下颌第一磨牙的中央窝内。下颌第一前磨牙的颊尖咬在上颌尖牙与第一前磨牙之间。若上下颌骨关系异常，则不能按正常颌关系排列，而应根据异常情况进行不同的排牙。

（三）小技巧

序号	图示	详解	使用工具
1	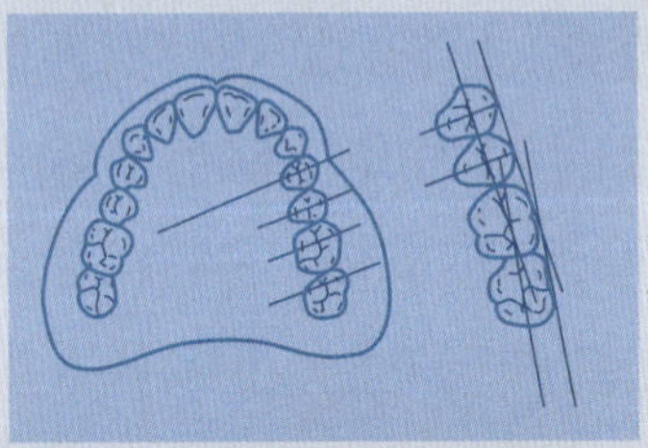 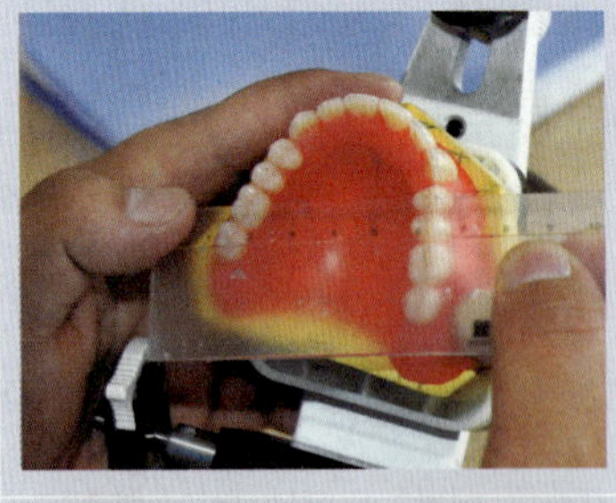	上颌第一磨牙的近中舌尖与对侧第一前磨牙的颊、舌尖相连成一条直线。上颌第二磨牙的近中舌尖与对侧第二前磨牙的颊、舌尖相连成一条直线。两条直线成平行线	直尺
2	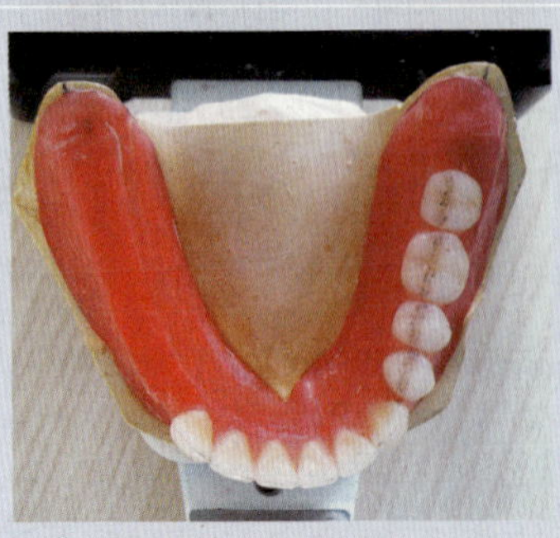	用铅笔描记中央沟连线，方便检查中央沟的连线	铅笔

续表

序号	图示	详解	使用工具
3	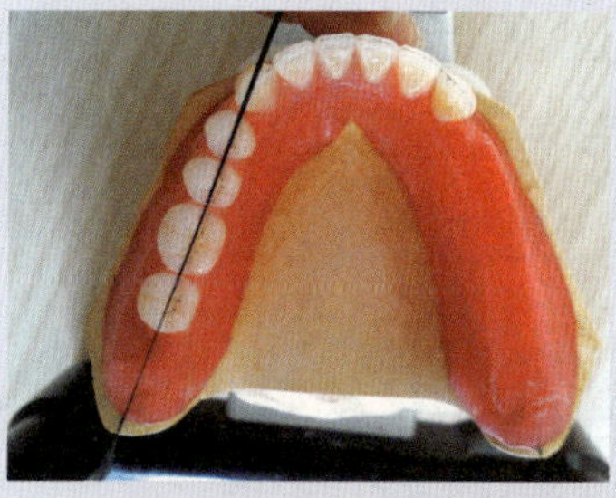	(1)可以将尖牙牙尖与牙槽嵴顶线的延长线进行连线，检查中央沟的连线； (2)在进行检查时，一定要垂直向下进行观察皮筋与牙槽嵴顶线完全重合，此时中央沟也应完全与之重合	皮筋、铅笔，且皮筋要细
4	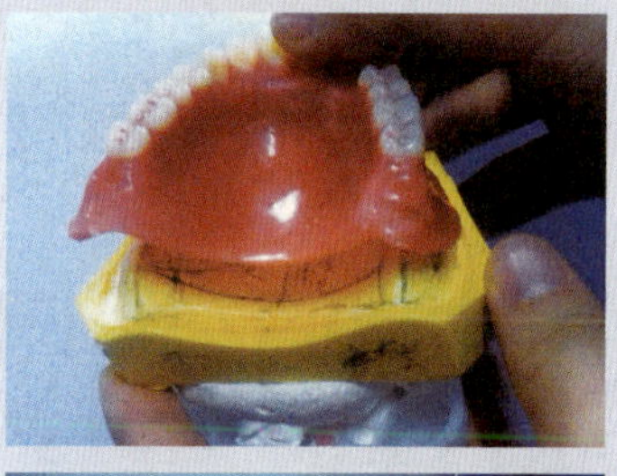 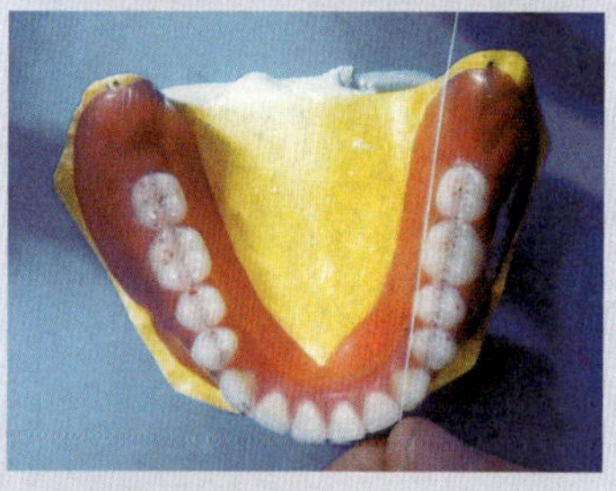	(1)在检查后牙是否排列在内外缘之间时，可以采用在模型后壁的位置进行观察，轻轻翘起基托，看功能尖与中央沟是否在内外缘之间。 (2)尖牙的近中面到磨牙后垫的内外缘边缘构成三角区域为下颌后牙的排列范围	细皮筋
5	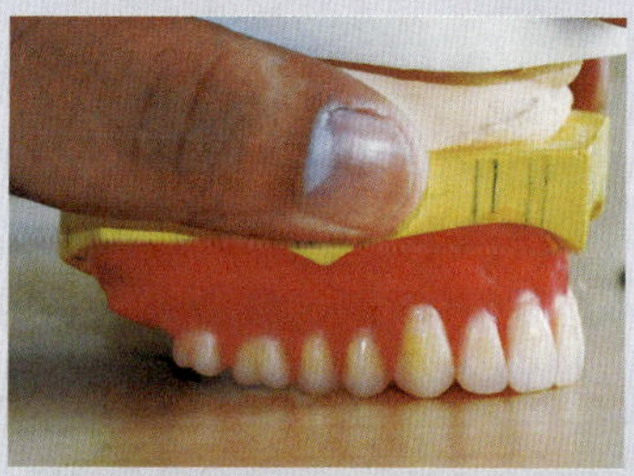 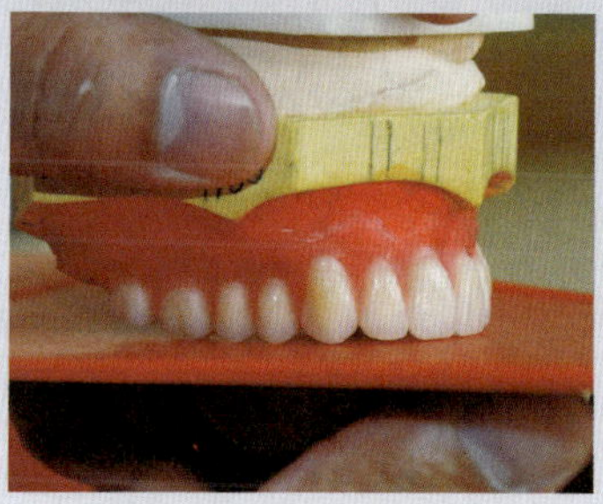	人工牙排列的过程中存在一定的曲线，在进行检查上颌的曲线过程中可以选择𬌗平面板放置在模型上，观察每颗人工牙与𬌗平面的关系，或者是将模型及人工牙倒置在桌面上进行检查	𬌗平面板、桌面

(四) 注意事项

1. 在排列下颌后牙时，要将皮筋固定在𬌗架的凹槽内，将皮筋三线合一形成一个平面。

2. 在排列后牙的过程中，舌侧进行去蜡时不要完全去除，防止在后牙排列的过程中蜡收缩过大变形，不易固位。

学习心得

学习心得

3. 在排列上颌后牙时，一定要保证上下颌人工牙的殆面上没有多余的蜡液，防止影响咬合。

4. 在进行排列人工牙时，需注意 345 与 6 的近中颊尖在一条直线上；6 的远中颊尖与 7 的颊尖在一条直线上。外形高点连线也是如此。

5. 在排列人工牙的过程中，不要直接使用过热的排牙刀或雕刻刀直接碰及人工牙，防止损坏人工牙的色泽和形态。

6. 上颌功能尖一定要完全咬合在下颌中央窝内，形成紧密接触的咬合关系。

7. 上颌颊尖与下颌颊尖之间形成一定的浅覆盖、浅覆殆关系。

上、下颌弓关系异常的排牙

序号	颌弓情况	分类	图示	排牙方法	临床意义
1	上颌前突的排牙	轻度上颌前突		将上颌人工牙盖嵴部磨薄后，略向舌侧排，下颌前牙稍向唇侧排	为了美观和功能，可适当减小上前牙的覆盖，下颌前伸时，上下切缘能保持接触
2		严重上颌前突	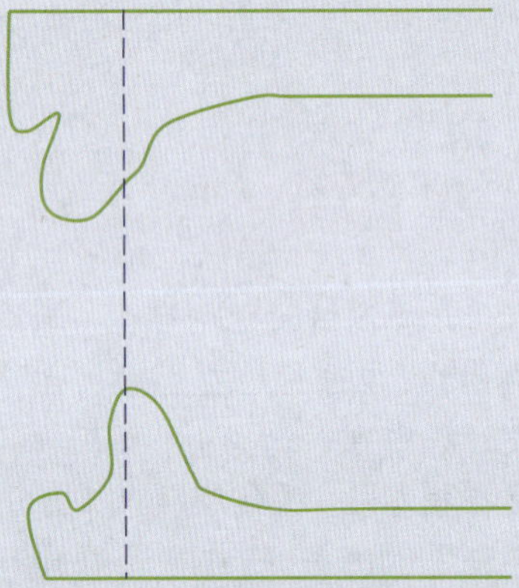	将上牙盖嵴部磨薄，略向舌侧排，下前牙稍向唇侧排，同时加大前牙的覆盖	(1) 为了确保后牙建立正常的殆关系，可选用较上前牙小的下前牙或减少1~2颗下前牙，也可将下前牙排得稍拥挤一些，以建立正常的尖牙关系； (2) 为了使下前牙达到殆接触和不影响发音，可将上颌前牙腭侧基托加厚，形成与下前牙切缘相接触的殆平面板
3	下颌前突的排牙	轻度下颌前突	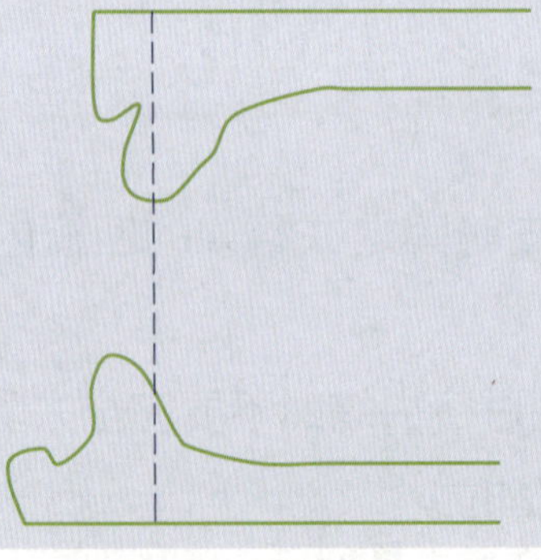	将上前牙稍排向唇侧，选用较大上颌牙大一型号的下前牙，将盖嵴部磨薄后稍向舌侧排	(1) 为了美观和功能，可排成浅覆殆或对刃殆； (2) 不可过于强求美观而将上前牙过度排向牙槽嵴唇侧，下前牙过分偏向舌侧，将影响义齿固位

续表

序号	颌弓情况	分类	图示	排牙方法	临床意义
4	下颌前突的排牙	严重下颌前突		上下前牙应排列成反殆关系	为了建立正常的后牙殆关系，要选用大一型号的下前牙或小一型号的上前牙。若选择相同型号的上下前牙，则必须增加下前牙的数目
5	上颌弓宽于下颌弓的排牙方法	上颌弓稍宽于下颌弓		将上颌后牙稍排向腭侧，下颌后牙稍排向颊侧，以建立正常的殆关系	
6		上颌弓明显宽于下颌弓	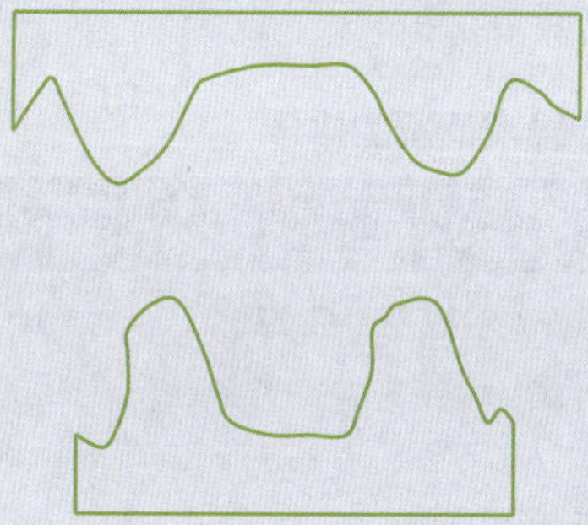	将下颌后牙按正常要求，排列在下牙槽嵴顶上，在按正常殆关系排列上后牙。然后在上颌后牙颊面加蜡，按颌弓形状雕刻出后牙牙冠颊、殆面的外形。 按照正常的位置要求，将上下颌后牙分别排在各自的牙槽嵴顶上。咬合时上颌后牙的舌尖和下颌后牙的颊尖会出现早接触，应磨改早接触的牙尖而保持正常的颌间距离。然后在上颌后牙腭侧加软蜡片与下颌后牙相交咬合，根据咬合印迹雕刻出殆面的形态	恢复对颊部软组织的支持

学习心得

学习心得

续表

序号	颌弓情况	分类	图示	排牙方法	临床意义
7	下颌弓宽于上颌弓的排牙方法	下颌弓稍宽于上颌弓		将上颌后牙稍排向颊侧，下颌后牙稍排向舌侧，已建立正常的䪼关系	注意上颌后牙不能过于偏向颊侧，以避免义齿翘动，影响固位以及在使用中上颌基托从中线处断裂
8		下颌弓明显宽于上颌弓	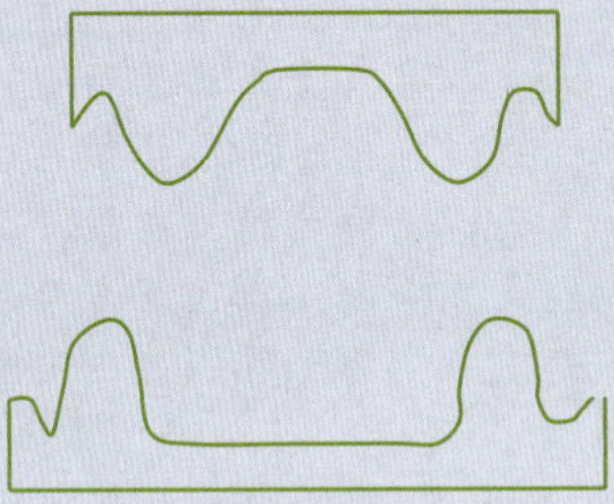	将上下左右后牙交换位置排列	上下颌第一磨牙的䪼关系是：上颌第一磨牙的近中颊尖位于下颌第一磨牙颊面的颊沟处，因此，下颌第一前磨牙与尖牙之间必存在间隙，故下颌应多排一个前磨牙。若上颌弓较小，不能容纳交换后的下后牙时，应减去第一前磨牙。即若上颌排一个前磨牙，则下颌应排两个，依次类推。

前牙几种异常情况的排牙

序号	前牙情况	分类	操作方法	临床意义
1	缺隙小于原天然牙	缺隙稍窄	考虑将人工牙减径、扭转、改变倾斜度、选择略小于原天然牙的人工牙或者在排牙时略与邻牙重叠	弥补间隙不足
2		缺隙过窄	采取减径、选择较窄的人工牙外，亦可采用减数排牙的方法	注意与中线的协调。采用何种方法排牙，还应征求患者的意见
3	缺隙大于原天然牙	缺隙稍大	排牙时可选择略大于对侧天然牙的人工牙排列，且应将其近远中邻面唇侧的轴角稍稍磨改；或增加人工牙近远中向倾斜度；或使牙齿间保留小的间隙	切角稍磨圆钝，使其看起来显得略窄。若有间隙要留在人工牙的远中
4		缺隙过大	采用增数排牙的方法加以解决	注意中线位置，特别是上颌。一般增加的人工牙都排在缺隙的远中

续表

序号	前牙情况	分类	操作方法	临床意义
5	前牙为反殆关系	前牙轻度反殆	可排列成浅覆盖	注意在人工牙与相邻天然牙相接处，排成自然的弧形，使之协调一致。若上前牙缺失、唇肌较松弛者，排牙时可将上前牙排列成双重牙列。即保持原天然牙的反殆关系，使排在唇侧的前牙与下前牙呈浅覆盖关系。这样，可在保证咬合的同时，也改善了面容的美观
6		前牙中度反殆	可排列成对刃殆	
7		前牙严重反殆	可排列成反殆	
8	上颌前突下颌后缩	个别前牙缺失	人工牙前牙的排列应与邻牙和对侧牙协调	
9		深覆殆	采用适当磨出下前牙的切缘或使用金属基托等方法解决	
10		上前牙多数或全部缺失	将上前牙适当向腭侧排列，甚至唇侧不做基托。也可以加厚人工牙的舌面或腭侧基托	以减小覆盖又不至于过多地影响面容。以保证上下前牙的正中咬合与非正中咬合的恢复
11	上颌前突严重			建议患者做牙槽骨修整术后再进行修复
12	咬合关系异常或患者有特殊要求		可在模型上完成后，在患者口内试戴蜡型，检查人工牙位置、形状、颜色及咬合关系，是否符合功能及美观的要求	征求患者对人工牙排列的意见。然后，再进行适当调整

后牙几种异常情况的排牙

序号	后牙情况	分类	操作方法	临床意义
1	缺隙小于原天然牙		可将人工牙减径、选择略小于原天然牙的人工牙或者在排牙时采取减数排牙的方法，还可考虑用解剖形态较小的牙代替较大的牙来排列	磨牙缺失时用前磨牙代替。也可采用雕刻蜡牙，但要注意增大人工后牙的外展隙
2	缺隙大于原天然牙		可选择略大于原天然牙的人工牙，甚至采取排牙增数的方法进行排牙。也可以考虑用解剖形态较小的牙进行排列，如前磨牙缺失用磨牙代替	排牙时应注意美观，特别是靠近前牙处的缺失。当然也可以采用雕刻蜡牙的方法

学习心得

学习心得

续表

序号	后牙情况	分类	操作方法	临床意义
3	反𬌗关系	轻度者	可将上颌后牙稍排向颊侧或下颌后牙稍排向舌侧	建立正常的咬合关系
4		中度者	可适当磨改下后牙颊面，或将上后牙颊面加蜡	建立一定的覆𬌗、覆盖关系，避免排成对刃𬌗而发生咬颊现象
5		严重者	可排列成反𬌗	应保证后牙排列在牙槽嵴顶上

知识拓展

全口义齿排牙口诀——上颌起排法

1 触 2 不触 3 触 4 颊触 5 触 6 近舌触 7 沿颌线走，中央沟成线，沟在嵴上边。三四尖相齐，颊尖连曲线。尖窝交错深，上磨舌尖陷。覆𬌗尽量浅，协调要实现。

基本训练

填一填

1. 下颌第一前磨牙的颊尖离开𬌗平面________mm；舌尖离开𬌗平面________mm。

2. 下颌第二前磨牙颊舌向倾斜方向是________。

3. 下颌第一磨牙的近中颊尖离开𬌗平面________；远中颊尖离开𬌗平面________；舌尖离开𬌗平面________；牙颊舌向的倾斜方向是________；近远中向的倾斜方向是________。

4. 下颌第二磨牙的近中颊尖离开𬌗平面________；远中颊尖离开𬌗平面________；舌尖离开𬌗平面________；颊舌向的倾斜方向是________；近远中向的倾斜方向是________。

5. 下颌第二前磨牙的颊尖离开𬌗平面________mm；舌尖离开𬌗平面________mm。

6. 上颌第一磨牙排列过程中近远中向________，颊舌向________。

7. 上颌第一前磨牙排列过程中近远中向________，颊舌向________。

8. 上颌第二前磨牙排列过程中近远中向________，颊舌向________。

9. 上颌第二磨牙排列过程中近远中向________，颊舌向________。

10. 上颌第一磨牙的近中舌尖位置是________，远中舌尖位置是

______。

搜索

1. 人工牙为什么要排列在牙槽嵴顶线上？
2. 人工牙的功能尖和中央沟为什么要排列在内外缘之间？
3. 上下颌后牙为什么要咬合紧密？

练习

1. 排列上下颌后牙。
2. 利用流程图整理学习笔记。

预习

检查平衡䄍的操作方法。

排列上下颌后牙

学习心得

子任务 4 平衡䄍的调整

任务实施

序号	训练内容	图示	方法步骤	注意事项
1	调整正中䄍	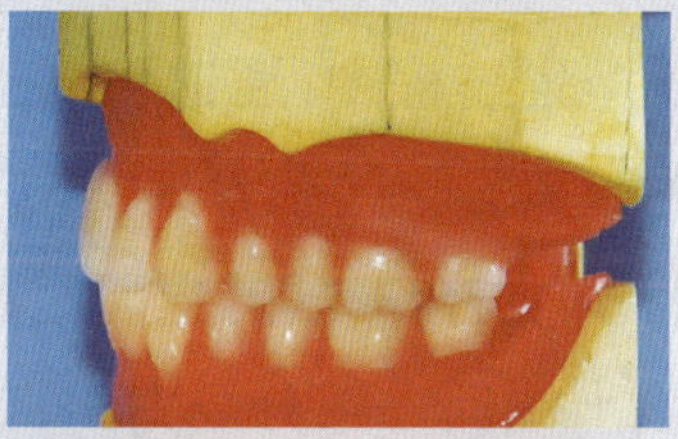 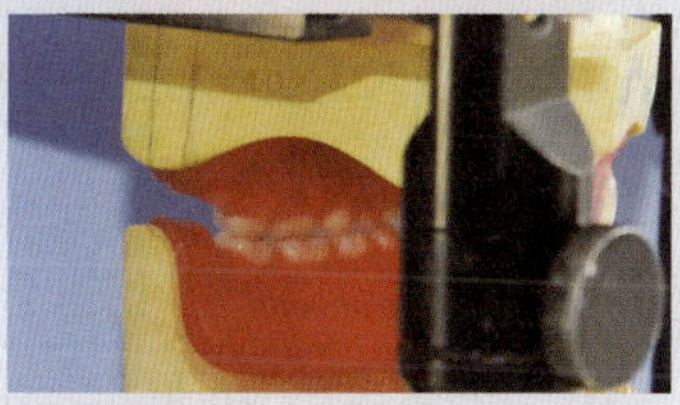	可以调整上颌后牙颈部的近远中、颊舌方向，最终达到完全咬合。但要保证整体的协调性	正中䄍的调整主要是让其全部咬合接触
2	调整前伸䄍	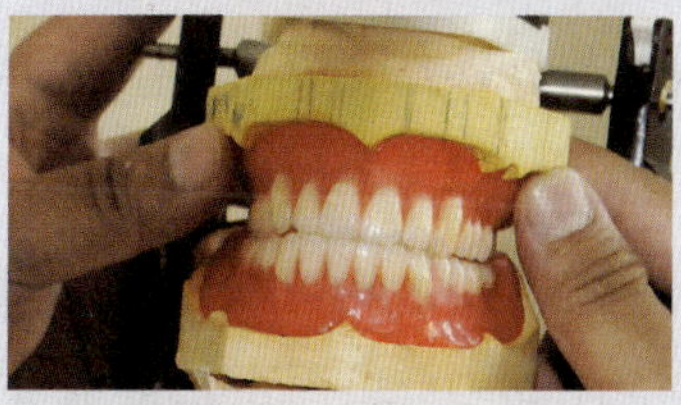 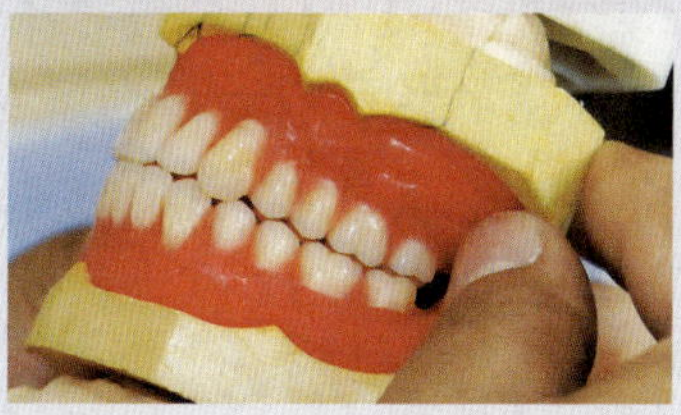	(1) 当作前伸䄍时，前牙不接触、后牙接触，需调整前牙的覆䄍； (2) 当作前伸䄍时，前牙不接触、后牙不接触，需先调整前牙的覆䄍，接触后，再调整纵䄍曲线	当作前伸䄍时，前牙接触、后牙不接触，需调整纵䄍曲线

学习心得

续表

序号	训练内容	图示	方法步骤	注意事项
3	调整侧方𬌗	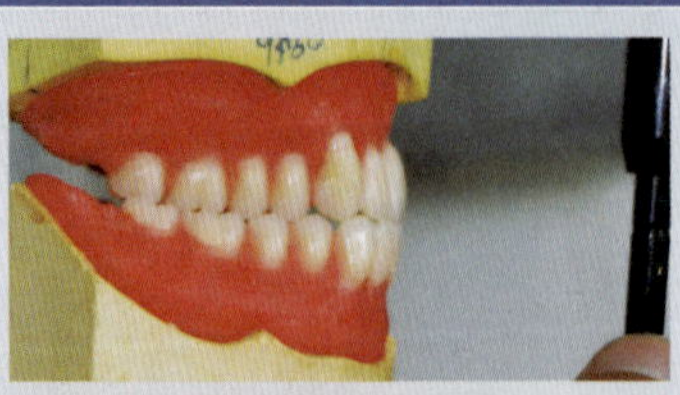 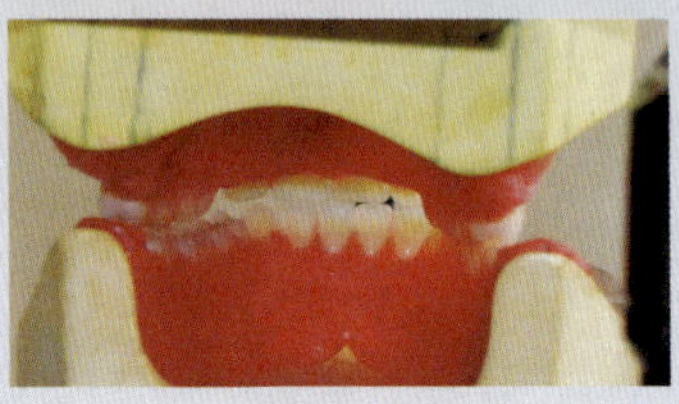	（1）侧方𬌗运动时，工作侧颊尖不接触，需调整工作侧上颌后牙的颊尖覆盖； （2）侧方𬌗运动时，非工作侧不接触，需调整非工作侧的上颌舌尖	侧方𬌗运动时，工作侧尖牙脱落，需调整工作侧的尖牙覆盖、扭转

知识平台

（一）全口义齿的平衡𬌗

全口义齿的平衡𬌗是指下颌在正中𬌗及前伸、侧方运动时，上下颌相关的牙齿都能同时接触的一种咬合关系。其主要表现义齿在非正中𬌗运动时，上下颌人工牙的𬌗面间保持有三点或多点的接触关系，使义齿不松动、不脱位。通常平衡𬌗的形成是在人工牙排列过程中，通过将人工牙排列成一定的咬合曲线，或调整上下颌人工牙的覆盖覆𬌗关系等来实现的。

平衡𬌗是全口义齿咬合形式与天然牙列咬合形式的主要区别。全口义齿是借基托附着于牙槽嵴的黏膜上，义齿上任何一部分受力时，都会影响整个义齿的稳定和固位。因此，全口义齿的咬合与天然牙列应用不同。下颌在前伸运动时天然牙列的后牙不一定有接触，侧向运动时，非工作侧的后牙也可能无接触。因此，前伸𬌗平衡和侧向𬌗平衡对天然牙列是不重要的，而对全口义齿则是必须具备的重要因素。因为当下颌作前伸运动时，上下颌义齿前牙的切缘接触，而后牙无接触，由于杠杆力量的作用，就会使义齿发生翘动和脱位。下颌作侧向运动时，上下颌牙齿在移向的一侧（工作侧）有接触，而对侧（非工作侧）的后牙无接触，同样会使义齿发生翘动或脱位。所以要求全口义齿在下颌运动中，上下颌牙齿能保持前伸𬌗平衡和侧向𬌗平衡，才能增进义齿的稳定和固位。若使用可调节𬌗架排牙，当牙齿排列完成后，应在𬌗架上调整前伸及侧向运动时的上下颌人工牙接触关系，使其达到平衡𬌗的要求。

学习心得

（二）调整咬合

人工牙排列完成后，在可调节𬌗架上进行正中𬌗位和非正中𬌗位的平衡𬌗的调整。

1. 正中𬌗平衡的调整

人工牙排列完成后，在𬌗架上做开闭口运动，用咬合纸检查咬合情况，磨除早接触点，同时还应从舌侧检查上颌后牙的舌尖与下颌后牙的𬌗面接触是否良好。发现有不足之处，可做适当调整，即将上后牙舌尖向下调或将下后牙舌尖向上抬，以达到正中𬌗平衡接触。

2. 前伸𬌗平衡的调整

（1）前牙接触，后牙不接触：在𬌗架上打开正中锁，将上颌体向后移动，模拟下颌前伸运动，此时上下前牙切缘相对，此时如后牙均无接触，通常是由于前牙排列覆𬌗深，斜度大而后牙补偿曲线曲度太小、正中咬合接触不紧或个别牙尖阻挡等原因造成的。其调整的方法为：加大补偿曲线曲度，即增加牙尖工作斜面斜度；在不影响美观和功能的前提下，可略降低下前牙并将切缘向唇侧倾斜，减小前牙覆𬌗，或将上前牙稍向唇倾斜适当加大前牙覆盖，以减小前牙切导斜度。

（2）后牙接触，前牙不接触：说明前牙覆𬌗过浅，或后牙补偿曲线曲度过大，调整时应减小补偿曲线曲度，必要时在不超出正常覆𬌗范围的情况下，可升高下前牙，加深前牙覆𬌗。

3. 侧方𬌗平衡的调整

（1）工作侧接触，平衡侧（非工作侧）不接触：在𬌗架上正中锁被打开后，将上颌体向平衡侧移动时，工作侧上下后牙的同名牙尖有接触，而平衡侧相对牙尖无接触。这主要是因平衡侧后牙横𬌗曲线曲度过小造成的，调整时将平衡侧的上颌磨牙颈部向腭侧倾斜，加大𬌗面向颊侧的倾斜度，使上颌磨牙的舌尖略向𬌗平面下降，颊尖离开𬌗平面，相应抬高下颌磨牙颊尖，以达到侧方𬌗平衡。

（2）平衡侧接触，工作侧不接触：在𬌗架上做侧方𬌗运动时，工作侧相对牙尖无接触，平衡侧相对牙尖有接触，这主要是横𬌗曲线曲度过大造成的。调整时主要采用减小横𬌗曲线曲度的方法，有时也可直接向下压低平衡侧上颌磨牙的舌尖，同时升高下磨牙的舌尖。

注意事项：

① 排人工牙时，各牙之间应留出少许间隙（尤其在上颌尖牙和第一前磨牙间），以利于排牙时的位置调整。

学习心得

② 排牙时蜡刀温度不宜过高，以免蜡熔化后流到模型上，过热还可烫坏塑料人工牙。

③ 排牙过程中应经常浸湿模型，以防止熔蜡渗透到模型上的石膏内，造成模型损坏和除蜡困难。

④ 排牙时尽量避免熔蜡黏附于人工牙功能面及轴面，而影响排牙力度。

⑤ 在调整咬合时，不论作前伸或侧向运动，要求切导针和切导盘应始终保持接触。

（三）小技巧

1. 在调整平衡𬌗时，单侧进行完平衡𬌗的调整之后，再进行另一侧的平衡𬌗的调整。

2. 在进行覆𬌗的检查时，可以将上下颌模型进行咬合，用铅笔贴着上颌前牙的切缘在下颌前牙的唇面进行画线，观察线与下颌切缘之间的距离。

（四）注意事项

1. 在调整平衡𬌗时要单颗牙进行调整，以防止整个牙进行移位。

2. 做正中𬌗时，进行𬌗架敲打的过程不要太用力，以防止人工牙咬合关系改变。

基本训练

填一填

1. 正中𬌗的调整主要是让其__________接触。

2. 当作前伸𬌗时，前牙接触、后牙不接触，需调整__________。

3. 当作前伸𬌗时，前牙不接触、后牙接触，需调整__________。

4. 当作前伸𬌗时，前牙不接触、后牙不接触，需先调整__________，接触后，再调整__________线。

5. 侧方𬌗运动时，工作侧尖牙脱落，需调整__________。

搜索

平衡𬌗与患者的咬合有哪些关系？

练习

1. 调整全口义齿的平衡𬌗。

2. 运用流程图整理学习笔记。

预习

全口义齿排牙及牙龈雕刻检查内容。

子任务 5 整体检查

任务实施

序号	检查内容	图示	图解	检查手段
1	前牙弓形	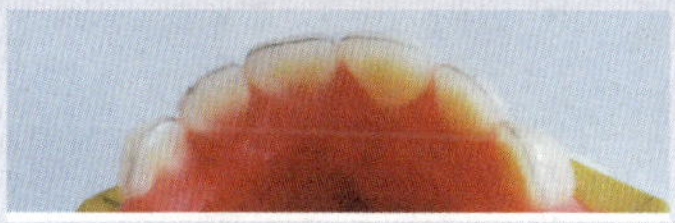 上颌	尖圆形、卵圆形、方圆形	看——前牙的扭转度，扭转角度大为尖圆形；扭转角度小为卵圆形；不扭转为方圆形
2	前牙的连续性	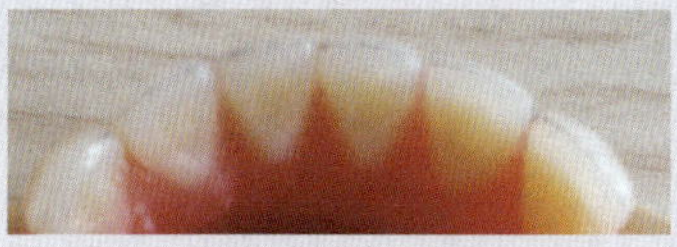 下颌	使用铅笔进行描记切缘，观察是否连续	看——铅笔描记的切缘线是否连续
3	覆殆覆盖	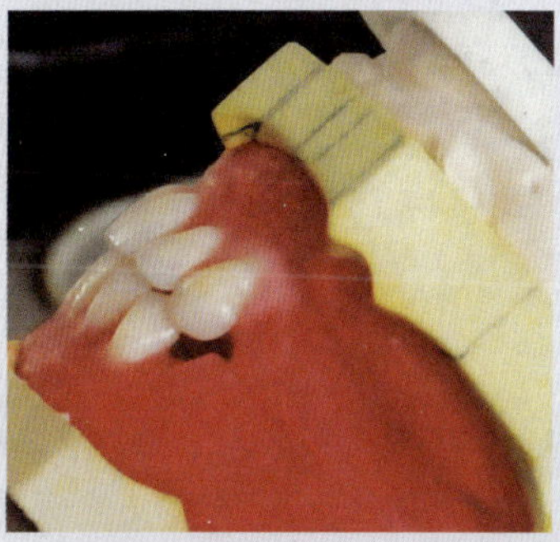	检查上颌前牙与后牙之间的覆殆、覆盖均匀一致为 1 mm	看——牙与牙之间的距离是否均匀；量——使用自制的尺子进行量取覆殆、覆盖的距离
4	下颌后牙	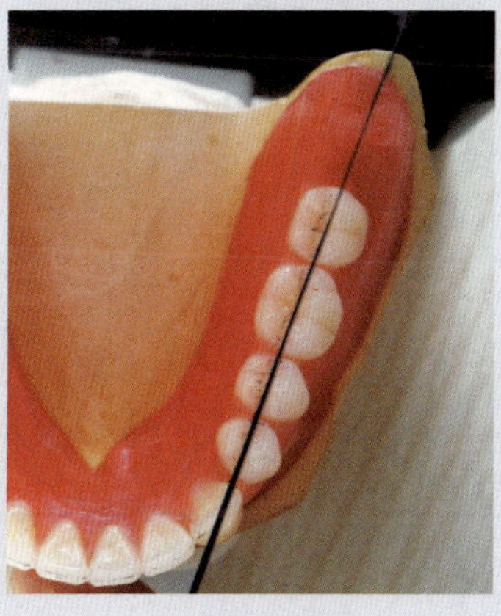	(1) 下颌前牙确定正确之后，使用皮筋在下颌尖牙与牙槽嵴顶线的延长线进行连线，中央沟与牙槽嵴顶线、皮筋重合； (2) 下颌前牙确定正确之后，使用皮筋在尖牙与磨牙后垫内外缘连线，下颌功能尖在内外缘之间	量——使用皮筋进行测量；摸——用手摸牙尖高度和人工牙的突度

学习心得

学习心得

续表

序号	检查内容	图示	图解	检查手段
5	上颌后牙	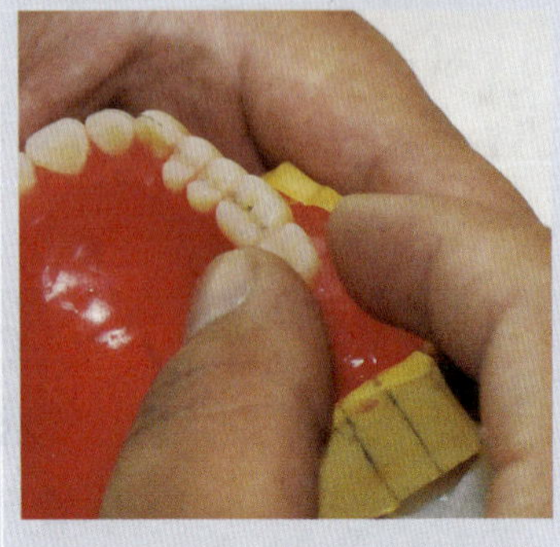	上颌第一磨牙的近中舌尖与对侧第一前磨牙的颊舌尖顶相连成一条直线； 上颌第二磨牙的近中舌尖顶与对侧第二前磨牙的颊舌尖顶相连成一条直线，以上两条直线平行； 中央沟连线与皮筋、牙槽嵴顶线重合	量——使用皮筋进行测量； 摸——用手摸牙尖高度和人工牙的突度
6	检查咬合关系	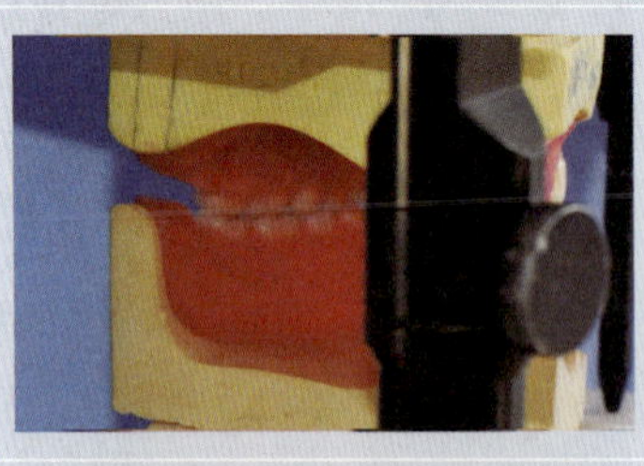	后牙达到完全咬合	看——观看后牙的尖窝相对的咬合关系
7	侧方𬌗检查	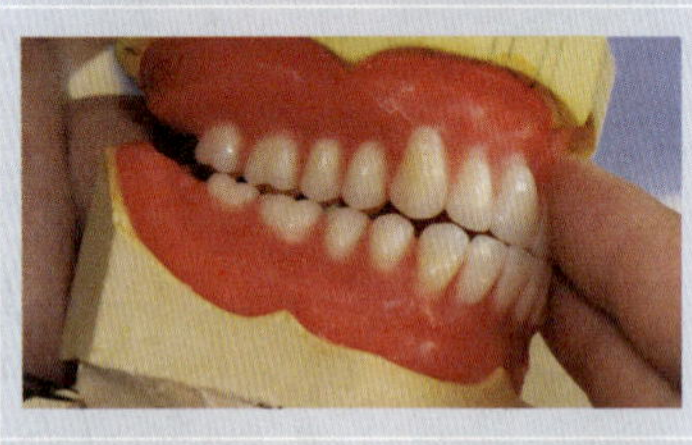	是否有侧方𬌗干扰	看——做侧方𬌗运动，观察牙尖是否有干扰。有无三点或多点接触
8	前伸𬌗检查	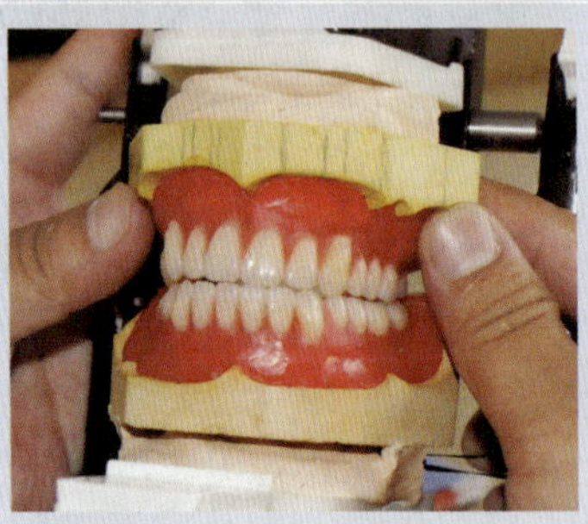	是否有前伸𬌗干扰	看——做侧方𬌗运动，观察牙尖是否有干扰

基本训练

填一填

1. 排牙后进行检查的内容有：__________、__________、__________、__________、__________、__________。

2. 在检测的过程中使用的手段是：__________、__________。

3. 下颌后牙进行检查时，下颌前牙确定正确之后，使用皮筋在__________进行连线，__________与__________、__________重合。

4. 下颌后牙进行检查时，下颌前牙确定正确之后，使用皮筋连线，下颌______________在内外缘之间。

搜索

人工牙排列后，如何确定技师排列的人工牙是正确的呢？

练习

1. 全口义齿检查。
2. 利用思维导图或流程图整理学习笔记。

预习

牙龈雕刻的操作方法。

学习心得

学习心得

任务二 牙龈雕刻

任务描述

牙龈雕刻的目的是恢复牙龈缘的外形，恢复牙槽隆突的外形，形成基托磨光面的外形。由于基托磨光面的形态不仅关系到咀嚼、发音、美容及舌感，对义齿的固位、稳定也有很大的影响。要求基托外形与排列在器质缺损部的人工牙相协调，同时具备传导支持力和良好的边缘封闭性。在能满足义齿的固位和稳定，不影响唇、颊、舌软组织活动的原则下，尽量减小基托范围，使患者感到轻巧、舒适、美观。

任务目标

1. 熟练掌握全口义齿牙龈雕刻的操作方法标准。
2. 掌握牙龈雕刻的要求。
3. 学会动感黏膜的雕刻方法。

任务实施

序号	训练内容	图示	操作方法	临床意义
1	基托边缘处理	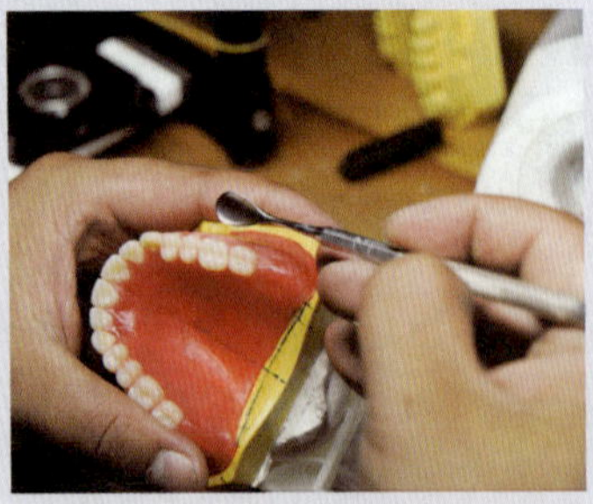	明确基托边缘的伸展范围，按照制作基托时所画的范围线进行修整	基托边缘长短影响患者戴全口义齿运动时脱落
			明确基托的厚度：基托的厚度为 2 mm，接近人工牙处逐渐加厚。 基托边缘、翼颌切迹、磨牙后垫厚度为 2.5 mm，呈圆钝状	缓冲区基托可适当加厚，为缓冲留下余地。 唇、颊侧基托厚度以试戴时恢复患者唇、颊的丰满度为准，不要随意增减
			固定暂基托：用蜡将基托边缘进行封闭，不宜过多，破坏牙龈雕刻后的基托	在后期的操作过程中，防止基托脱落，进入石膏，影响全口义齿基托后期就位

续表

序号	训练内容	图示	操作方法	临床意义
2	塑形技术	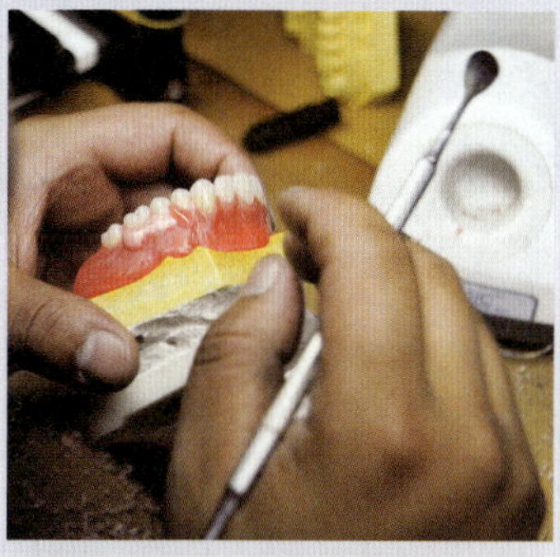	软化蜡条：一般温度为43~47℃	将蜡加热，准备放置在基托处
		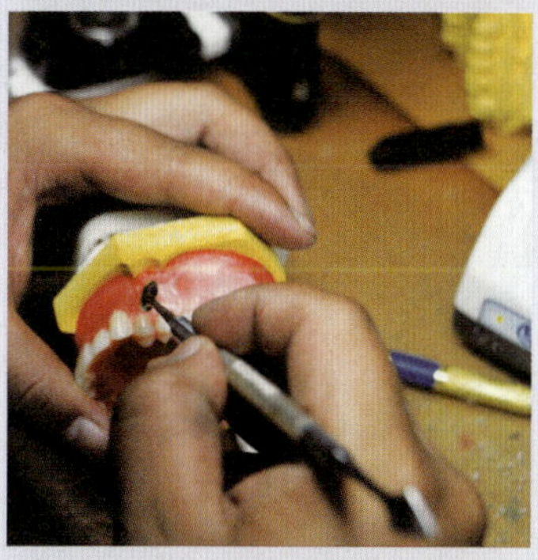	压蜡：按顺序从颊侧、舌侧逐渐压入各牙的间隙内	将蜡条压实，防止制作后产生气泡，影响基托的美观性；并恢复人工牙的牙龈突度。前牙从切端观加蜡超过前牙切缘的连线，后牙加蜡超过后牙高点线
		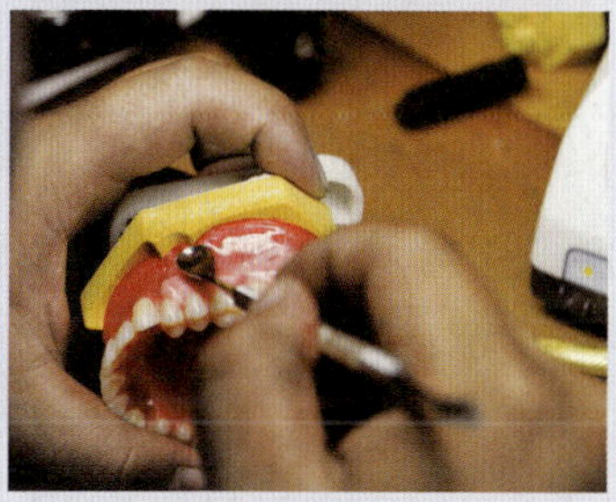	烫蜡：压、烫方法可相互结	去除表面的气泡，恢复光泽度，防止制作时出现锐边；形成泪滴状
3	雕刻	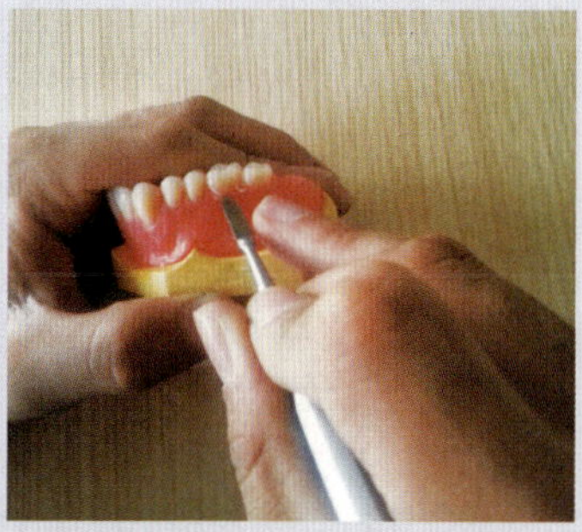	用尖头雕刻刀雕刻龈缘线。 用尖头雕刻刀在两牙之间的近远中面及𬌗龈方向雕出龈乳突和略微内陷的龈外展隙。 用长弯刀或小刮勺雕刻出各牙的根部外形。 避开唇、颊、舌系带，将基托边缘长短、厚薄修整合适、圆钝，并将牙面及蜡型表面多余的蜡去除干净。前牙下刀角度为60°，后牙下刀角度为45°，要尽可能模拟天然牙的牙龈解剖形态	恢复患者天然牙周围的牙龈原有形态，恢复患者的口腔情况的美观性；牙根的长度模拟天然牙龈状态，上颌：1长、2短、3最长；下颌1长、2稍长、3最长（1、2等长，3最长）。下前牙牙龈缘“V”形，其余“U”形

学习心得

学习心得

牙龈雕刻

学习心得

续表

序号	训练内容	图示	操作方法	临床意义
3	雕刻	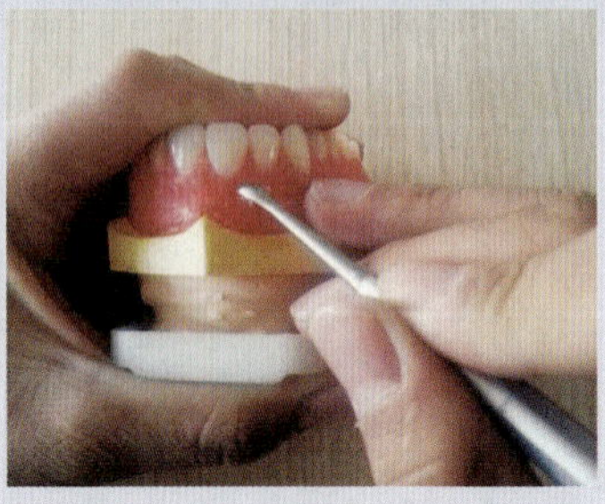	雕出基托磨光面的固位形	达到全口义齿基托的更好固位
4	光滑蜡型	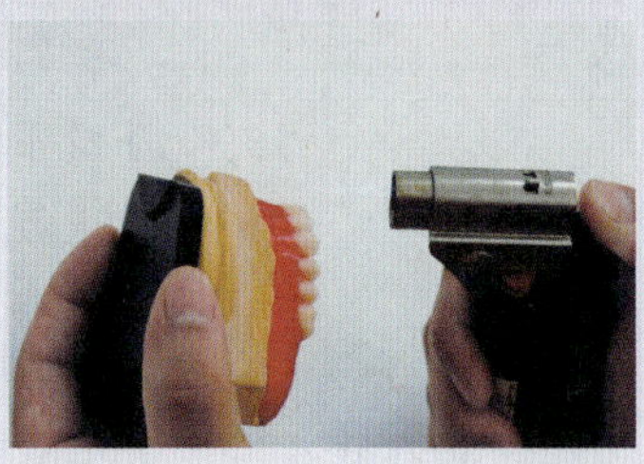	喷灯的尖细火焰，在牙间隙处可以垂直方向喷，边缘和腭侧可从水平方向喷	表面光滑，恢复患者口腔真实情况

知识平台

（一）相关名词

牙龈雕刻：修复缺失的牙龈，从蜡义齿的牙颈缘到基托边缘为止，用蜡完成基托磨光面所需的形态，该操作称为牙龈雕刻。基托磨光面的形态不仅关系到咀嚼、发音、美容及舌感，对义齿的固位、稳定也有很大的影响。

（二）制作蜡型的要求

1. 基托边缘的伸展范围

基托的边缘伸展应在上下颌唇颊舌侧的黏膜反折线处，并让开系带；上颌后缘在两侧翼上颌切迹与腭小凹后 2 mm 三点间的连线处，下颌后缘在下颌磨牙后垫的 1/2 或全部。

2. 基托的厚度

全口义齿的基托厚度一般约 2.0 mm，接近人工牙处应逐渐加厚，基托边缘、翼颌切迹、磨牙后垫厚度约 2.5 mm，呈圆钝状，上颌基托后缘逐渐变薄。骨突区（即缓冲区）可适当加厚，以备缓冲。唇、颊侧基托厚度以试戴时恢复患者唇、颊的丰满度为准，不要随意增减。前牙区牙槽嵴吸收多者，可适当加厚唇侧蜡型，以衬托唇部的丰满度，但基托的厚薄要与人工牙的排列相协调。前牙区牙槽嵴丰满者，唇侧基托可适当薄些；如上颌前突较重，前牙区可做成翼式基托或唇侧不做基托。

3. 基托磨光面形态

在基托的龈缘和基托边缘之间的磨光面应形成凹面形态，使基托的外形与唇、颊、舌肌的作用力方向相适应，从而有利于义齿的固位。凹面的方向为：上颌腭侧向上内，颊侧向上外；下颌舌侧向下内，颊侧向下外。

4. 牙龈的形态

前牙的美观除与人工牙本身的形态和排列有关外，还与龈缘的位置、形态有关。在人工牙的唇、颊面上，应雕出与自然牙相似的龈缘线和牙龈外形。为达到完美的牙龈形态，技师还要考虑患者的年龄、性别，以及特殊要求等。

（1）龈缘的位置：同一个人工牙，其龈缘位置的高低，可改变牙冠的长宽比例。一般情况下，龈缘最高点多在中线略偏远中处，近中龈缘弧度较小，远中龈缘弧度较大。年轻者可适当暴露牙冠，而年老者应多暴露牙冠。

（2）龈缘的形态：龈缘弧度向最高点收缩明显时，牙呈尖圆形，这种形态多适合于女性患者，龈缘弧度向最高点收缩不明显者呈方圆形，这种形态多适合于男性患者；老年患者牙龈多有萎缩，在雕刻时可适当改变整体龈缘线的高度，使牙冠暴露多些。基托向牙冠颈部近颈缘线 0.5 mm 宽处应形成逐渐变薄的斜坡；龈缘应薄，紧贴牙颈缘；龈乳突处适当凹陷，形成外展隙。外展隙越深，牙冠的立体感越强，但不可过深，否则易滞留食物、影响美观，且不易抛光。龈乳突的长度及其充满牙间隙的丰满度，也应与患者的年龄相协调。

5. 牙根的形态

在基托的唇、颊侧相当于牙根的部位，顺着每个牙齿的自然趋势，形成微微隆起并隐约可见的牙根。近牙冠处宽且明显，向根尖方向逐渐变细且不明显。在塑形时应使其似有似无，达到真实的效果，过长或过凸都会显得不自然，也影响磨光效果，甚至可能影响义齿固位。前牙根部外形以上颌尖牙最长，中切牙次之，侧切牙最短。下前牙为尖牙最长，侧切牙其次，中切牙最短。前磨牙处几乎无隆起。磨牙根部外形短而浅。

6. 腭皱襞的形态

为了符合生理要求，有利于发音，增加真实感，上颌基托的腭侧可模拟中缝和两侧黏膜不规则的突起，形成腭皱襞，并从前向后形成“S”状隆起。形成腭皱襞可按个人原来的形态，也可用典型的腭皱襞模型复制，还可采用雕刻成型、滴蜡成型等方法制作。腭皱襞处要注意认真打磨抛光。

学习心得

学习心得

(三) 小技巧

1. 在进行加蜡的过程中可选择使用蜡条加热滴制在基托上，更加易于融合。

2. 在进行牙龈缘雕刻的过程中，从殆龈方向，使雕刻刀与牙面成 45°，从一侧雕刻至另一侧。

3. 在进行牙龈缘雕刻的过程中，从龈殆方向，使雕刻刀与前牙唇侧牙面成 60°，与后牙颊侧牙面成 45°。

4. 舌侧雕刻刀与舌侧牙面成 20°，逐个雕刻，使龈缘线对称、清晰。

(四) 注意事项

1. 在口轮肌、口唇的下部形成凹面，但这也有个体差，如果要形成凸面，而信息不够时，应遵从来自印模、殆托的信息。千万不要把技师自我的想象强加给患者。在牙龈缘形成轻微的凹凸，并使其光洁，以便抛光避免形成过深的点彩凹陷。

2. 请勿在牙颈缘形成内陷的凹沟，应完全去除该部过剩的蜡。为表现出美观的牙颈线，可用锐利的蜡成型器修正细节部位。

3. 在喷光基托时，酒精灯的火焰温度控制应根据不同部位适当调整。

4. 蜡型基托塑形—牙龈塑形，龈缘的位置、龈缘线与牙颈缘线一致，龈缘最高点多在中线略偏远中处。牙龈塑形可以恢复患者的真实形态，具有仿真效果。

基本训练

填一填

1. 牙龈雕刻成__________形。

2. 上颌牙龈雕刻的长度为：上颌中切牙_______、上颌侧切牙_______、上颌尖牙________。

3. 下颌牙龈雕刻的长度为：下颌中切牙________下颌侧切牙________下颌尖牙。

4. 基托边缘长短影响________________。

5. 舌侧雕刻刀与舌侧牙面成________角，逐个雕刻，使龈缘线______、________。

搜索

牙龈雕刻过程中，雕刻腭皱的目的是什么？

练习

1. 牙龈雕刻。
2. 利用思维导图或流程图整理学习笔记。

预习

蜡型完成后的检查内容。

学习心得

拓展训练

全口义齿数字化制作技术是一种先进的口腔修复技术，它利用计算机辅助设计和制造（CAD/CAM）系统，通过数字化的方式制作全口义齿。这种技术的出现，极大地提高了全口义齿的制作精度和效率，同时也为患者提供了更加舒适和自然的佩戴体验。

1. 全口义齿数字化制作技术的优点

（1）高精度：采用先进的数字化设备，能够实现高精度的牙齿扫描和制作，确保治疗的准确性和可靠性。

（2）快速性：操作过程相对简单快捷，患者无需多次就诊，可以在短时间内完成治疗。

（3）可视化：可以通过三维可视化技术，让患者直观地了解治疗过程和效果，增加患者的参与感和信任度。

（4）个性化：可以根据患者的个体差异进行个性化设计和制作，提供更加贴合患者需求的治疗方案。

2. 全口义齿数字化制作技术的缺点

（1）高成本：所需的设备和材料相对较昂贵，治疗费用较高，不适合所有患者。

（2）技术要求高：其操作需要专业的技术人员进行，人员需要经过专业培训和实践。

（3）依赖设备：完全依赖于数字化设备，一旦设备出现故障或损坏，可能会影响制作进程。

3. 全口义齿数字化制作技术的操作流程及方法步骤

序号	操作流程	图示	方法步骤
1	模型检查	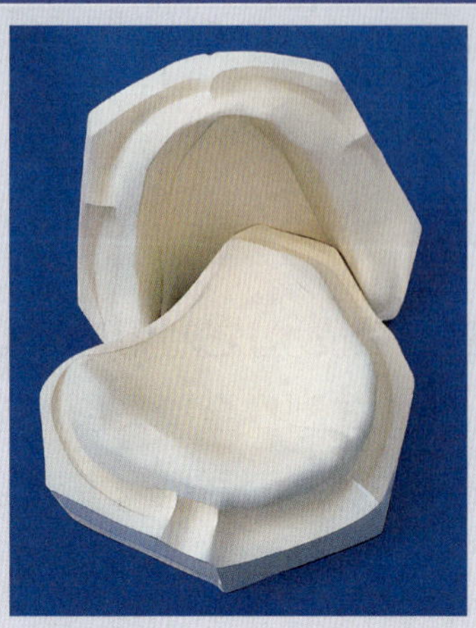	(1)检查上下模型唇颊侧黏膜伸展位置是否满足修复要求； (2)检查咬颌记录与模型的密合度及稳定，确保咬颌关系准确性； (3)检查咬颌记录丰满度、中线、口角线、颌平面等临床信息是否在蜡堤上有体现； (4)检查模型牙槽嵴是否有骨刺、骨凸等现象，如有请标记范围做缓冲处理
2	扫描订单建立	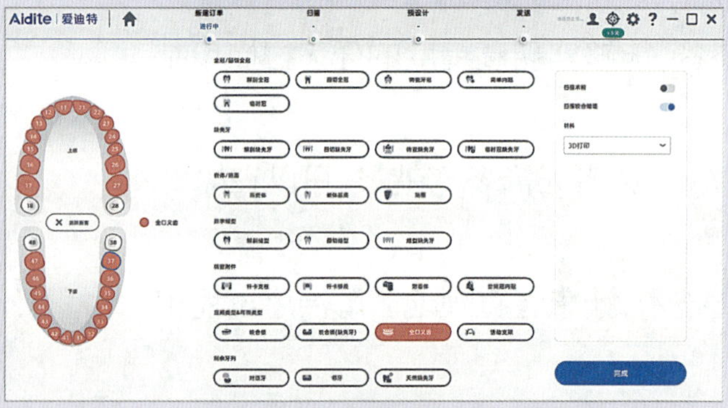	(1)点击选择修复牙位； (2)选择修复种类； (3)选择咬颌扫描类型； (4)编辑填写订单号码； (5)保存
3	扫描数据检查	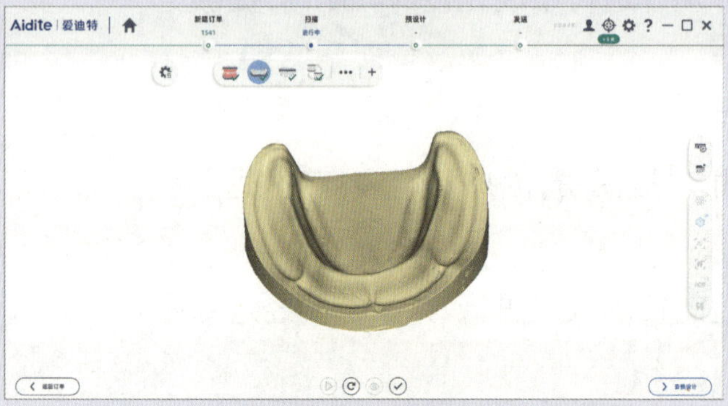 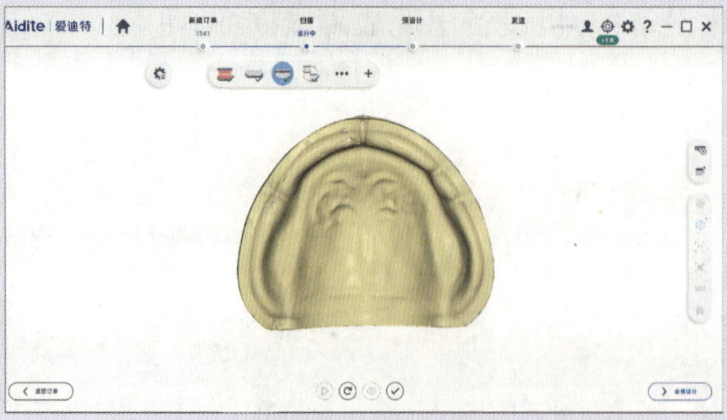	(1)扫描咬颌关系，确定扫描区域面积满足模型匹配位置； (2)扫描上下颌模型，确保扫描完整性，如有不全的位置选择区域进行补扫； (3)扫描完成的上下颌模型与咬颌模型数据进行匹配，检查匹配好的模型数据确保与实际模型咬颌关系一致； (4)如咬颌数据与模型数据自动匹配不准，需要选择手动进行匹配在相同的位置标记点； (5)匹配好的数据进行保存

续表

序号	操作流程	图示	方法步骤
3	扫描数据检查	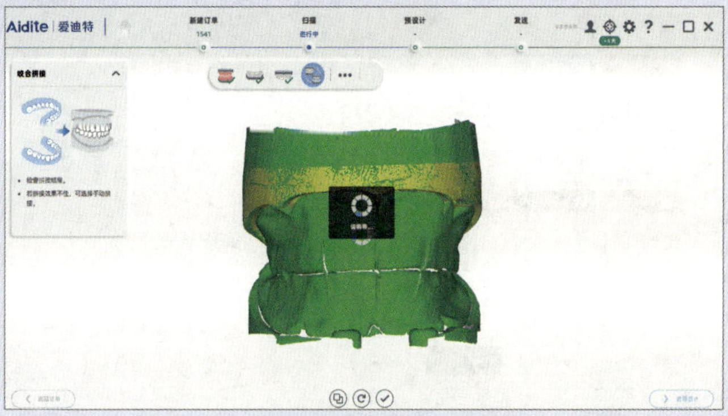	
4	扫描数据修整补充	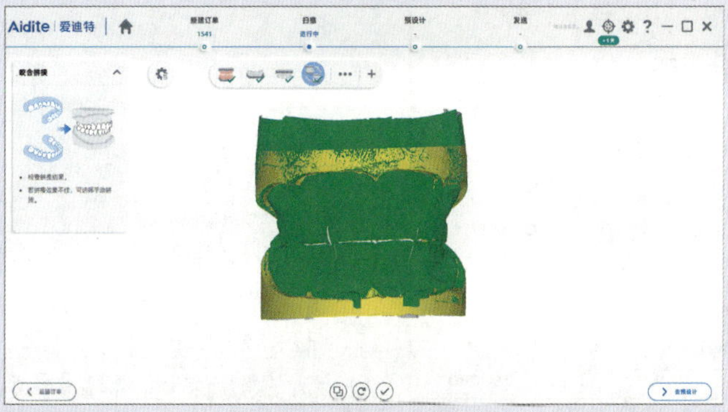 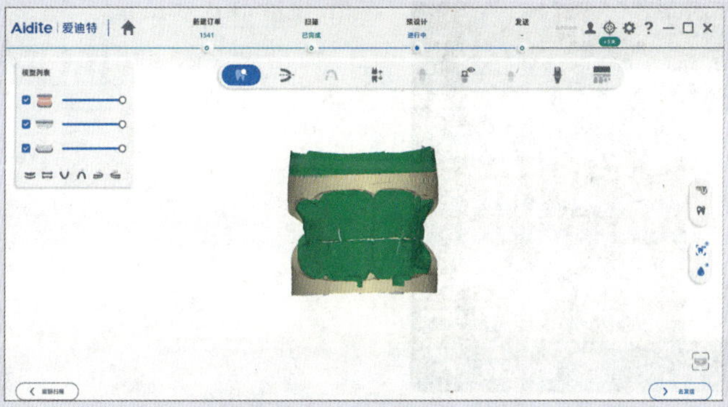	(1)检查扫描数据完整与否，修剪多余的边缘模型数据； (2)如模型数据有个别小的漏洞，可以在扫描软件中选择漏洞修补(直径小于4 mm)； (3)如工作区域漏洞大于4 mm的需要对此区域进行补扫程序； (4)修剪补充好的数据进行保存
5	建立设计电子订单	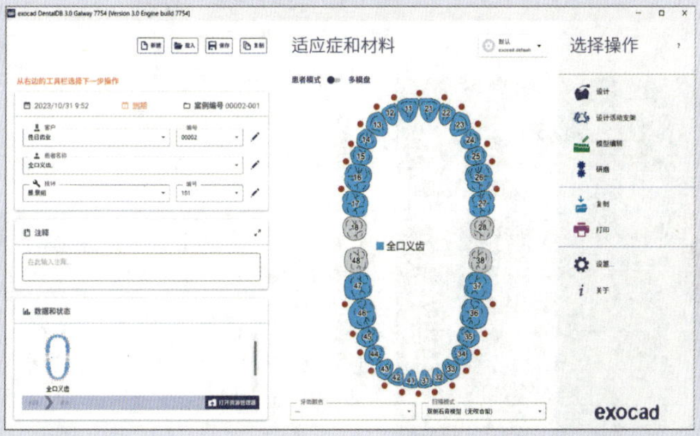	(1)在软件中建立电子设计单； (2)填写加工单位、设计单号或患者姓名、设计制作人； (3)选择修复的牙位，选择修复种类及加工方式、加工材料； (4)根据扫描类型选择扫描咬颌类型； (5)调整加工参数、基托厚度、倒凹角度及缓冲间隙等数值，检查后进行保存

续表

序号	操作流程	图示	方法步骤
5	建立设计电子订单	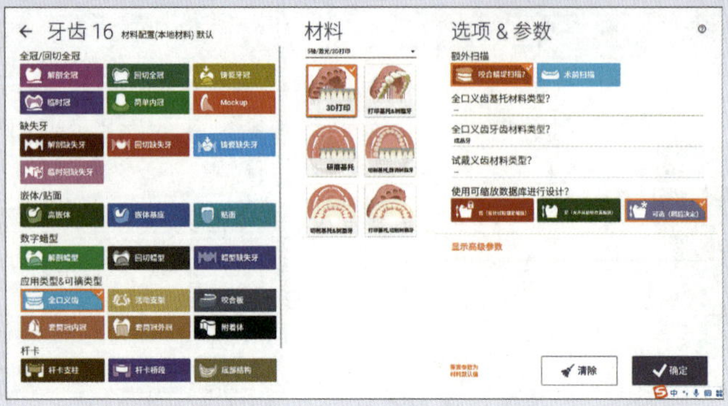	
6	设计导入扫描数据	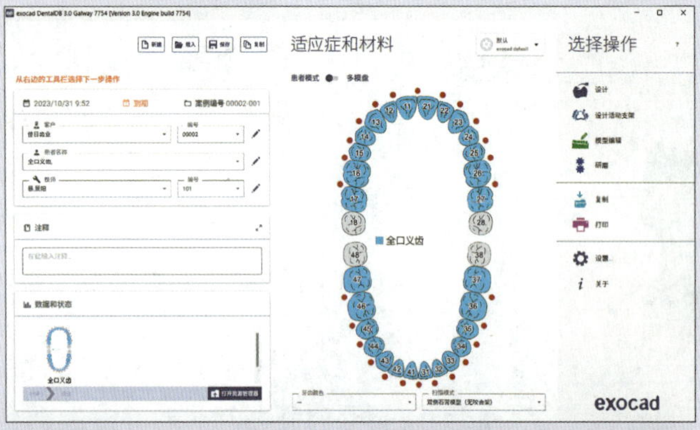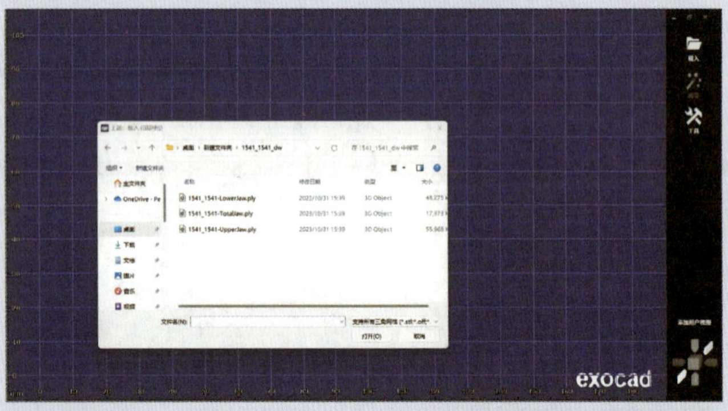	(1)点击“设计”功能，进入软件设计界面，根据提示依次导入 STL 或 PLY 格式的上下模型及咬颌数据； (2)检查数据的准确性，尤其是数据是否上下颌模型数据导串； (3)如出现导入上下模串位或咬颌串位，需要退出重新导入
7	模型分析	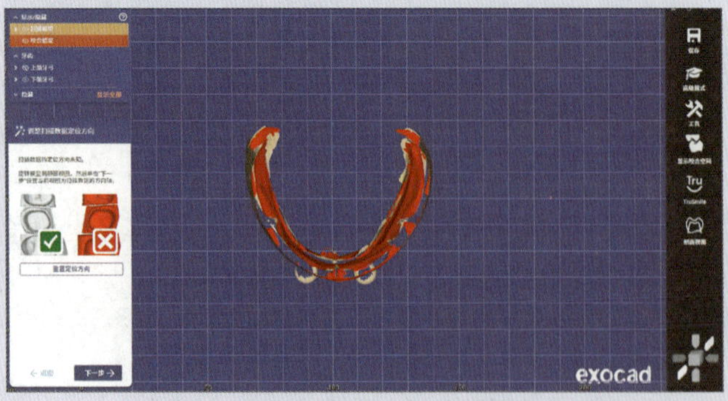	(1)设定调整初始带入方向； (2)根据软件提示进行下一步模型分析步骤； (3)模型分析有“简单分析”“完整分析”两种方法。根据临床所能提供信息选择模型分析方法； (4)先确定颌平面，在蜡堤平面左侧、右侧(下颌磨牙后垫)与中心(中线位置)选择一个点作为颌平面的参考点； (5)按照软件提示标记切牙乳头、磨牙后垫、上颌结节等范围； (6)在上颌牙槽嵴顶第一大腭皱末端外 2~3 毫米位置标记尖牙区，在下颌颊系带前方 4 毫米位置标记下颌第一前磨牙；

续表

序号	操作流程	图示	方法步骤
7	模型分析	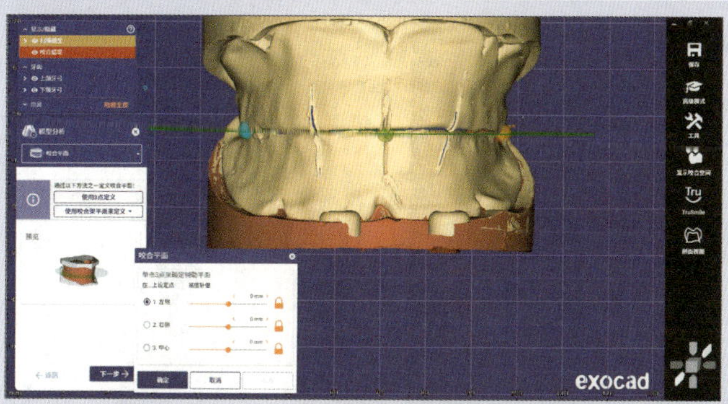 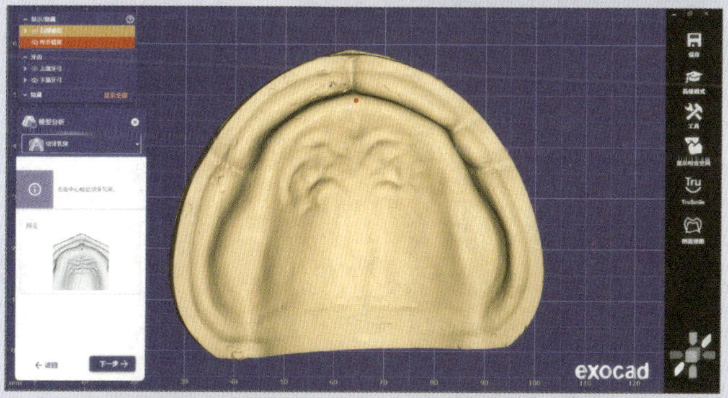 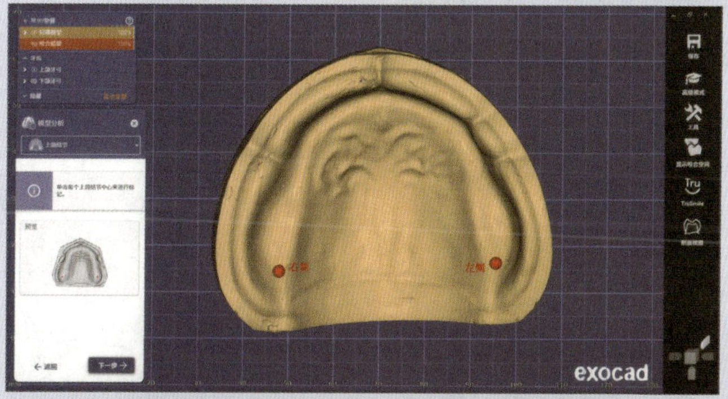 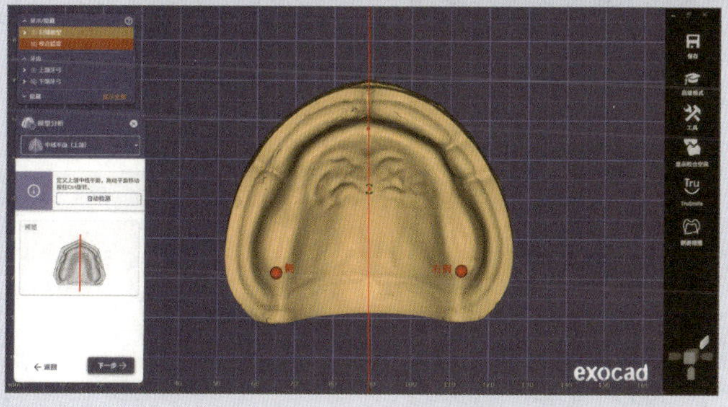	(7)通过牙位的选定标记下颌第一磨牙位置,并描绘上下颌牙槽嵴顶线来完成模型分析步骤

续表

序号	操作流程	图示	方法步骤
7	模型分析	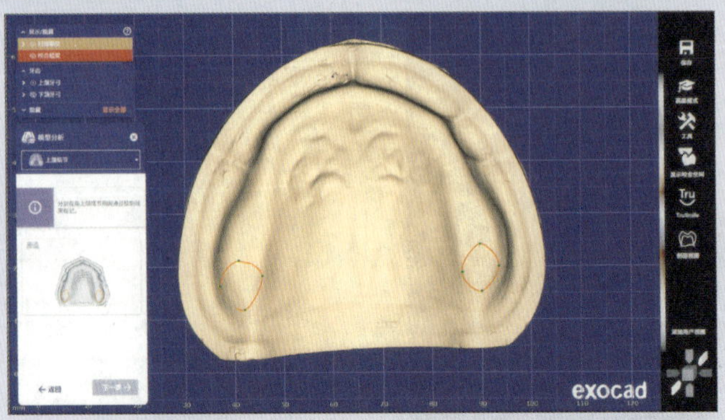 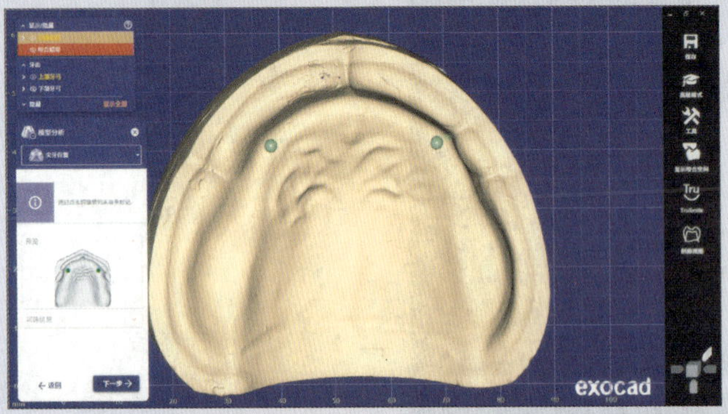 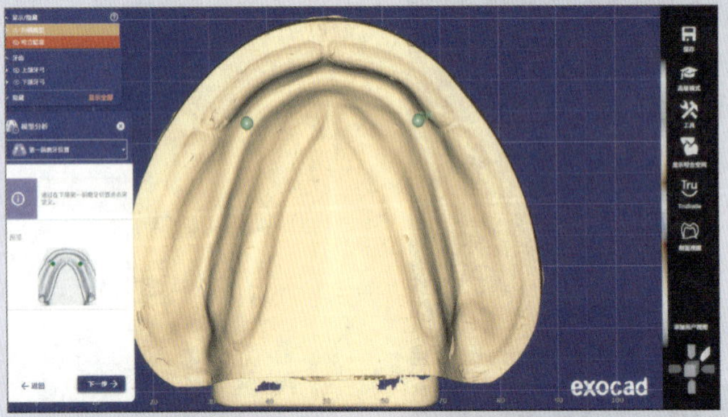 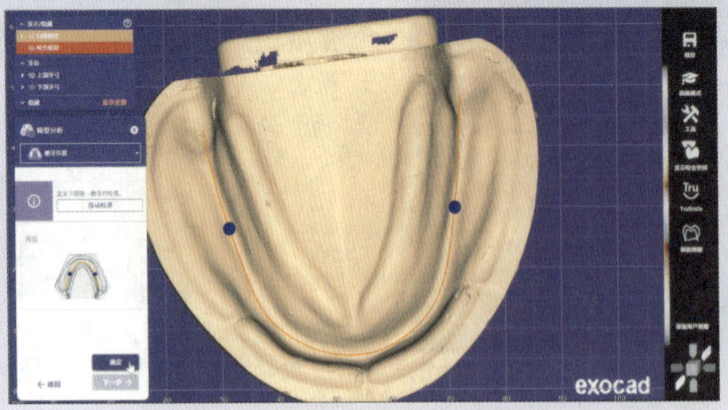	

续表

序号	操作流程	图示	方法步骤
8	牙列检索选择	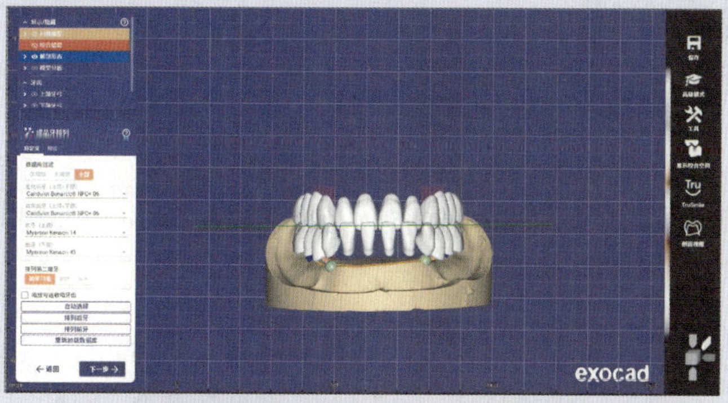	(1)参考患者信息进行选择牙齿形态大小及后牙区牙尖斜度； (2)根据牙槽嵴条件在选择牙齿大小时可以混合搭配(即前牙可选择大号方形，后牙可以选择非解剖形态的颌面形态；牙槽嵴窄小尖锐时，建议选择小号后牙或减数排列，以减轻咬合力对牙槽嵴的影响)
9	牙齿排列	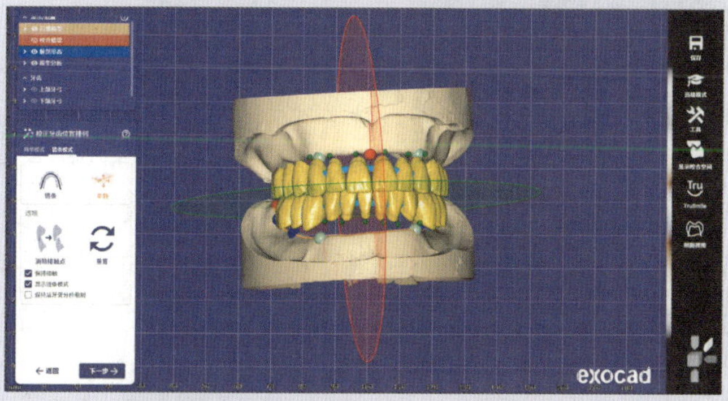	(1)参考蜡堤平面凸度调整前牙丰满度及前牙唇下暴露位置； (2)参考牙槽嵴顶宽度及上下对称性调整后牙的弓形； (3)参考患者性别与牙槽嵴弓形调整牙列弓形
10	个性化牙列调整	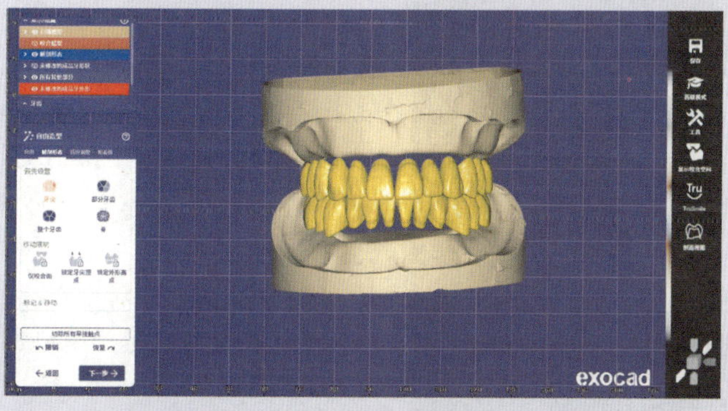	(1)参考患者性别、职业、年龄及临床要求可以对个别牙齿进行个性化排列调整； (2)个性化的牙列仅限于前牙区的调整； (3)如是半口义齿排列后牙区可以根据颌牙进行调整，调整好后选择去除咬颌早接触区域
11	牙齿形态调整	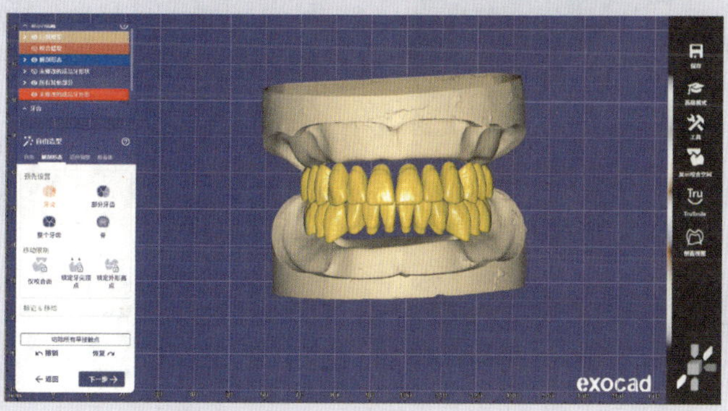	参考临床对牙齿大小形态的要求，可以对牙齿形态进行细微形态雕刻，此类特殊形态设计雕刻适合切削或 3D 打印牙列加工方式，不适用成品牙加工方式

续表

序号	操作流程	图示	方法步骤
12	基托底部设计	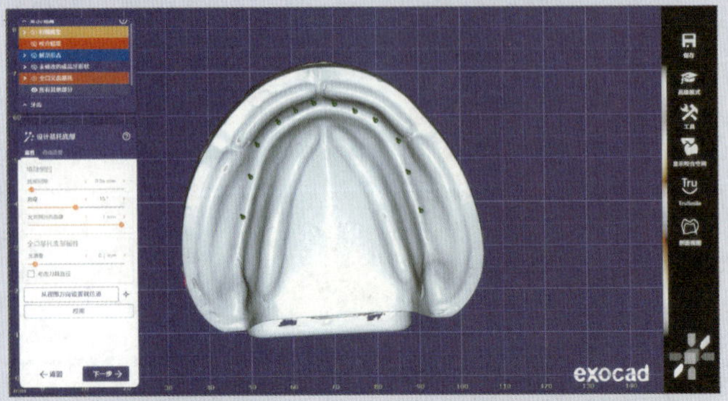 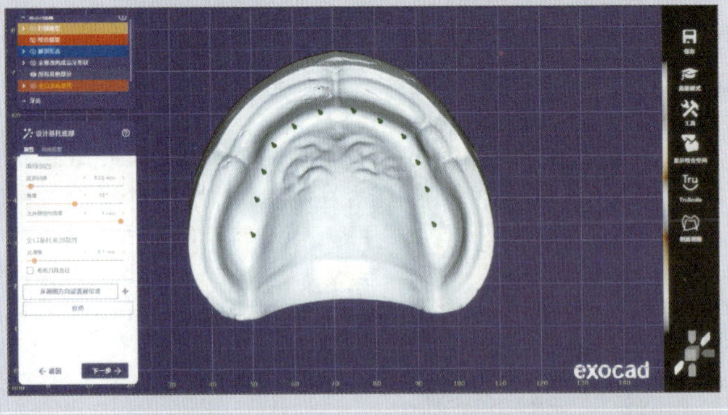	(1)调整基托就位方向，以平行或后倾方向为主； (2)基托底部间隙根据黏膜倒凹大小进行调整，最大间隙预留不能大于0.15 mm； (3)倒凹角度建议为15°，倒凹高度为1 mm，底部光滑度设置为0.1； (4)如有骨凸、骨刺位置，标记范围进行适当缓冲，尤其是下颌斜骨脊位置，要做比较明显的缓冲处理
13	全口基托范围设计	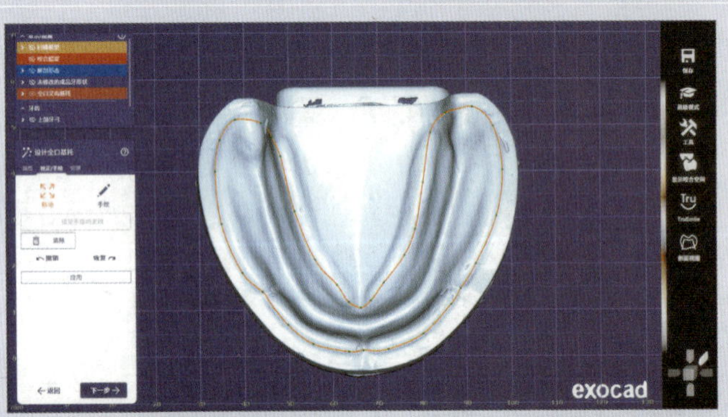 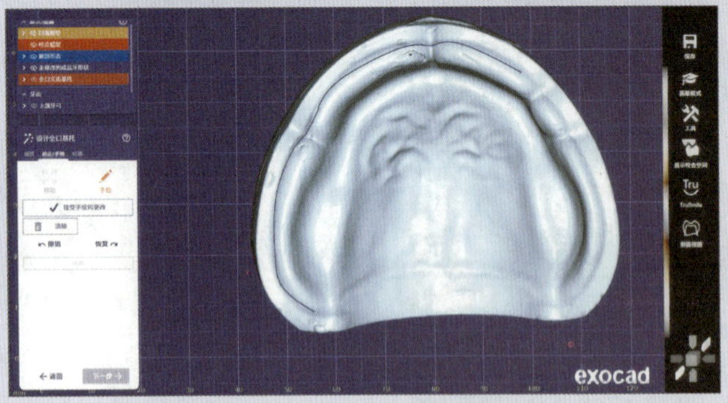	(1)参考石膏模型对照模型数据标记基托边缘范围； (2)唇、颊、舌系带等位置进行避让

续表

序号	操作流程	图示	方法步骤
14	基托形态雕刻	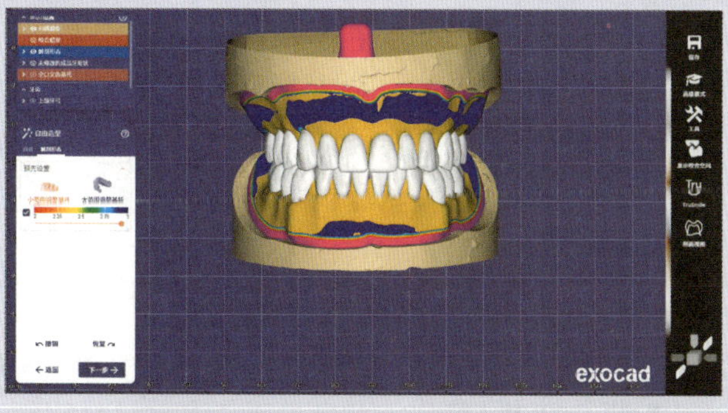	(1)参考牙槽嵴吸收情况与蜡堤丰满度对局部基托进行加厚； (2)根据基托薄厚显示对薄弱区域进行加厚； (3)对牙间隙及牙乳头区域基托进行修补延伸
15	适应牙齿基托设计	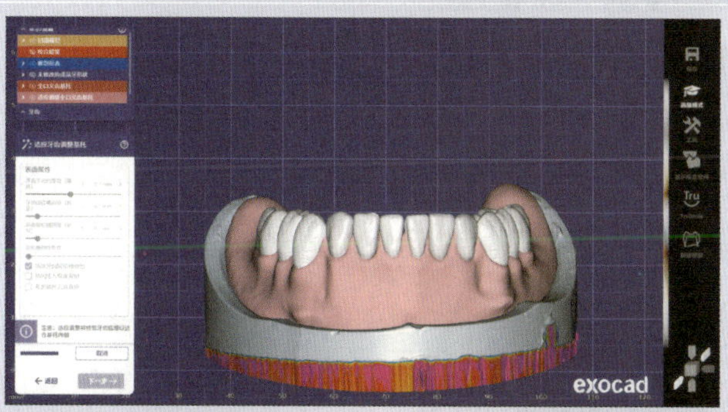 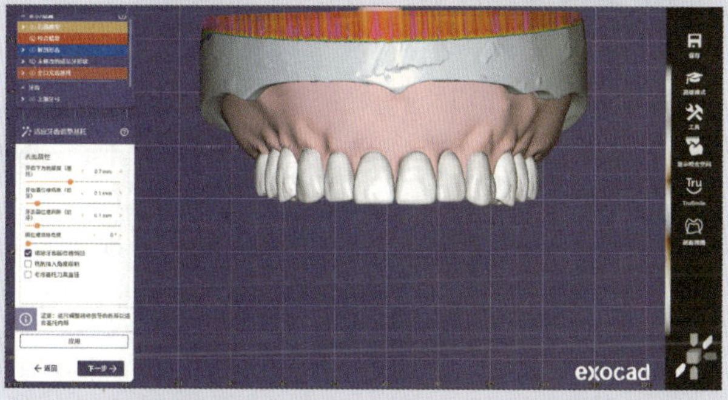	(1)设计牙粒底部基托厚度间隙； (2)设置前牙、后牙固位槽预留间隙
16	个性化牙龈形态雕刻	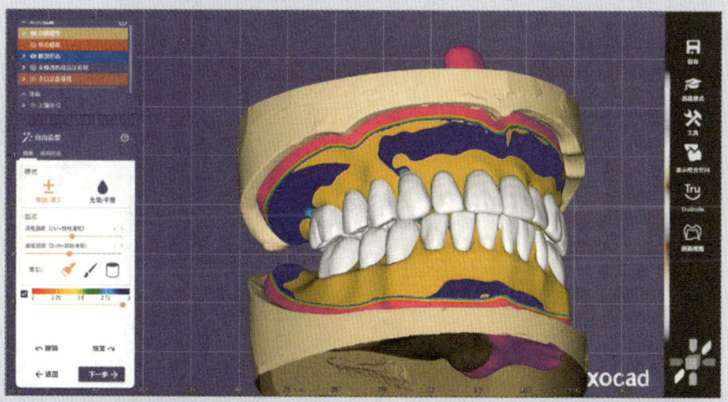 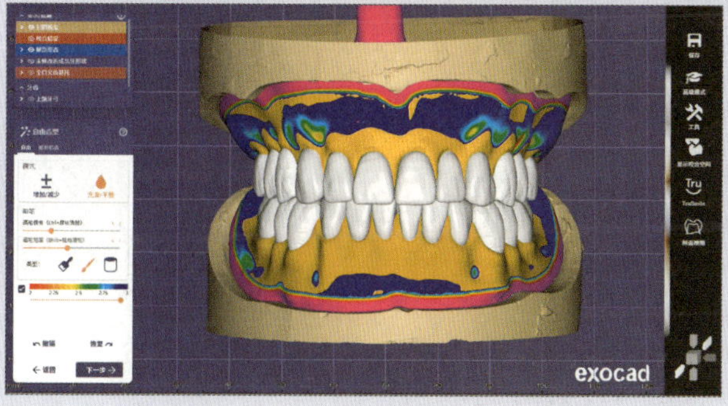	(1)参考临床要求对基托牙龈形态做细微雕刻； (2)牙龈颈缘的高低以及根凸形态雕刻； (3)颊侧基托外形做出符合口腔颊侧黏膜外形的形态角度以利于固位

续表

序号	操作流程	图示	方法步骤
17	全口义齿设计合并保存	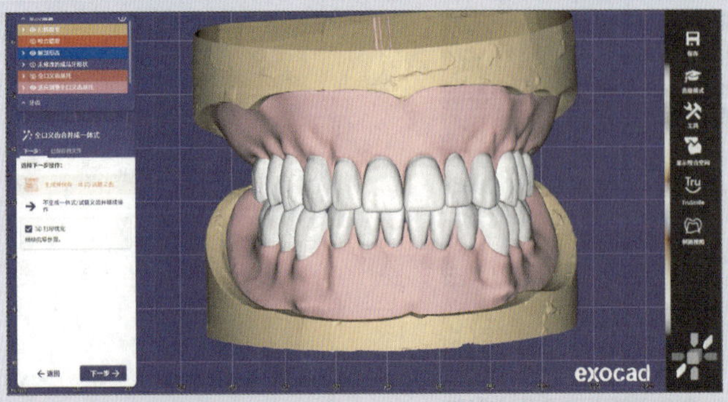	设计好的全口、半口义齿根据加工需求选择合并加工方式并保存
18	高级模式下全口义齿调整	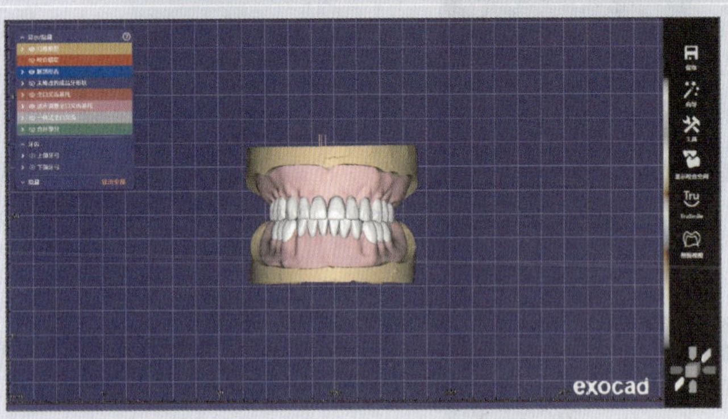	保存好的设计数据，可以在软件的高级模式下进行修改。当设计好的义齿临床有修改意见时，可以根据要求，在高级模式下选择修改位置进行调整

学习心得

任务三 殆架上检查全口义齿排牙及蜡型

学习心得

任务描述

全口义齿排牙及蜡型完成后，需在殆架上严格检查牙齿排列及基托蜡型形态是否符合功能及美学要求，包括前牙美学、牙齿曲线、正中殆咬合、前伸与侧方平衡殆等，检查基托伸展范围、与模型组织面密合度、磨光面形态、光滑度、牙冠颈缘与根部形态等。

任务目标

1. 熟练掌握前牙美学检查标准与方法。
2. 熟练掌握正中殆咬合检查标准与方法。
3. 熟练掌握平衡殆检查标准与方法。
4. 熟练掌握全口义齿全貌检查标准与方法。
5. 熟练掌握基托检查标准与方法。

任务实施

序号	检查流程	评分	标准
1	全貌评分共5分	上下颌表面光滑，有一定的牙根形态（1分）	上颌牙根做出1长(凸)2短(略凸)3最长(最凸)；下颌牙根1长(略凸)2长(凸)3更长(最凸)。表面光滑，没有气泡
		基托表面光滑，牙龈有起伏感，没有坑凹、棱角（1分）	基托表面光滑，没有气泡，基托部分根凸、根凸与根凸之间的凹陷没有坑凹、棱角
		上颌边缘：3的牙长轴线过对应的基托边缘，要圆滑，腭部后缘不要超过整体腭部的1/4，边缘圆钝（1分）	上颌尖牙牙体长轴方向的基托圆钝，无菲边、无蜡分层；腭部后缘不要少于上颌腭部的前3/4，且边缘的位置逐渐变薄，并形成左右对称的弓形

学习心得

续表

序号	检查流程	评分	标准
1	全貌评分共5分	牙龈部分:牙龈与牙体接触部分需要有一定的鼓起,需要突出牙体,颈缘有明确的分界线,具有一定的仿真性(1分)	每一颗牙龈都包在人工牙的颈部,而且清晰可见边界。并在人工牙颈部有一定的内收包绕
		牙体干净、基托光滑(1分)	牙体表面光滑,没有多余的蜡液在人工牙上;基托表面光滑
2	前牙美学评分共6分	前牙排列:暴露牙体长度为1长、2短、3最长(1分)	上颌前牙牙冠暴露为1长、2短、3最长。下颌前牙牙冠暴露为1短、2长、3最长,或1与2的长度相等
		对称性:牙体长轴对称,两侧牙体倾斜角度一致(1分)	上(下)颌左右两侧前牙近远中、唇舌向倾斜相等
		长轴的方向性准确,包括近远中方向、唇(颊)舌方向(1分)	上(下)颌前牙近远中、唇舌向倾斜方向,大小完全精确
		前六个牙排列需要在一个圆形的周长上,不能太尖、太平(1分)	上颌前牙的弓形为卵圆形
		牙龈不需要仿真性但需要看出修整过(1分)	可以看出明显的牙龈雕刻
		前牙美观得3分以上者(1分)	
3	牙齿曲线评分共6分	上牙的牙列形状(沟、窝连线检查法,左右各1分)(2分)	后牙中央沟连线,45中央沟与6的近中沟为一条直线,6的远中沟与7的中央沟为一条直线
		下牙的牙列形状(沟、窝连线检查法,左右各1分)(2分)	尖牙与磨牙后垫中心连线是一条直线,与中央沟连线是一条直线
		牙体外形高点是否在一个比较好的弧线上(2分)	上颌外形高点连线为两段式;下颌外形高点连线为一条直线,如中央沟连线
4	正中䝨评分共15分	45是否排列在内外缘之间(上下左右各1分)(4分)	上、下颌功能尖或中央窝在内外缘之间
		67是否排列在内外缘之间(上下左右各1分)(4分)	上、下颌功能尖或中央窝在内外缘之间
		45沟窝底线在牙弓曲线上(上下各1分)(2分)	上颌左右45或下颌左右45沟底连线与牙槽嵴顶线重合
		67沟窝底线在牙弓曲线上(上下各1分)(2分)	上颌左右67或下颌左右67沟底连线与牙槽嵴顶线重合
		上颌所有牙都排列正确(1分) 下颌所有牙都排列正确(1分) 所有牙都正确(1分)	—

续表

序号	检查流程	评分	标准
5	功能评分共10分	右侧方运动时，上下颌之间必须在右侧、左侧、前侧至少有3个接触点（1分）	做侧方𬌗时，功能侧和非功能侧同时接触
		左侧方运动时，上下颌之间必须在右侧、左侧、前侧至少有3个接触点（1分）	做侧方𬌗时，功能侧和非功能侧同时接触
		前伸运动时，上下颌之间必须在右侧、左侧、前侧至少有3个接触点（1分）	前伸𬌗时，切牙切缘、上颌磨牙的近中尖与下颌磨牙的远中尖有接触
		上述当中如果有两个运动符合要求、一个不符合要求时，加1分 如果每个运动检查都没有问题时再加1分	—
		正中𬌗时，左侧上颌45功能尖与下颌有接触（1分）	正中𬌗时，左侧上颌45的每个舌尖都有3个咬合点，中间为空，四周为红
		正中𬌗时，右侧上颌45功能尖与下颌有接触（1分）	正中𬌗时，右侧上颌45的每个舌尖都有3个咬合点，中间为空，四周为红
		正中𬌗时，左侧上颌67功能尖与下颌有接触（1分）	正中𬌗时，左侧上颌67的每个舌尖都有3个咬合点，中间为空，四周为红
		正中𬌗时，右侧上颌67功能尖与下颌有接触（1分）	正中𬌗时，右侧上颌67的每个舌尖都有3个咬合点，中间为空，四周为红
		上述所有接触都正确时加1分	—
6	基托评分共8分	上下颌尖牙基托底部圆钝（上下各1分）（2分）	在上下颌尖牙下方的基托，边缘厚度为2.5mm，且无菲边，无分层
		基托底部圆润、无菲边（手摸检查，上下各1分）（2分）	基托整体边缘厚度为2.5mm，且无菲边，无分层
		上下颌基托是否坚固（弹性检查，上下各1分）（2分）	用双手捏基托，无断裂或裂纹
		牙是否用蜡固定好（轻摇一下，上下各1分）（2分）	用手轻摇人工牙，无晃动

学习心得

学习心得

知识平台

(一) 小技巧

1. 在检查过程中,如果发现基托边缘有蜡片的分层时,可使用雕刻刀或滴蜡笔烫密合。

2. 在检查的过程中,如果发现基托表面有小气泡时,可用滴蜡笔加蜡将基托烫光。

3. 检查基托表面不光滑时,可以用酒精喷灯将基托烤软,当发白时用手向下压,可使表面更加光滑。

4. 在检查的过程中,如果发现牙体表面有多余的蜡液时,可选用棉花蘸酒精进行擦洗,禁忌食用酒精喷灯进行烘烤擦拭,以防损坏牙体表面。

(二) 注意事项

1. 在检查过程中不要使用蛮力,防止毁坏模型。

2. 在检查边缘的时候,要保证模型是完整的,防止基托边缘有菲边。

3. 在检查咬合点之前一定要先将人工牙上的颜色去净,防止在做咬合点检查时不方便观察。

4. 检查中央沟连线时,使用的皮筋一定要细,过粗不易观察。

基本训练

选一选

1. 上颌后牙外形高点前段连线是(　　)。

A. 上颌 345 外形高点的连线

B. 上颌 456 外形高点的连线

C. 上颌 45 与上颌 6 的近中外形高点连线

D. 上颌 6 的近中与上颌 7 的近中外形高点连线

E. 上颌 6 的近中与上颌 7 的近远中外形高点连线

2. 全口牙排列完成后检查(　　)。

A. 对称性　　B. 弓形　　C. 正中𬌗

D. 侧方𬌗及前伸𬌗　　E. 以上都正确

3. 磨牙同名牙的同名颊、舌尖连线为(　　)。

A. 横𬌗曲线　　B. 纵𬌗曲线　　C. 牙弓曲线

D. 牙尖连线　　E. 外形高点连线

4. 做侧方殆时，工作侧为(　　)。

A. 异名牙尖接触　　B. 同名牙尖接触

C. 颊舌尖同时接触　　D. 都不接触

E. 以上都不正确

5. 做正中咬合时，后牙咬合形成(　　)。

A. 尖尖相对　　B. 尖窝相对　　C. 无咬合

D. 反殆　　E. 以上都正确

6. 如果做侧方殆时，两侧后牙均无接触时(　　)。

A. 将上颌6的颈部向远中倾斜

B. 将上颌6向颊侧倾斜

C. 将上颌6的颈部向近中腭侧倾斜

D. 调整横殆曲线

E. 调整纵殆曲线

7. 龈缘形态正确的是(　　)。

A. 上前牙"U"形，其他都是"V"形

B. 下前牙"V"形，其他都是"U"形

C. 下前牙"U"形，其他都是"V"形

D. 上后牙"V"形，其他都是"U"形

E. 下后牙"V"形，其他都是"U"形

8. 全口义齿试排牙时发现，在口内做正中殆咬合时，只有两侧上下第二磨牙接触，其余牙齿均开殆。处理办法是(　　)。

A. 降低第二磨牙　　B. 抬高其他人工牙

C. 加大补偿曲线　　D. 减小补偿曲线

E. 重取颌位关系记录

9. 调殆的目的是(　　)。

A. 到牙尖交错殆的均匀接触

B. 到前伸平衡殆

C. 到侧方平衡殆

D. 高咀嚼效能

E. 以上都正确

10. 雕刻后牙的牙颈线下刀的角度是(　　)。

A. 70°　　B. 80°　　C. 45°

D. 90°　　E. 50°

11. 雕刻牙颈线时，上颌前牙牙颈线的长度是(　　)。

学习心得

学习心得

A. 1长、2短、3最长　B. 1、2等长,3最长
C. 1短、2短、3最长　D. 1最长、2短、3长
E. 1长、2最长、3短

12. 上颌前牙根凸的长度是(　　)。
A. 1最凸、2弱、3凸　B. 1凸、2弱、3最凸
C. 1弱、2凸、3最凸　D. 1弱、2最凸、3凸
E. 以上都不正确

13. 牙龈根凸的方向与牙体长轴的关系是(　　)。
A. 一致　B. 相反　C. 无所谓
D. 以上都正确　E. 以上都不正确

14. 牙根的根突呈“泪滴状”的是(　　)。
A. 上颌中切　B. 上颌侧切　C. 上颌尖牙
D. 上颌第一前磨牙　E. 上颌第一磨牙

制作

1. 将全口义齿排列及牙龈雕刻结束后,进行评分检查。
2. 制作思维导图将本任务的笔记进行整理。

预习

全口义齿热处理。

综合实训

根据本项目的理论和实践相结合的学习后,以小组为单位进行总结经验,并进行口头复述,以及制作出详细的操作流程图,按照流程图进行制作。

☞ 实训内容

(1) 准备物品:电子熔蜡器、 架、人工牙、红蜡片、雕刻刀、酒精喷灯等。
(2) 对上好殆架的模型进行全口义齿人工牙的排列。
(3) 将排列完成的人工牙进行牙龈雕刻。
(4) 按照德国评分标准进行全口义齿检测。

☞ 实训要求

(1) 排列人工牙:按照流程,下颌前牙→上颌前牙→调整覆殆、覆盖→下颌后牙→上颌后牙→平衡殆→整体检查,进行操作。

(2) 牙龈雕刻:按照流程,基托边缘处理→塑形技术→雕刻→光滑蜡型,进行操作。

(3) 整体检查:主要有全貌检查、前牙美学检查、牙齿曲线检查、正中殆

检查、功能检查、基托检查。

☞ 评分标准及评分表

1. 评分标准

内容		分值	评分标准	得分	合计
排列前牙	排列下颌前牙	15分	(1)每颗牙四个方位正确2分,共12分 (2)牙弓形态正确3分		
	排列上颌前牙	15分	(1)每颗牙四个方位正确2分,共12分 (2)牙弓形态正确3分		
	覆𬌗、覆盖	5分	覆𬌗、覆盖关系正确5分		
排列后牙	排列下颌后牙	16分	(1)每颗牙四个方位正确1分,共8分 (2)牙槽嵴顶线正确4分 (3)𬌗曲线正确2分 (4)排列在内外缘之间2分		
	排列上颌后牙	16分	(1)每颗牙四个方位正确1分,共8分 (2)牙槽嵴顶线正确4分 (3)𬌗曲线正确2分 (4)排列在内外缘之间2分		
	功能	16分	(1)正中咬合关系紧密8分 (2)侧方𬌗平衡4分 (3)前伸平衡𬌗4分		
牙龈雕刻	检查𬌗架	17分	(1)厚度正确1分 (2)颈曲线外形正确2分 (3)根突外形雕刻好2分 (4)整体形态好2分、有凹斜面2分、伸展合适2分、光滑2分 (5)基托边缘光滑2分 (6)基托有一定的弹性2分		
总分		100分			

2. 评分表

(1)下颌前牙排列

内容	评分							得分	签字
	素质要求10分	操作流程5分	中切牙位置20分	侧切牙位置20分	尖牙位置20分	牙弓形态15分	连续性10分		
学生自评									
小组评分									
教师评分									

（2）上颌前牙排列

内容	评分							得分	签字
	素质要求 10分	操作流程 5分	中切牙位置 20分	侧切牙位置 20分	尖牙位置 20分	牙弓形态 15分	连续性 10分		
学生自评									
小组评分									
教师评分									

（3）覆殆、覆盖调整

内容	评分							得分	签字
	素质要求 10分	操作流程 5分	覆殆 20分	覆盖 20分	牙弓形态 20分	倾斜度 15分	连续性 10分		
学生自评									
小组评分									
教师评分									

（4）下颌后牙排列

内容	评分							得分	签字
	素质要求 10分	下4位置 15分	下5位置 15分	下6位置 15分	下7位置 15分	是否在内外缘 15分	中央沟连续性 15分		
学生自评									
小组评分									
教师评分									

（5）上颌后牙排列

内容	评分							得分	签字
	素质要求 10分	4位置 15分	5位置 15分	6位置 15分	7位置 15分	是否在内外缘 15分	中央沟连续性 15分		
学生自评									
小组评分									
教师评分									

（6）平衡𬌗调整

内容	评分							得分	签字
	素质要求10分	咬合点检查20分	正中平衡𬌗检查10分	前伸平衡𬌗检查20分	左侧方平衡𬌗检查15分	右侧方平衡𬌗检查15分	咬合紧密度10分		
学生自评									
小组评分									
教师评分									

（7）牙龈雕刻评分标准

内容	评分							得分	签字
	素质要求10分	龈缘形态20分	牙龈凸度10分	基托边缘20分	基托长短15分	表面光滑度15分	牙体光滑度10分		
学生自评									
小组评分									
教师评分									

（8）全口义齿整体检查

项目	内容	分值	得分
全貌评分	上下颌表面光滑，有一定的牙根形态	1分	
	基托表面光滑，牙龈有起伏感，没有坑凹、棱角	1分	
	上颌边缘：3的牙长轴线过对应的基托边缘，要圆滑，腭部后缘不要超过整体腭部的1/4，边缘圆钝	1分	
	牙龈部分：牙龈与牙体接触部分需要有一定的鼓起，需要突出牙体，颈缘有明确的分界线，具有一定的仿真性	1分	
	牙体干净、基托光滑	1分	
前牙美学	前牙排列：暴露牙体长度为1长、2短、3最长	1分	
	对称性：牙体长轴对称，两侧牙体倾斜角度一致	1分	
	长轴的方向性准确，包括近远中方向、唇（颊）舌方向	1分	
	前六个牙排列需要在一个圆形的周长上，不能太尖、太平	1分	
	牙龈不需要仿真性，但需要看出修整过	1分	
	前牙美观得到3分以上者	1分	
牙齿曲线	上牙的牙列形状（沟、窝连线检查法，左右各1分）	2分	
	下牙的牙列形状（沟、窝连线检查法，左右各1分） 注：尖牙与磨牙后垫中心连线是一条直线，与中央沟连线是一条直线	2分	
	牙体外形高点是否在一个比较好的弧线上	2分	

续表

项目	内容	分值	得分
正中船	45 是否排列在内外缘之间(上下左右各 1 分)	4 分	
	67 是否排列在内外缘之间(上下左右各 1 分)	4 分	
	45 沟窝底线在牙弓曲线上(上下各 1 分)	2 分	
	67 沟窝底线在牙弓曲线上(上下各 1 分)	2 分	
	上颌所有牙都排列正确	1 分	
	下颌所有牙都排列正确	1 分	
	所有牙都正确	1 分	
功能	右侧方运动时,上下颌之间必须在右侧、左侧、前侧至少有 3 个接触点	1 分	
	左侧方运动时,上下颌之间必须在右侧、左侧、前侧至少有 3 个接触点	1 分	
	前伸运动时,上下颌之间必须在右侧、左侧、前侧至少有 3 个接触点	1 分	
	上述当中如果有两个运动符合要求、一个不符合要求时	1 分	
	如果每个运动检查都没有问题时	1 分	
	正中船时,左侧上颌 45 功能尖与下颌有接触	1 分	
	正中船时,右侧上颌 45 功能尖与下颌有接触	1 分	
	正中船时,左侧上颌 67 功能尖与下颌有接触	1 分	
	正中船时,右侧上颌 67 功能尖与下颌有接触	1 分	
	上述所有接触都正确时加 1 分	1 分	
基托	上下颌尖牙基托底部圆钝(上下各 1 分)	2 分	
	基托底部圆润、无菲边(手摸检查,上下各 1 分)	2 分	
	上下颌基托是否坚固(弹性检查,上下各 1 分)	2 分	
	牙是否用蜡固定好(轻摇一下,上下各 1 分)	2 分	
总分	要求 180 分钟内完成	50 分	

学习心得

项目五
全口义齿成型

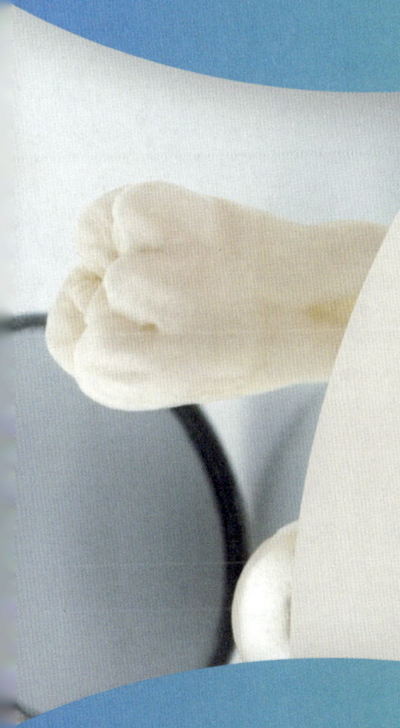

项目导入

全口义齿蜡型制作完成后，需要将基托的蜡型部分转换为树脂材料，从而完成全口义齿的制作，这一过程被称为全口义齿成型。

学习目标

1. 熟知全口义齿成型操作流程。
2. 理解全口义齿的试戴操作。
3. 掌握全口义齿损坏后的修复方法。

学习情境

☆ 全口义齿成型：将排列完成的全口义齿蜡型基托转换成树脂。

☆ 试戴及评价：在仿生头模上进行全口义齿的试戴。

☆ 全口义齿的修理：对成型的全口义齿出现的损坏进行修理操作。

学习任务

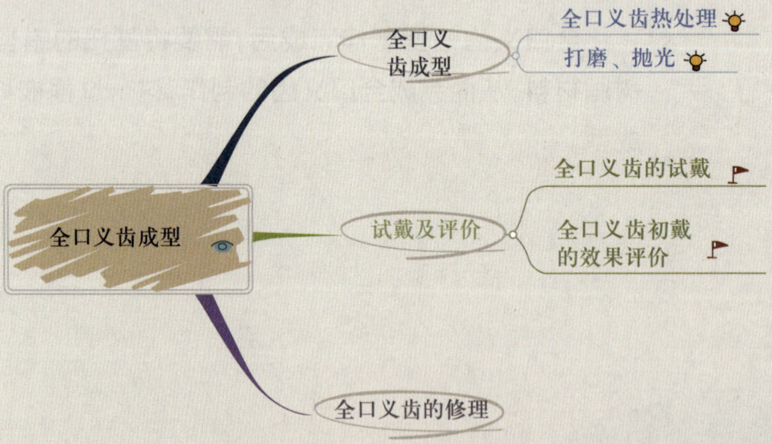

任务一
全口义齿成型

学习心得

任务描述

全口义齿基托成型方法一般包括装盒法和注塑法，前者制作过程通常需要经过装盒、烫盒、冲蜡、充填树脂、压盒、热处理、出盒、磨光等步骤将义齿基托蜡型替换成树脂基托。注塑法是另外一种义齿基托成型技术，制作过程简便，加工精度更高，并且能够保存无牙颌石膏模型，但是需要特殊设备。本任务详细描述了上述两种临床基托成型技术，并且比较了两者的优缺点。

在全口义齿蜡型制作完成之后，要将其转换成不易损坏的材料，当全部制作完成，才能转交给医师为患者进行口腔内的试戴，稍作调整后患者即可佩戴。此部分内容是全口义齿修复工艺基本技能中必不可少的一项技能，对其要求也是非常的严格。

任务目标

学生在学习的过程中，掌握全口义齿成型的操作技术，以及全口义齿蜡基托转化成树脂的操作方法。

子任务 1 全口义齿热处理

任务实施

序号	训练内容	图示	操作方法	标准
1	模型准备	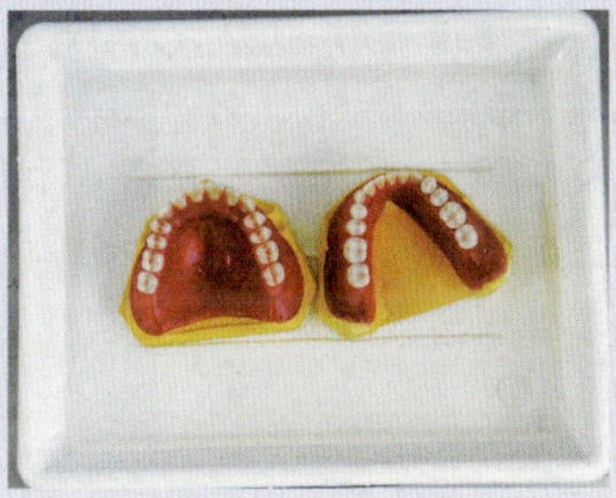	将完成基托蜡型的模型从𬌗架上取下，将超硬石膏模型浸泡在冷水中约 10 分钟，使其吸足水分，以免装盒时吸收装盒石膏中的水分加快凝固速度及膨胀，不利于操作，	方便在最后胶托成型后去除石膏，同时也为下步操作方便打下基础

学习心得

续表

序号	训练内容	图示	操作方法	标准
1	模型准备		导致装盒包埋不实。用模型修整机或工作刀将模型不被蜡型利用的部分修去，使模型的大小、厚薄与型盒相适应，模型要有足够的硬度	
2	型盒准备	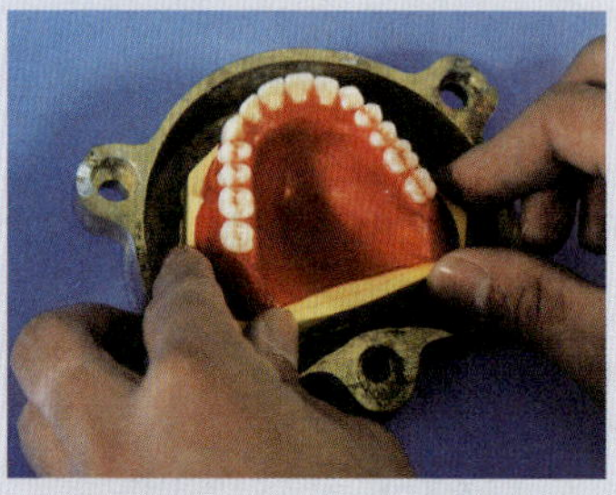	操作者可根据模型的大小来选择型盒，一般模型距型盒顶部至少应有 1 cm	保证模型与型盒之间有一定的空间放置石膏
3	装下层型盒	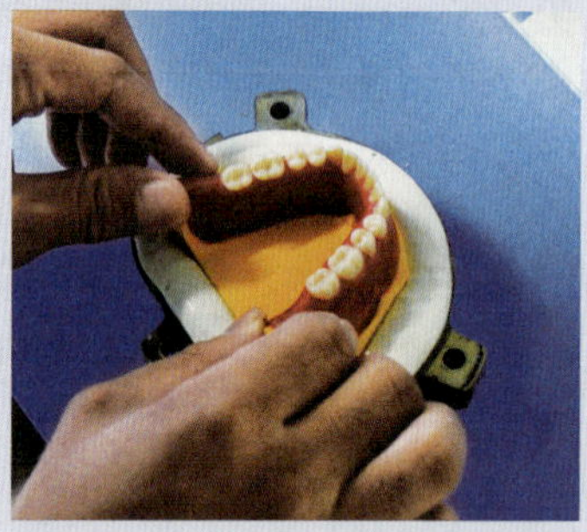	调适量石膏倒入内壁涂有凡士林的下层型盒中，不要倒满，达 2/3 即可，将带蜡型的模型压入石膏浆中，其高度和前后左右的位置要适中。当石膏未完全凝固时，边用细水流冲洗，边用手指轻轻摸光表面。使之光滑，并去净表面多余的石膏。待石膏凝固后，其表面均匀涂一层分离剂	上颌义齿要前高后低，以减少倒凹。装下层型盒时动作要迅速，防止凝固后石膏出现棱角，会出现倒凹，影响最后的开盒
4	装上层型盒	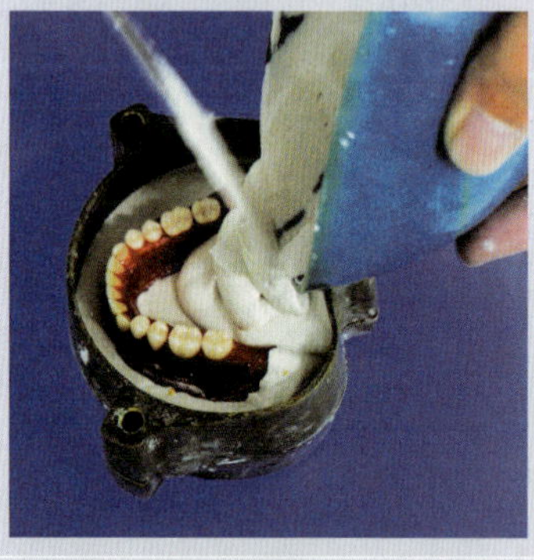	将上层型盒罩在其上检查，将调拌好的石膏放入上层型盒，灌满后，将型盒底片压在型盒上	要求上下两层型盒的边缘吻合良好，保证无超出，但要灌满
5	烫盒	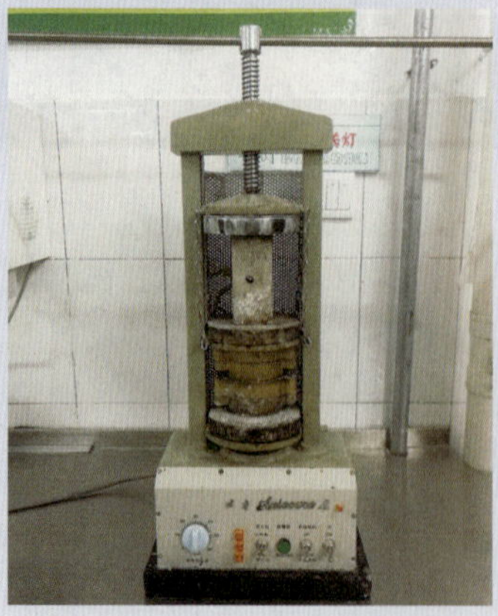	型盒灌注后约 30 分钟，包埋石膏完全凝固，此时方可进行烫盒处理。置入 80 ℃以上热水中浸泡 5~10 分钟，使蜡型在受热后软化	烫盒时间不宜过长，以免使蜡熔化后浸入石膏模型中，影响涂布分离剂

续表

序号	训练内容	图示	操作方法	标准
6	除蜡	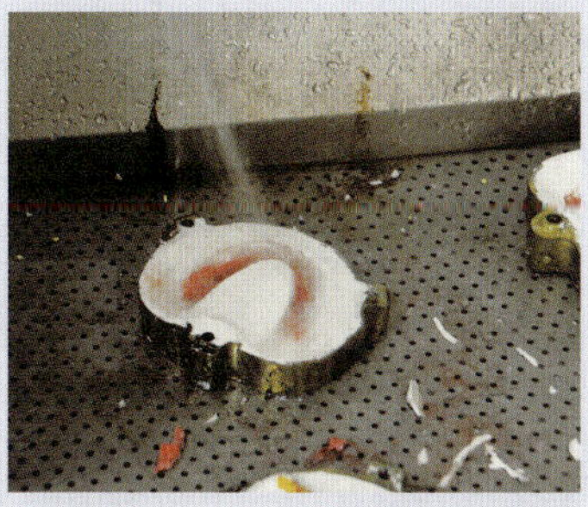	打开型盒,去除软蜡,用工作刀修整石膏飞边,用水冲洗干净。需在型盒保持一定热度的情况下进一步用热水冲洗。将盛热水的容器放于高处,用细水流冲洗,使冲蜡的水具有一定的冲力	将表面的基托蜡去净,防止影响树脂基托的厚度及性能。如果去除不彻底,将影响人工牙与基托的固位
7	涂布分离剂	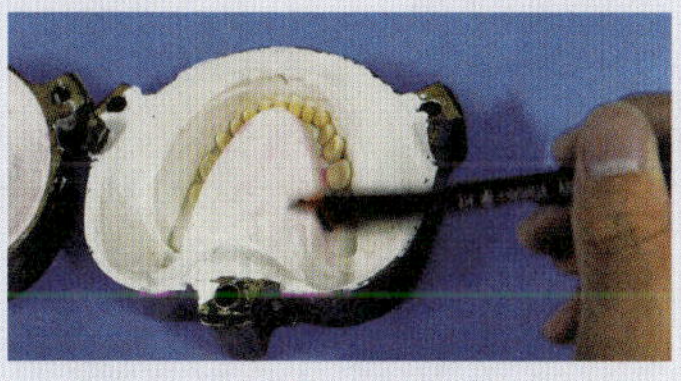	在检查树脂牙没有移位的情况后,进行涂布分离剂,保证均匀一致,切忌反复涂布,且不要涂布在树脂牙上	便于树脂基托与石膏能够很好地分离
8	调基托树脂	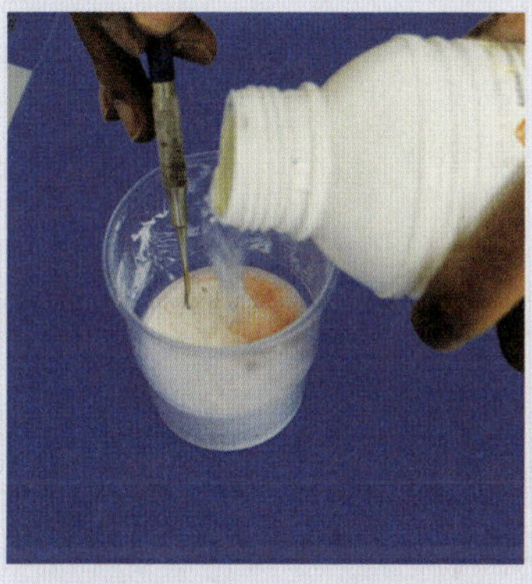	全口义齿所需基托树脂粉上下各10~15 mL,粉与液的调和比例通常为3∶1(体积比)或2∶1(重量比)	调拌时尽量少搅拌,防止出现气泡。容器上应加盖,防止单体挥发
9	树脂充填	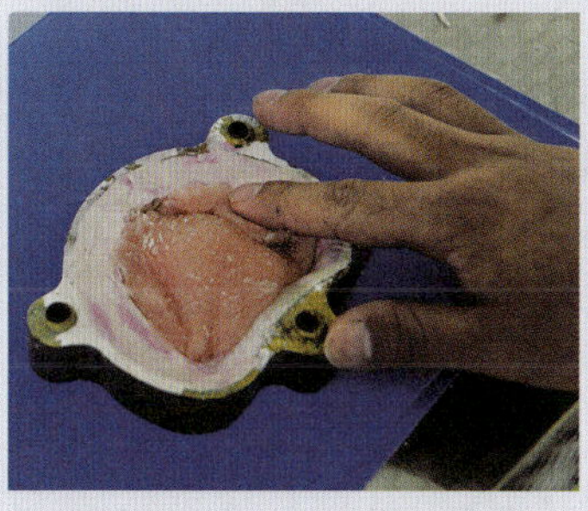	在20℃左右室温下,基托粉和液调和后约20分钟达到面团期,面团期维持5分钟,此时进行充填	充填的量要比实际需要的量略多些,以免充填不足。充填一定要在面团期完成,防止影响基托的色泽和性能
10	试压	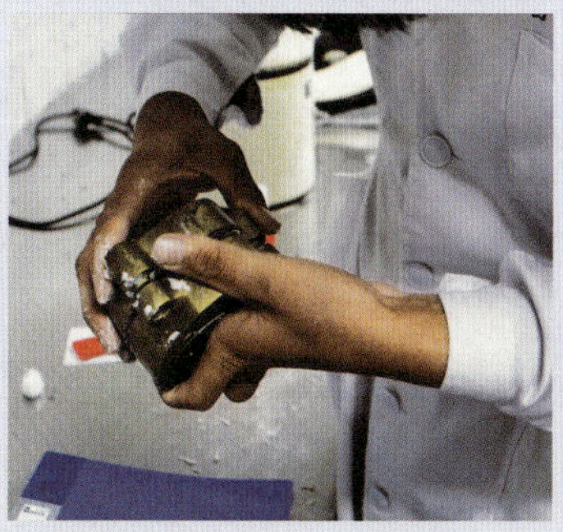	在树脂表面衬一张浸湿的玻璃纸,将上下层型盒对合好,放在压榨器上试压,使树脂充满型腔的各个角落。压紧1分钟后,开盒,去掉玻璃纸,检查树脂充填情况,将过多的边缘去除	树脂要填充满,若充填不满,会影响基托的范围形态

学习心得

学习心得

续表

序号	训练内容	图示	操作方法	标准
11	热处理	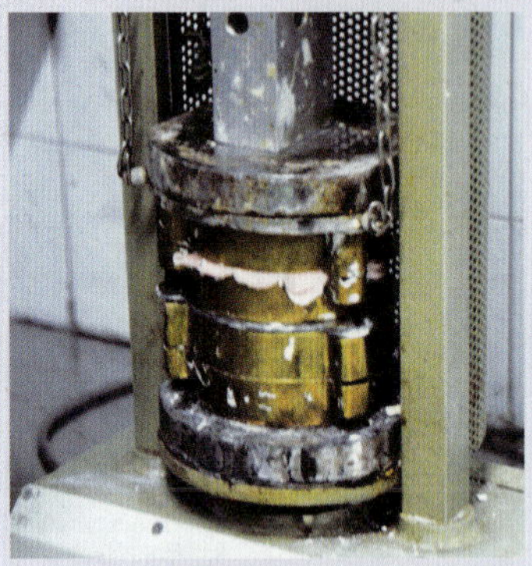	湿式聚合法 将型盒置于70~75℃水中，恒温90分钟，然后升温至100℃，保持30~60分钟。将型盒置于温水中，在2小时内缓慢匀速升温至100℃，保持30~60分钟。将型盒置于70~75℃，维持90小时。临床上多采用此方法使基托性能最好	将树脂材料进行凝固处理，所需时间过长，却很常用
			干式聚合法 利用压榨机上下加压板中的热源加热使树脂聚合，热源可来自电炉丝或电磁加热器。使用配套的非金属型盒及树脂在微波炉产生的微波下使树脂聚合在热处理中，应注意控制升温的速度，如升温速度过快，易使基托产生气泡，影响质量	将树脂材料进行凝固处理，所需时间短，操作方便
12	出盒	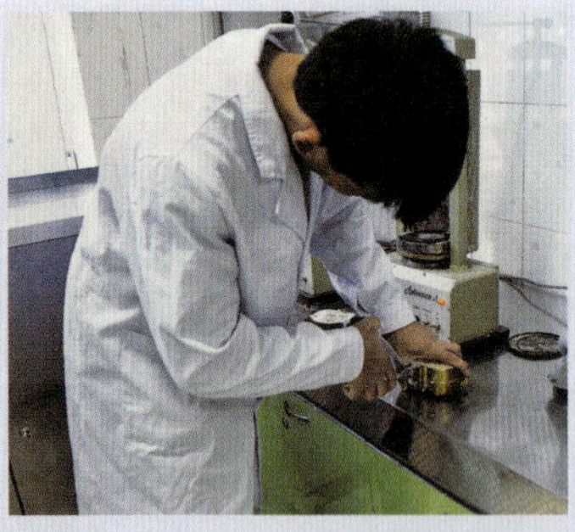	型盒经热处理后在水中自行冷却，水温降至50℃以下时，出盒最适宜。 出盒时卸除螺丝钉等设施，去掉型盒盖，分开上下层型盒。用木槌敲击型盒底板，将石膏脱出。用工作刀、石膏剪等工具将义齿从石膏块中分离出来。操作应细心，避免损坏义齿	取出成型的树脂基托全口义齿，准备进行后续工作
13	义齿清理	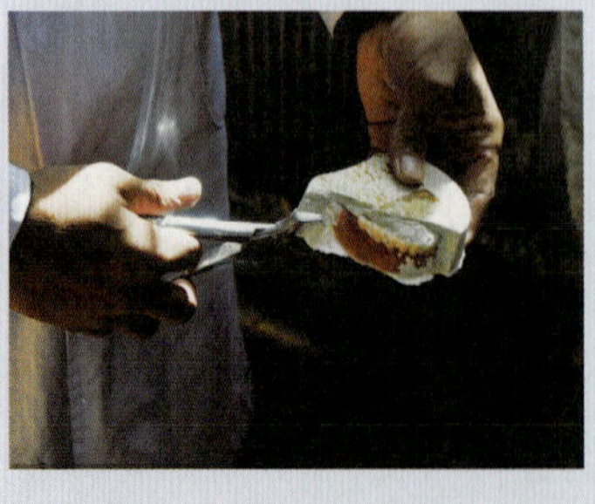	义齿表面黏附的石膏，先用工作刀剔刮，然后将其浸泡于30%枸橼酸钠过饱和溶液中，24小时后取出，用清水洗刷干净，残存的石膏即可去净	清除义齿表面残留的石膏，防止影响义齿的就位美观性

知识平台

学习心得

(一) 设备小常识

序号	名称	图示	操作方法	维护保养
1	模型修整机	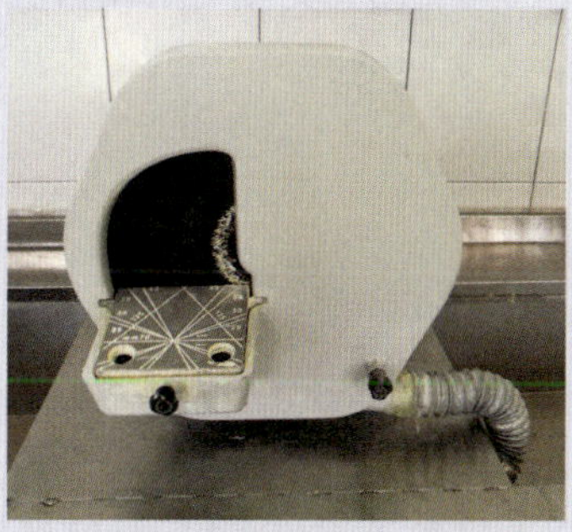	(1)石膏模型修整机应固定在有水源及有完善下水道的地方,安装的高度和方向以便于操作为宜; (2)使用前应检查砂轮有无松动、裂痕或破损; (3)接通水源并打开电源开关,电动机开始转动,待砂轮运转平稳后,即可进行石膏模型的修整; (4)操作过程中避免手直接接触	(1)未接通水源前不能进行操作,以防石膏粉磨堵塞砂轮上的小孔; (2)砂轮破损严重时,应更换同型号砂轮,或者翻面使用; (3)操作时切勿用力过猛,以免损坏砂轮; (4)每次使用后必须用水冲净表面附着的石膏残渣
2	义齿成型设备	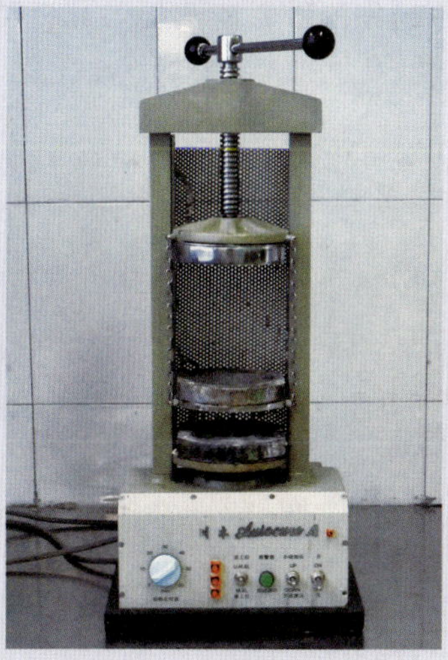	(1)接通电源; (2)将温度设定在287℃时维持7~8分钟; (3)启动计时开关; (4)将去蜡后的型盒放在型盒紧固器中心进行加热; (5)计时至10分钟时,将型盒紧固放在加热器下面,并对准注道口中心; (6)加入树脂,加压,维持3分钟,松开加压; (7)自然冷却30~50分钟	(1)采用电压稳定的电源,必要时采用电源稳压器; (2)注压机的放置必须稳固; (3)定期检修、清洗机器,检修前,须断开电源

(二) 操作小技巧

1. 为防止牙颈部和牙间隙处产生气泡,可用排笔蘸石膏浆在这些部位先涂布一层。

2. 注入时需要震动型盒以排除气泡。

学习心得

（三）注意事项

序号	训练内容	图片	注意事项
1	装型盒	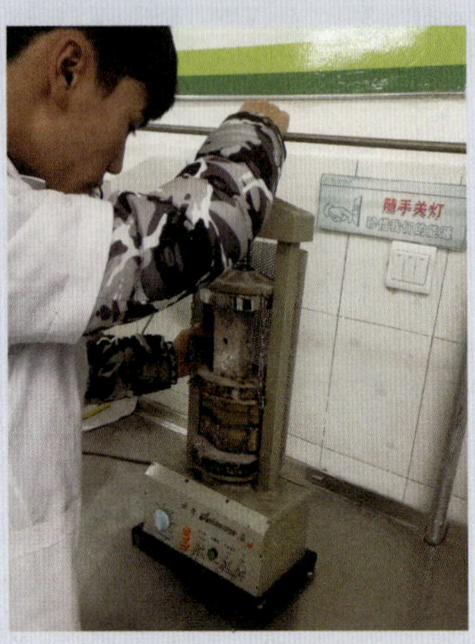	（1）装上型盒石膏调拌得勿过稠； （2）灌注后一定要用压榨器压紧型盒，防止石膏膨胀的变化发生
2	烫盒	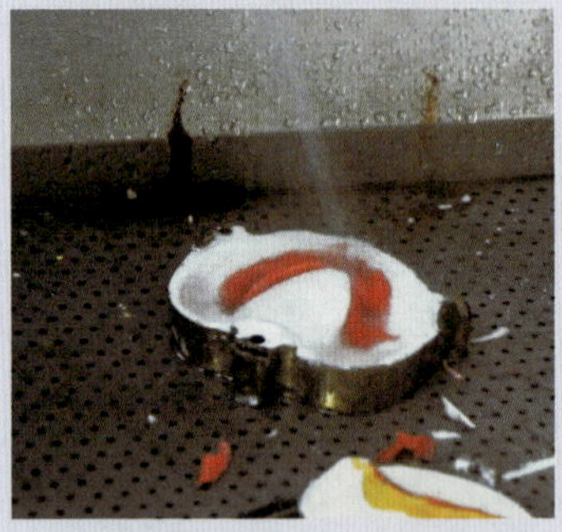	（1）型盒在热水中浸泡 5~10 分钟，时间过长，蜡易渗入模型中；时间过短，蜡不易过软，易把树脂牙带出； （2）烫盒应在包埋石膏完全凝固后进行，一般为 30 分钟后
3	除蜡		（1）除蜡时使用热水，易于冲去基托蜡； （2）在除蜡的过程中，冲蜡时要有一定的高度，利用冲击力将蜡液冲净
4	涂布分离剂	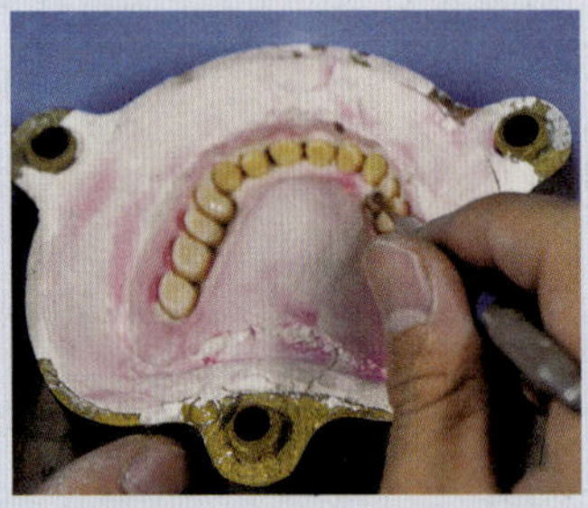	（1）涂布分离剂时不能碰到树脂牙，防止树脂牙与基托分离； （2）将人工牙组织面上涂布一些树脂液
5	试压	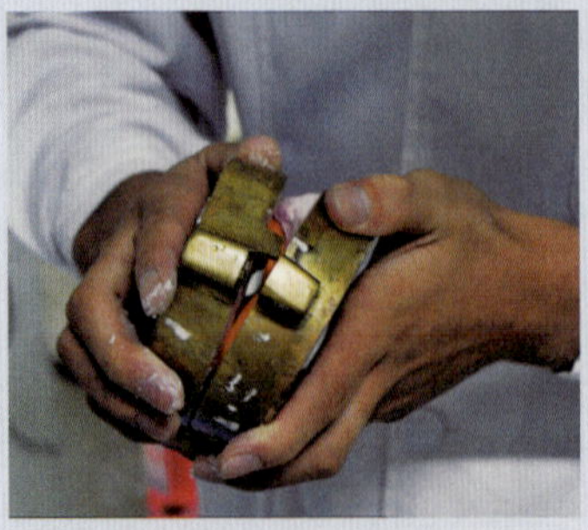	（1）调拌树脂材料的时间不宜过长，防止有气泡的产生； （2）调拌树脂材料时不宜经常搅拌，防止起泡； （3）试压的过程中不宜使用暴力，应缓慢地挤压，使得树脂材料完全地充填到空隙内； （4）在制作的过程当中，要时刻保证操作空间的干净无污染； （5）在制作的过程中，一定要保证树脂牙位置正确，不移位

续表

序号	训练内容	图片	注意事项
6	热处理	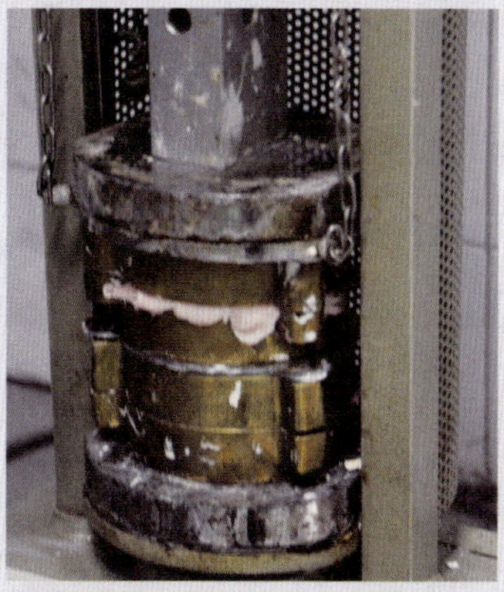	(1)热处理时,注意加热的速率、时间,防止升温过快,基托内产生气泡; (2)出盒时,一定要完全冷却,否则基托易变形
7	出盒	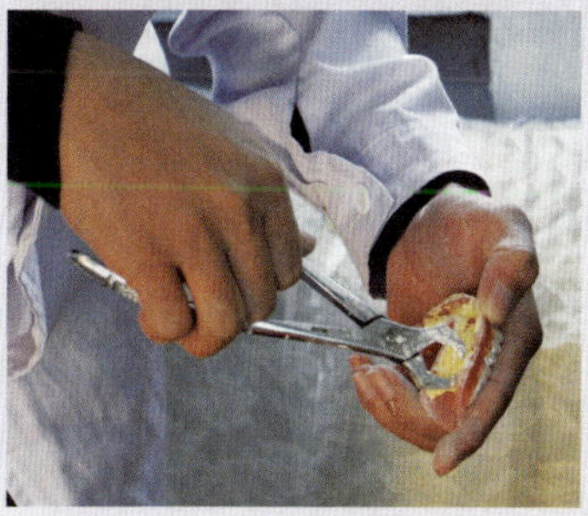	(1)出盒时,基托处多余的石膏,去除过程中要有支点,不要使用暴力,防止在去除石膏的过程中将基托折断; (2)出盒前,型盒一定要自然冷却,不要突然降温,防止冷却过程中基托变形; (3)出盒过程中,敲击型盒一定要用木制工具或气动铲,不要敲击到基托,防止折断基托

学习心得

知识拓展

型　盒

型盒有许多种,根据不同的原则进行分类,如:根据大小分为大、中、小三个型号;根据材料分铁质型盒、铜质型盒、塑料型盒。

使用过程中要保证型盒清洁,防止灌注型盒后混入到石膏内,产生气泡。每次使用之后,清理型盒时不要敲打型盒固位孔的位置,防止长时间敲打,型盒不能对准。型盒通常分大、中、小三个型号,操作者可根据模型的大小来选择,一般模型距型盒顶部至少应有 1 cm。

基本训练

填一填

1. 全口义齿热处理包括:________→________→________→________→________→________→________→________→________→________→________→________。

2. 湿式聚合法:将型盒置于________℃水中,恒温____分钟,然后升温至 100℃,保持____分钟。将型盒置于温水中,在____小时内缓慢匀速升温

学习心得

至100℃，保持____分钟。将型盒置于70~75℃，维持____小时。此方法使基托性能最好。

3. 在20℃左右室温下，树脂粉和液调和后约____分钟达到面团期，面团期维持____分钟，此时进行充填。

4. 型盒灌注后约____分钟，包埋石膏完全凝固，此时方可进行烫盒处理。置入____℃以上热水中浸泡____分钟，使蜡型在受热后软化。

5. 装型盒时，上颌义齿要__________，以减少倒凹。装下层型盒时动作要迅速，防止______________，会出现倒凹，影响__________。

搜索

全口义齿成型的方法还有哪些？

制作

1. 练习全口义齿成型。

2. 制作思维导图将本任务的笔记进行整理。

预习

全口义齿打磨、抛光。

子任务2 打磨、抛光

任务实施

序号	训练内容	操作步骤	图示	操作方法	所用车针
1	粗磨	基托边缘的磨平	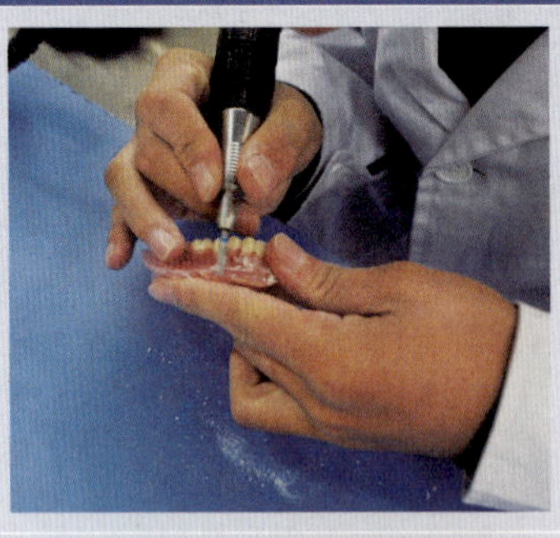	去除义齿基托边缘多余塑料菲边及过厚、过长边缘，避开唇、颊、舌系带，用高点指示剂检查高点，使边缘圆钝	先使用大号钨钢磨头
				磨去基托影响就位的倒凹及组织面小瘤	再用柱状砂石
2		基托磨光面的磨平	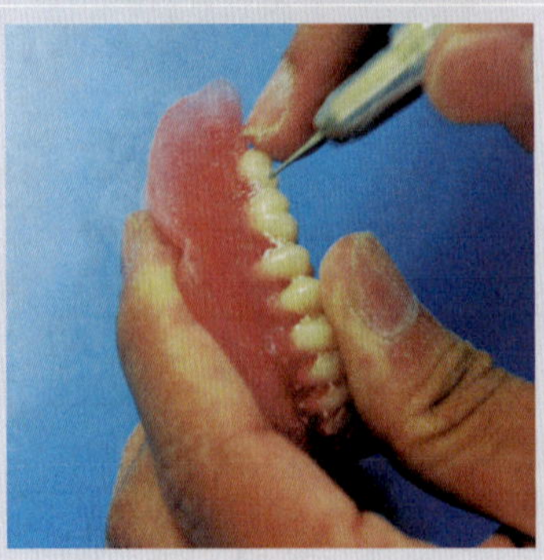	用小号钨钢球钻修整人工牙的颈缘	应用刀边石或裂钻

续表

序号	训练内容	操作步骤	图示	操作方法	所用车针
3	粗磨	磨平基托厚度	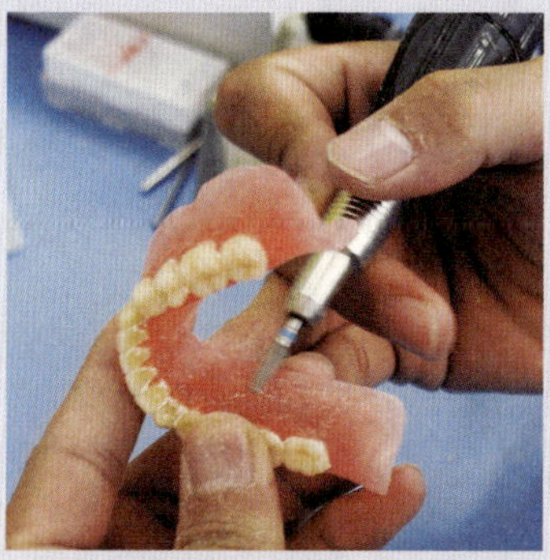	磨平基托磨光面，使基托大小及厚薄适中	用小号磨头或各种轮形石
4	细磨	牙间隙的抛光	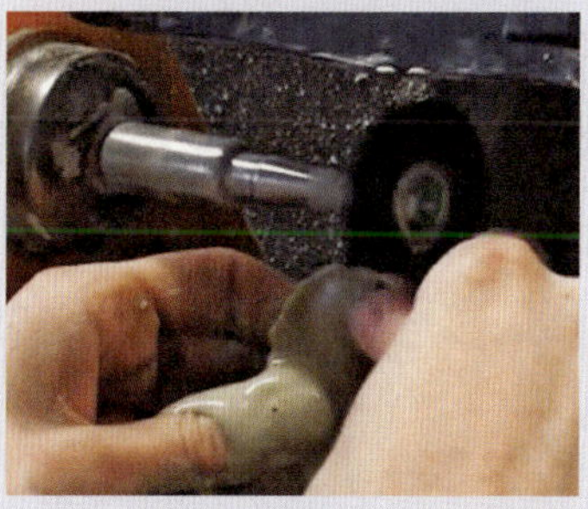	短促有力地间断加压；不停地加入细石英砂糊剂，以保持表面湿润，起到降温的作用，提高磨光效果；抛光时要对准牙间隙，尽量保护牙面	用短的黑毛刷加细石英砂糊剂。上颌义齿腭弓舌侧区过窄，布轮不易磨到时，可用绒锥抛光
5		基托磨光面的抛光	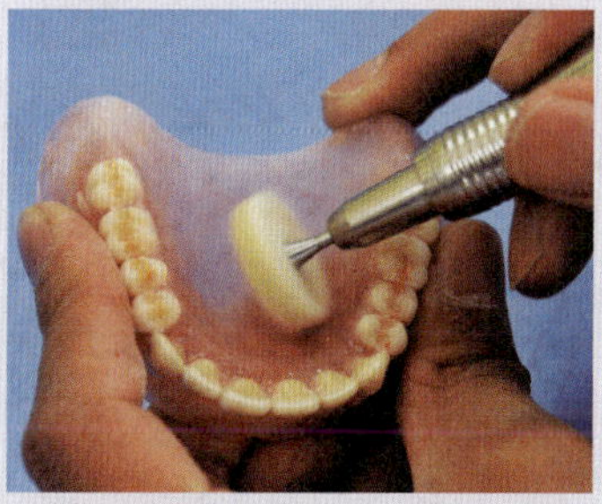	润湿布轮；不停地加入磨光粉糊剂；掌握用力的大小和方向，从不同的角度磨光，避免同一方向磨成沟槽	用湿布轮加细石英砂糊剂
6		精细抛光	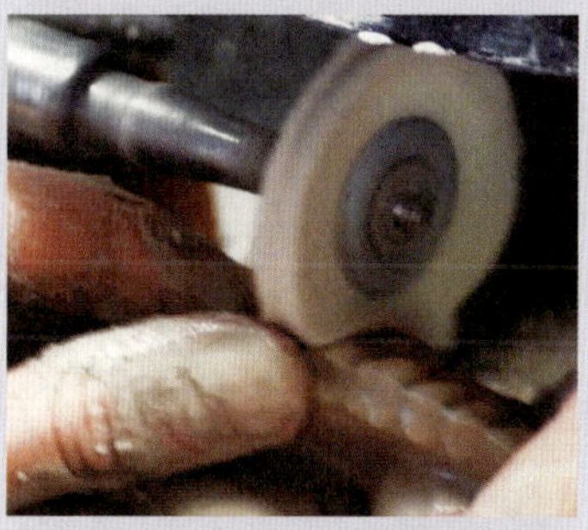	抛光时要不停地转动义齿，使表面抛光均匀	用毛长而柔软的白毛刷加氧化锌混迹（加水拌成）
7		涂上光油（膏）	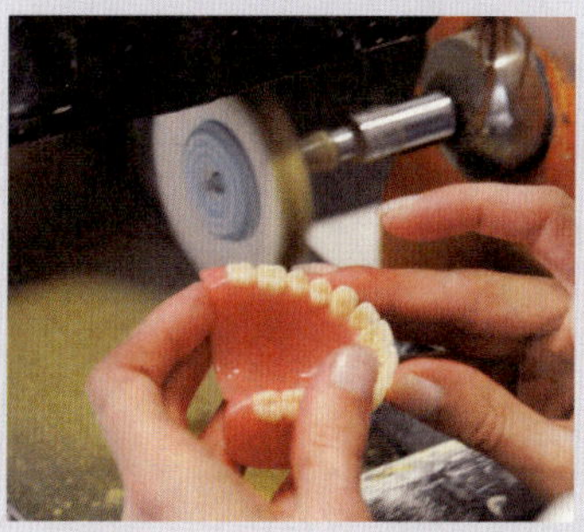	将磨光面抛光区域涂布一层光油，使其达到光亮的效果	用排笔蘸上光油

学习心得

学习心得

知识平台

(一) 相关名词

磨光:是全口义齿制作工艺的最后一道工序,需要细致地操作。

粗磨:是指用各种磨具对义齿表面进行平整,以减少其表面粗糙度的加工过程。

细磨:是指对义齿表面进行光亮处理的过程。

(二) 操作小技巧

1. 工作转速快,研磨效率高,义齿表面磨痕浅,反之效率低,磨痕深。因此最好是选择工作转速快的磨具,同时选用纹理细、规则的磨具。

2. 操作时要遵循由粗磨逐渐到细磨的原则,细磨时要改变方向,使前后磨痕交叉成直角,使研磨均匀。

(三) 注意事项

1. 选用质量好、表面形态完整无缺损的磨具。

2. 两手要拿稳义齿,用力得当,防止义齿在抛光下脱手飞出造成损坏。

3. 在细磨时,毛刷、布轮等工具一定要润湿,并不断加磨光糊剂,不能干磨,以免产生高温。

基本训练

填一填

1. 全口义齿打磨、抛光主要经历的两个流程是:________和________。

2. 全口义齿粗磨包括:________→________→________。

3. 全口义齿细磨包括:________→________→________→________。

4. 基托边缘的磨平是去除义齿基托边缘________及________、________,使边缘圆钝。

5. 组织面的磨平是磨平基托________,使基托______及______适中。

搜索

树脂基托的打磨、抛光的技巧是什么?

制作

1. 练习全口义齿打磨、抛光。

2. 制作思维导图将本任务的笔记进行整理。

预习

全口义齿的试戴会遇到的问题。

学习心得

学习心得

任务二 试戴及评价

任务描述

当全口义齿树脂部分完成后，将其转交给医师，由医师再次对修复体进行检查，通过为患者试戴，以及患者试戴的感受进行初步的评价，并且技师要完全了解患者对修复体的不适位置，出现不适的原因，以防下次再出现同样的问题。

任务目标

学生在学习的过程中，掌握口腔技师将全口义齿转交给口腔医师，由医师为患者试戴，并对全口义齿的制作结果进行检查，给出评价，并由医生为患者讲解试戴全口义齿时的注意事项等，使患者达到很好的试戴效果。

子任务1 全口义齿的试戴

任务实施

序号	训练内容	图示	操作方法	临床问题
1	义齿就位	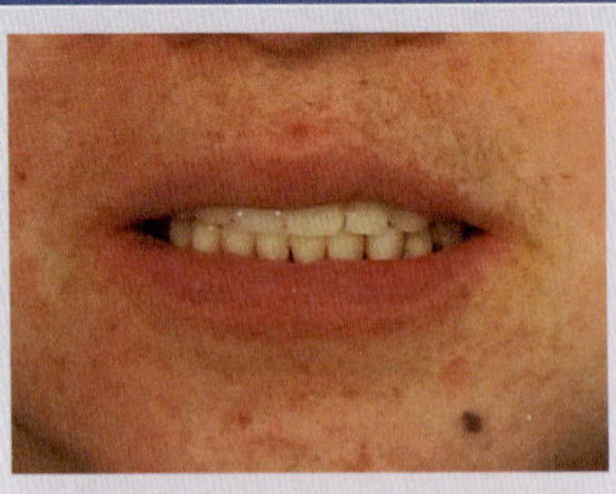	无牙颌全口义齿戴入时一般都能顺利就位	少数不能就位的原因多是基托局部有明显的倒凹，其边缘受过凸的唇颊侧采集阻挡，需磨改后才能就位
2	义齿平稳	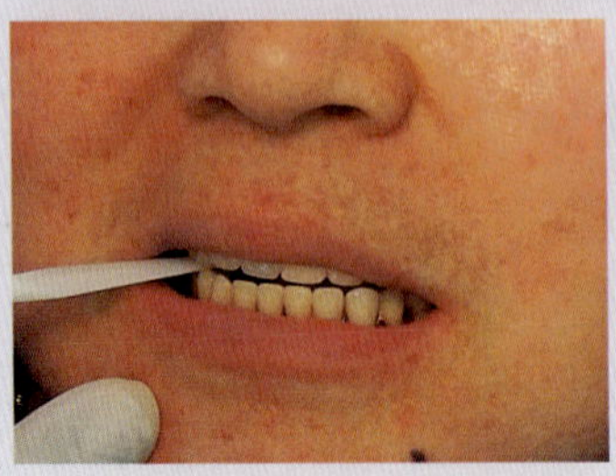	检查时双手的食指分别放在两侧的前磨牙殆面，左右交替向下压	上颌义齿左右翘动，常由于硬区相应的基托组织面未作缓冲引起；下颌义齿左右翘动，多因外斜嵴区、下颌舌隆突区基托组织面未做缓冲

续表

序号	训练内容	图示	操作方法	临床问题
3	基托检查	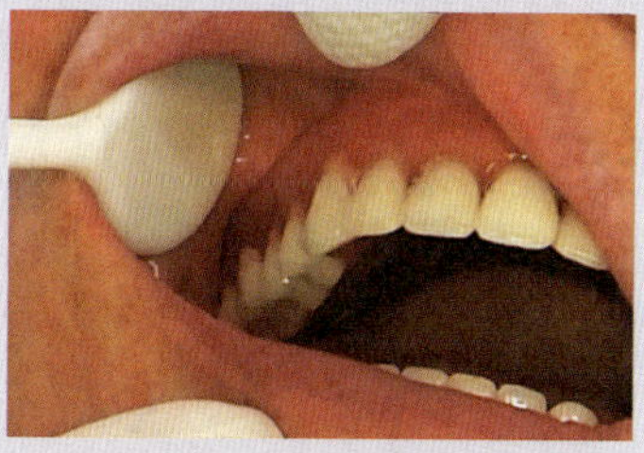	基托边缘过长、过短都会影响义齿的固位	过长的部分压迫软组织易引起疼痛,还会受唇颊舌肌运动的影响而破坏固位。过短减少了基托与黏膜的接触面积,影响了边缘的封闭,不利于义齿的固位
4	咬合关系	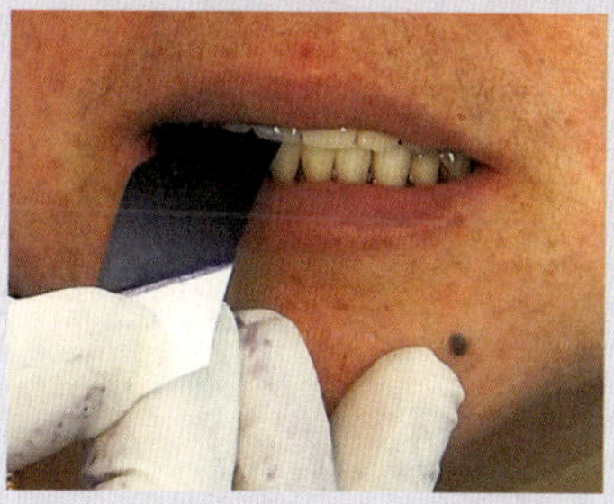	用两段咬合纸分别放在两侧上下列之间,让患者做正中咬合,上下接触紧密的部位殆面便会染上颜色	若在各牙的殆面均有着色点,表明已达到广泛接触
5	有无疼痛	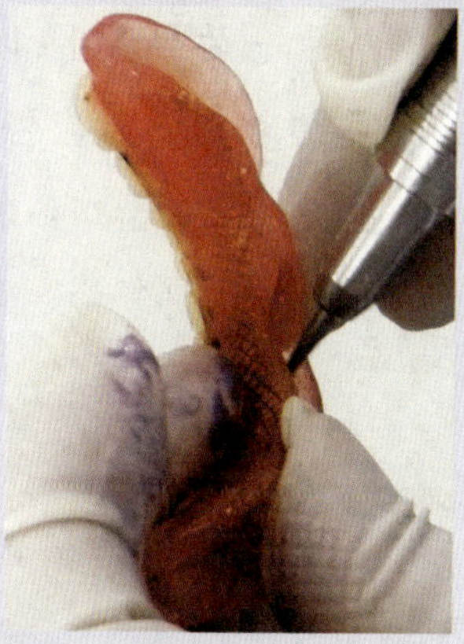	试戴全口义齿不应出现疼痛,若出现发白甚至压迫出血的情况需要磨改	义齿出现疼痛稍进行磨改,直到无压迫为好

学习心得

知识平台

相关名词

开口度:是指受检者大张口时上下颌中切牙近中切角间的垂直距离,正常约40 mm。

知识拓展

医师对试戴全口义齿患者的医嘱

增强使用义齿信心

帮助患者树立信心,尽量将义齿戴在口中练习使用,试戴义齿会有异物

学习心得

感，甚至有不会咽唾液、恶心、发音不清晰等现象。要事先告知患者，这是必经过程，应有足够的思想准备。

纠正不正确的咬合习惯

患者因长期缺牙，或因长期戴用不合适的旧义齿，造成下颌习惯性前伸或偏侧咀嚼，在试戴义齿时，常不容易咬到正确的正中𬌗位，而影响义齿的固位和咀嚼功能的恢复。应教会患者练习，做吞咽动作时用后牙咬合的动作。

进食问题

口腔条件差、适应能力差而又有不良咬合习惯的患者，不宜过早戴用义齿咀嚼食物。试戴的前几天，只要求患者练习戴义齿作正中咬合和发音。待习惯后，再用义齿咀嚼食物，开始时先吃软的、小块食物，咀嚼运动要慢，用两侧后牙咀嚼食物，不要用前牙咬碎食物。锻炼一段时间后，再逐渐吃一般食物。

保护口腔组织健康

饭后应摘下义齿，用冷水冲洗或用牙刷刷洗干净后再戴上，以免食物残渣存积在义齿的组织面，刺激口腔黏膜，影响组织健康。睡觉时应将义齿摘下，浸泡于冷水中，使无牙颌承托区组织能得到适当的休息，有利于组织健康。如由于义齿刺激造成黏膜破损时，应摘下义齿使组织恢复，并及时复诊。切忌患者用砂纸、小刀或玻璃自行盲目刮除基托组织面。

义齿的保护

义齿每天至少应用牙膏彻底刷洗清洁一次，最好能做到每次饭后都刷洗。刷洗时应特别小心，以免掉在地上摔坏义齿。

基本训练

填一填

1. 全口义齿试戴需要检查的内容有：____________、____________、____________、____________、____________。

2. 若在各牙的𬌗面均有着色点，表明已达到__________。

3. 试戴全口义齿不应出现__________。

4. 义齿平稳检查时双手的________指分别放在两侧的____________，__________向下压。

5. 开口度是指受检者大张口时________________________间的垂直距离，正常约____mm。

学习心得

搜索

全口义齿试戴还需要进行检查哪些内容?

制作

1. 仿生头模上进行全口义齿的试戴。
2. 制作思维导图将本任务的笔记进行整理。

预习

全口义齿试戴的效果评价内容。

子任务 2　全口义齿试戴的效果评价

任务实施

序号	评价内容	图示	操作方法	临床意义
1	下颌运动轨迹检查	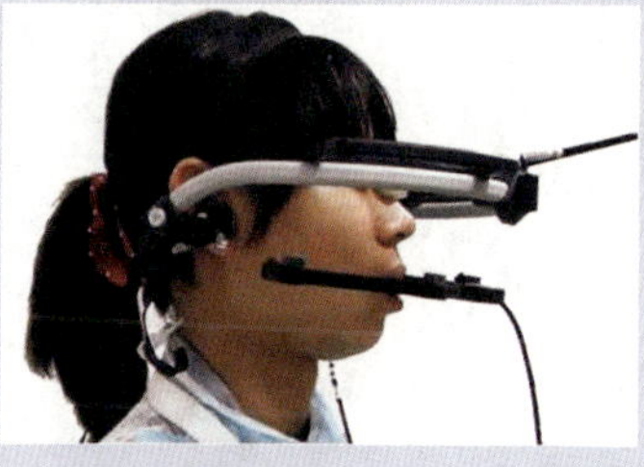	直接观测 下颌前伸和侧方运动 正常前伸运动时,下颌切牙超过上颌切牙并呈直线前进。侧方运动时,下颌两侧运动的范围基本相等。如果下颌前伸运动受限或中线偏移,侧方运动的幅度变小或不对称,则为异常	正常开口时,颏部和下颌中切牙沿中线直向下,开口型是“↓”的,若有偏斜、偏摆、震颤或弹跳则为异常
			轨迹描记 下颌运动轨迹的描记,用下颌运动轨迹描记仪进行记录。下颌运动的轨迹,可以从矢状面、水平面和额状面描记下颌的边缘运动、开闭口、前伸、侧向运动和运动速度;可用于下颌的息止颌位与正中𬌗位关系的分析、分析正中𬌗位是否稳定,有无滑移,有无偏位;𬌗间距离大小的检测;咀嚼运动型的检查等	全口义齿试戴后,经下颌运动轨迹检查,可以测出其下颌运动轨迹是否符合生理要求,如有异常则应考虑是否与义齿有关,如果有关,则应磨改或重新制作

学习心得

续表

序号	评价内容	图示	操作方法	临床意义
2	肌电图检查	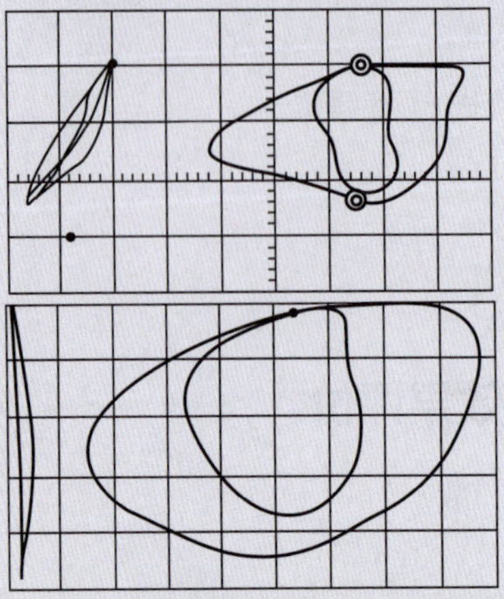	在临床口腔修复后，主要应熟悉全口义齿试戴后垂直距离过低或过高时的肌电图变化，以检测全口义齿的修复效果	当全口义齿的垂直距离过低时，可见一部分颞肌纤维暂时停止活动，此时所发出的肌电量是微弱的；当全口义齿的垂直距离过高时，由于咀嚼肌长期处于紧张状态，可持续地产生肌电
3	咀嚼效率的测定	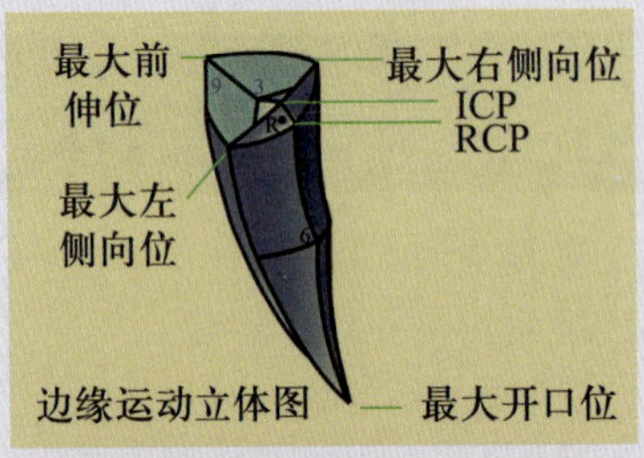	测定咀嚼效率的常用方法是给患者一定量的花生米或杏仁等，并将之咀嚼一定时间后吐出和清洗并过筛晒干，最后以其过筛后剩余量的多少，来计算其咀嚼效率的大小	咀嚼效率的高低与咀嚼压力和咀嚼时间的乘积成正比，与牙列的病理情况和其他因素的影响成反比
4	固位力的测量	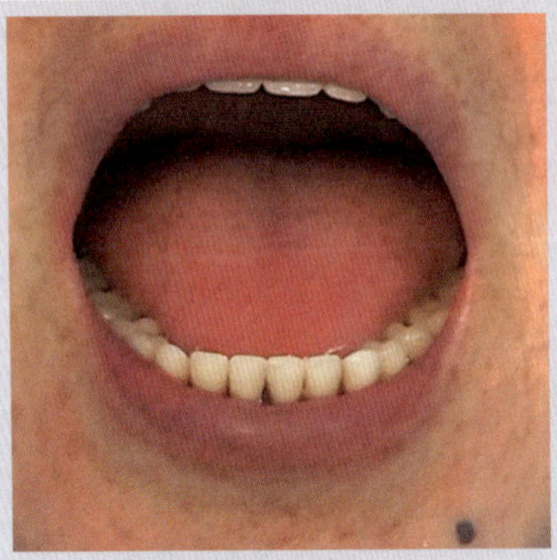	检查的内容包括以下几方面： (1) 上下颌颌骨的解剖形态； (2) 口腔黏膜的弹性和韧性； (3) 基托的面积、外形及边缘封闭情况； (4) 唾液的质和量	主要检查义齿的固位力和吸附力
5	语音分析	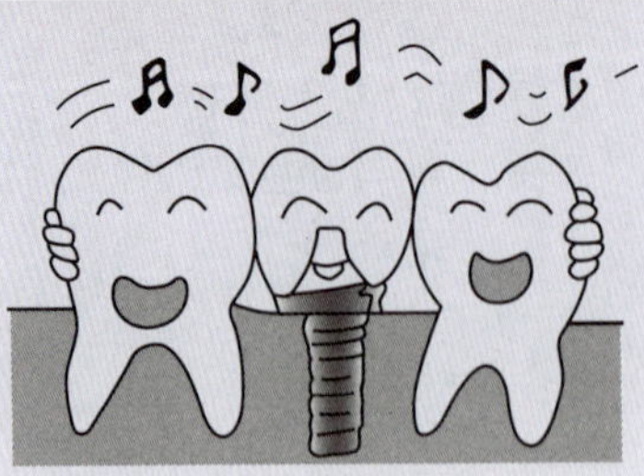	语音具有音质、音高、音程和音长的特征，可采用物理声学的方法进行分析	将声音信号转变为可视图谱并输入计算机

知识拓展

咀嚼效率

其计算公式是:(总量-过筛量)/总量 ×%= 咀嚼效率 %

学习心得

咀嚼压力越大或咀嚼时间越长，咀嚼效率就越高；全口义齿在咀嚼过程中，受到其他不利因素的影响越大，咀嚼效率也就越低。全口义齿由于修复体并无牙根和牙周膜的支持，因此与自然牙列的咀嚼效率比较相差明显。开始时其咀嚼效率仅为自然牙列的1/4~1/3，但在使用过程中的逐渐适应可使咀嚼效率不断提高。目前，最好的修复体的咀嚼效率，也只能恢复到自然牙列时的70%左右。故咀嚼效率的高低可以评价制作修复体的质量。

语音分析

计算机语音分析系统（CSL）在语图仪的基础上，引入计算机技术的优势，是一种动态音频频谱分析仪。它可将声音信号转变为可视图谱并输入计算机，具有语音信号获取、分析、编辑、回放功能，能提供图谱中的各种物理量并显示它们之间的动态关系，并可以记录，供分析和定量，其重复性和可靠性好，是目前在语音分析中最常用和先进的仪器之一。

患者心理因素对试戴义齿的评价的影响

医师与患者之间的心理沟通与相互作用，贯穿全口义齿的制作的全过程。口腔修复学的特点决定了它必须将科学性、技术性和审美性结合在一起，缺一不可。在实际工作中，医师应当重视患者心理因素对修复的影响，同时也应重视医师与患者之间心理因素的相互作用与影响。不同的个体对全口义齿修复的要求不同，心理状态也不同。因此，全口义齿试戴后，在排除一切制作中的技术问题后，患者的心理适应和心理接受能力就是最重要的。医师必须善于做诱导工作，消除患者对试戴全口义齿的信心不足或排斥心理（特别是全口义齿戴用若干年后，需要重新制作新义齿的患者），使之能在心理上适应全口义齿修复的现实并能尽快地正常使用。

基本训练

填一填

1. 全口义齿试戴需要检查的内容有：__________、__________、__________、__________、__________、__________。

2. 若在各牙的聆面均有着色点，表明已达到__________。

搜索

全口义齿试戴的评价还有哪些方法？

学习心得

制作

制作思维导图将本任务的笔记进行整理。

预习

全口义齿的修理内容和方法。

学习心得

任务三 全口义齿的修理

任务描述

当患者佩戴全口义齿一段时间后，修复体出现一定的问题时，可以由医师对修复体进行检查和修补，或者是转交给技师，由技师修理；不仅如此，在制作全口义齿的过程中，如果出盒时使用了暴力，或者是在整体的操作过程中出现了暴力，都会产生对修复体的伤害，这时就需要技师进行修理。

任务目标

全口义齿佩戴一定时间后，可能会出现松动、磨耗，甚至折断的现象发生，因此，在学习的过程中，要掌握对所发现的不同问题进行查找原因和解决方法。

任务实施

序号	训练内容	操作图示	原因	修理
1	基托折裂和折断	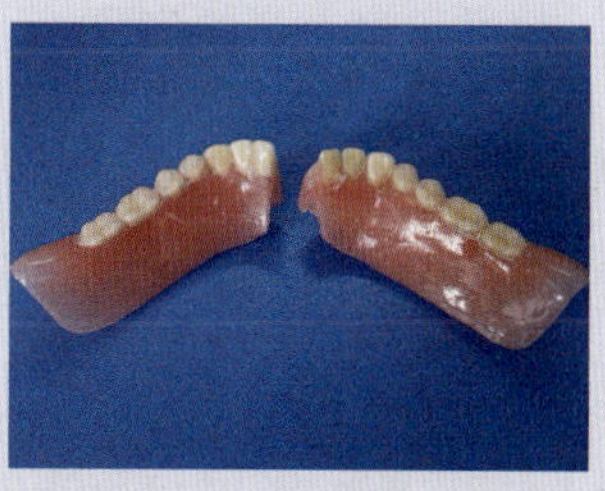	意外因素——由于不慎将义齿掉到地上或咬过硬的食物而造成义齿基托的折裂或折断 殆力不平衡——若后牙的功能尖排在牙槽嵴顶的偏颊侧；或有早接触点存在；都将导致义齿殆力的不平衡。当咬合时，在杠杆力的作用下，基托产生翘动，造成义齿的折裂或折断 基托过薄或厚薄不均——基托薄弱处是受力时容易发生折断的部位，尤其是下颌义齿的中线区、舌隆突等薄弱部位，更容易造成该处基托折断	(1) 复位固定：将义齿折断面洗净擦干，基托的折断面涂黏接剂（如502胶），将两断面准确地对接复位后暂时固定； (2) 灌制模型：在复位后的义齿基托组织面上涂分离剂，调拌适当的石膏，按常规方法注入暂时复位好的义齿基托组织面形成模型； (3) 义齿基托断面的预备：将断面处基托磨成一斜向基托光滑面的粗糙斜面，以增加新旧树脂的接触面积，并形成锯齿状。

学习心得

续表

序号	训练内容	操作图示	原因	修理
1	基托折裂和折断		基托与黏膜不密合——由于全口义齿修复后，牙槽嵴仍会有不同程度的吸收，使基托组织面与黏膜之间产生间隙，且各个部位吸收的程度不尽相同，当义齿受力时容易发生翘动而导致基托折裂或折断 制作不当——若填塞塑料时的某些环节操作不当，可使基托塑料产生气泡而降低其强度，在使用时会导致基托的折裂或折断 印模不准确而致基托变形、义齿固位不良 试戴时基托修改过多而影响义齿固位，造成基托与黏膜不密合	在已打磨过的基托的粗糙面上滴少量单体，溶胀基托的粗糙面； (4)修理：调拌牙托粉自凝树脂，在粘丝期涂在裂隙处和粗糙的基托表面，并将表面抹光。折断处也可埋入数根扁平的不锈钢丝作为增力支架，以增加基托强度。待树脂凝固后，去除石膏，磨光
2	人工牙折断和脱落	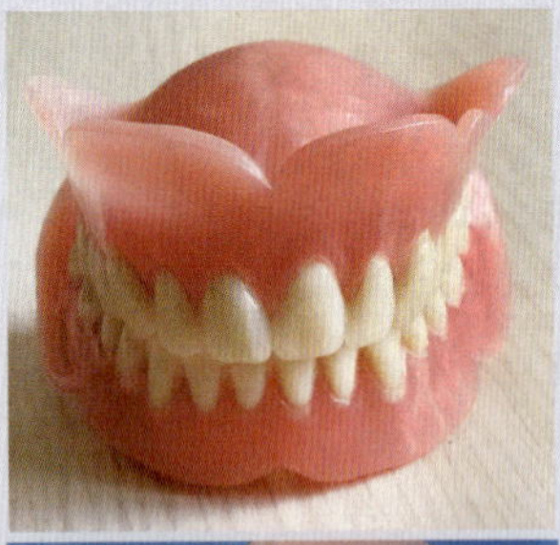 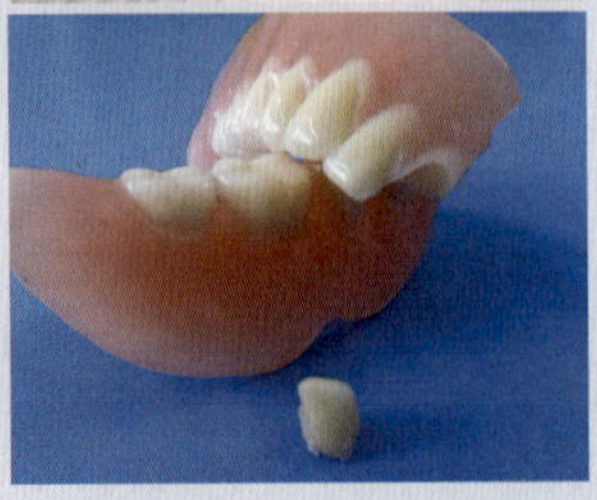	人工牙的盖嵴部被涂上分离剂或填塑时蜡质未去尽，或填塑过程中玻璃纸未去除 填塑过迟，表面干燥，材料充填不足 人工牙牙尖斜度过大，出现咬合不平衡 人工瓷牙的前牙固位钉脱位，后牙的固位孔破损，失去固位作用 使用不慎，以致摔断或咬断人工牙	(1)将人工牙脱落处的舌侧或腭侧的基托磨去一部分，变成粗糙面，以利于塑料的黏结，保留颊侧基托的龈缘； (2)选择颜色、大小、形态合适的人工牙或利用原脱落的人工牙，调磨盖嵴部同时磨成粗糙面及固位倒凹； (3)待自凝树脂凝固后，做磨光处理； (4)义齿修理完成后，戴入患者口腔内进行调𬌗处理

学习心得

续表

序号	训练内容	操作图示	原因	修理
3	全口义齿重衬	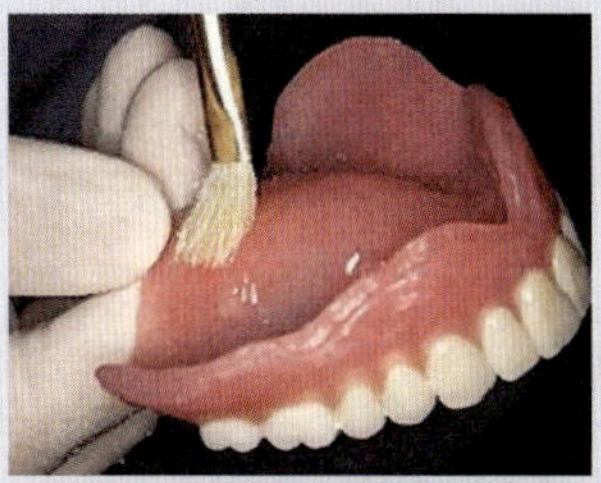 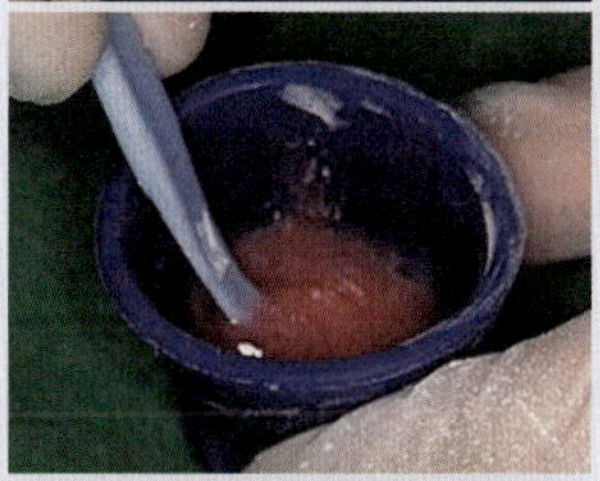 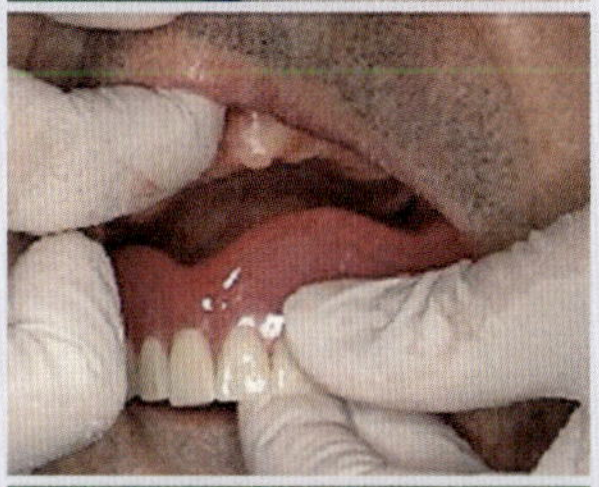 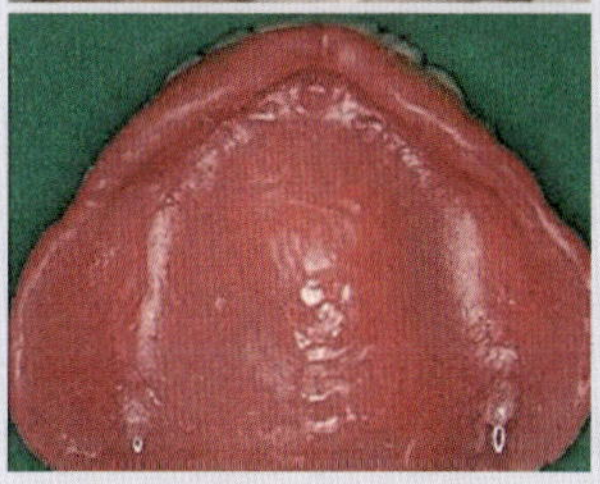	牙槽嵴持续吸收——天然牙拔除后，前3个月内牙槽骨吸收较明显，之后缓慢吸收。或是使用时间过长，牙槽骨缓慢吸收，也可造成基托与黏膜的不密合 印模不准确而致基托变形、义齿固位不良 试戴时基托修改过多而影响义齿固位，造成基托与黏膜不密合	(1) 热凝树脂重衬法——此法重衬以后，颜色与原来一致，不易变色，但费时； (2) 洗净义齿，用砂石磨头将基托组织面均匀抹去一层，厚度大约是1 mm，消除倒凹； (3) 调拌流动性较好的弹性印模材料，均匀地灌注到义齿基托组织面上，放入到口内让患者做正中咬合，凝固后取出洗净，修去边缘多余的印模材料，再进行装入型盒，按照常规方法填塞树脂后完成义齿重衬； (4) 自凝树脂重衬法——此法不必进行热处理。由于具有省时、精确、简便易行、效果好的特点，故临床常用。可在口腔内完成重衬

知识平台

注意事项

1. 进行修改的过程中注意不要改变咬合关系。

2. 在进行修理的过程中要完全符合患者的口腔黏膜情况。

3. 在操作的过程中进行打磨基托时，衔接处要有一定的深度，防止连接的过程不牢固。

知识拓展

复 位 固 定

在复位密合后的基托上方用火柴杆或牙签横贯裂缝，两端用蜡固定，但应

学习心得

注意不要在裂缝处加蜡。还可以在复位密合的裂缝处，用烧红的蜡刀以与裂缝垂直的方向将基托裂缝两侧的基托表面烫溶，利用基托烫溶后的树脂重新结合将折断的基托暂时固定。每隔 3~5 mm 烫一下，以保证义齿的正确复位。

基本训练

选一选

1. 义齿试戴时出现哪一种情况需要返工重做？（　　）
   A. 就位困难
   B. 下颌偏向一侧
   C. 发音不清
   D. 黏膜压痛
   E. 基托边缘过长
2. 义齿试戴时出现疼痛的原因不包括（　　）。
   A. 组织面有塑料小瘤
   B. 垂直距离过低
   C. 骨突处缓冲不够
   D. 基托边缘过长
   E. 咬合不平衡
3. 义齿正确的使用方法是（　　）。
   A. 白天和晚上睡觉时都要戴义齿
   B. 初戴义齿后尽量白天和晚上都戴
   C. 晚上将义齿取下，浸泡在温开水中
   D. 晚上将义齿取下，浸泡在冷水中
   E. 晚上尽量戴用或浸泡在冷水中
4. 基托组织面需重衬的是（　　）。
   A. 正中关系错
   B. 义齿固位差
   C. 前牙咬切功能差
   D. 下颌隆突处压痛
   E. 说话及大开口时义齿脱落
5. 一名 56 岁无牙颌患者，义齿佩戴 7 年，自觉咀嚼不利，面显苍老，其原因是（　　）。
   A. 垂直距离过高
   B. 垂直距离过低

C. 咬合不平衡

D. 下颌前伸

E. 义齿固位差

6. 一佩戴全口义齿的患者，主诉经常咬舌，无其他不适。检查发现：两侧后牙𬌗面低，排列偏舌侧。最好的处理方法是(　　)。

A. 自凝树脂加高后牙𬌗面

B. 调磨下后牙舌面

C. 磨低下后牙舌尖

D. 磨低上后牙舌尖

E. 重新制作义齿，矫正后牙位置

7. 在完成义齿的过程中，医师与技师之间的交流合作体现了(　　)。

A. 爱国守法

B. 爱岗敬业

C. 爱护器材

D. 遵守工作规范

E. 团队合作精神

8. 装盒前用熔蜡封闭基托蜡型的边缘的目的是(　　)。

A. 避免装盒时石膏流入蜡基托和模型之间

B. 对义齿的边缘进行缓冲

C. 增加义齿的稳定

D. 增加义齿的固位和支持

E. 保护牙周组织的健康

9. 在去蜡的操作过程中，错误的做法是(　　)。

A. 型盒灌注完成后约 30 min，待石膏完全凝固变硬以后才能进行去蜡

B. 将型盒泡在 80℃以上的热水中 10~15 min，使蜡变软

C. 用小刀在上下型盒间轻轻撬动，慢慢分开型盒

D. 直接将打开的上下型盒分别置于漏瓢内，用沸水冲净型盒所用的蜡质

E. 用气枪吹净型盒内的石膏碎屑和水分，趁型盒尚未冷却时，在石膏表面涂藻酸钠分离剂

10. 树脂基托磨光、抛光的基本操作程序是(　　)。

A. 粗磨→细磨→修整外形→抛光

B. 修整外形→粗磨→抛光

C. 修整外形及粗磨→细磨及平整表面→抛光

学习心得

学习心得

D. 粗磨→平整表面→抛光→清洁

E. 修整外形→细磨→抛光

11. 树脂基托细磨是指利用技工打磨机将布轮浸湿蘸上湿的磨光粉磨光的过程，细磨要始终保持湿润的原因是（　　）。

A. 卫生，防止引起粉尘

B. 省力

C. 省时间

D. 防止树脂因摩擦产热而焦化

E. 以上都不正确

搜索

全口义齿还有哪些问题需要通过修理解决？

制作

1. 将损坏的全口义齿进行修理。
2. 制作思维导图将本任务的笔记进行整理。

综合实训

根据本项目的理论和实践相结合的学习后，以小组为单位总结经验，并采用口头复述以及制作出详细的操作流程图，按照流程图进行制作。

实训内容

（1）准备物品：型盒、树脂材料、石膏、皮碗、调刀、技工打磨机、各种车针、义齿成型设备、模型修整机等。

（2）对排列完成的全口义齿进行装盒处理。

（3）对装好型盒的全口义齿进行热处理。

（4）将热处理完成的全口义齿进行打磨、抛光。

（5）对出现问题的全口义齿进行修理。

实训要求

（1）装盒：按照流程，模型准备→型盒准备→装下层型盒→装上层型盒，进行操作。

（2）热处理：按照流程，烫盒→除蜡→涂布分离剂→调基托树脂→树脂充填→试压→热处理→出盒→义齿清理，进行操作。

（3）全口义齿打磨、抛光：主要有粗磨和细磨两部分。

（4）全口义齿修理：主要有基托折裂和折断、人工牙折断和脱落、全口义齿重衬。

☞ 评分标准及评分表

1. 评分标准

内容		分值	评分标准	得分	合计
装盒	型盒的选择及修整模型	5分	(1)认识各类型盒(1分) (2)模型边缘与型盒四周有一定的距离(2分) (3)人工牙距离上型盒边缘有一定的距离(2分)		
	调拌石膏	2分	(1)石膏量适当(1分) (2)石膏干稀程度适中(1分)		
	装盒	8分	(1)包埋下型盒(2分) (2)倒凹处理(2分) (3)涂布分离剂(1分) (4)填满上型盒(2分) (5)压住上型盒(1分)		
热处理	烫蜡	10分	(1)型盒凝固程度(1分) (2)型盒加热(2分) (3)开盒完好情况(2分) (4)人工牙牢固情况(5分)		
	填胶处理	10分	(1)涂布分离剂(2分) (2)调拌树脂材料(3分) (3)填充树脂材料(3分) (4)试压型盒(2分)		
	热处理及开盒	10分	(1)型盒加热处理(2分) (2)分离时机恰当(2分) (3)全口义齿完整(2分) (4)全口义齿无损坏(2分) (5)全口义齿清理干净(2分)		
打磨抛光	粗磨	20分	(1)全口基托无非边(4分) (2)全口基托无树脂瘤(2分) (3)全口基托无气泡(4分) (4)全口基托长度合适(5分) (5)基托厚度正确(5分)		
	细磨	35分	(1)牙龈缘清晰(10分) (2)有一定的牙根突度(10分) (3)基托表面光滑(6分) (4)系带处避让(4分) (5)个别托盘对系带的避让(5分)		
总计		100分			

2. 评分表

（1）全口义齿装盒

内容	评分							得分	签字
	素质要求10分	模型修整20分	型盒准备10分	调拌石膏10分	装下层型盒20分	涂布分离剂20分	装上层型盒10分		
学生自评									
小组评分									
教师评分									

（2）全口义齿热处理

内容	评分							得分	签字
	素质要求10分	烫盒20分	去蜡10分	调整材料15分	填充树脂15分	热处理20分	出盒10分		
学生自评									
小组评分									
教师评分									

（3）全口义齿打磨、抛光

内容	评分							得分	签字
	素质要求10分	粗磨20分	细磨20分	基托长度15分	系带处理15分	气泡10分	边缘10分		
学生自评									
小组评分									
教师评分									

学习心得